国家出版基金项目
NATIONAL PUBLICATION FOUNDATION

纳米科学与技术

纳米磷灰石的制备、表征及改性
（第二版）

李世普　王友法　著

科学出版社

北　京

内 容 简 介

羟基磷灰石在生物医学领域应用广泛,其纳米化制备及改性是利用其纳米效应拓展新的医学应用的基础。本书主要介绍了羟基磷灰石纳米粒子的多种湿法合成制备方法,纳米羟基磷灰石的阳离子掺杂与阴离子替代及四环素、表面活性剂改性以及羟基磷灰石的理化性能的全面表征。

本书是作者及其研究组成员多年研究成果的总结,可供大专院校和科研机构相关研究领域的科研人员、教师、学生及从事钙磷生物材料行业生产的工作人员等参考使用。

图书在版编目(CIP)数据

纳米磷灰石的制备、表征及改性 / 李世普,王友法著. —2 版. —北京:科学出版社,2014.6

(纳米科学与技术 / 白春礼主编)

ISBN 978-7-03-041002-3

Ⅰ.①纳⋯ Ⅱ.①李⋯②王⋯ Ⅲ.①磷灰石-纳米材料-生物材料-研究 Ⅳ.①R318.08

中国版本图书馆 CIP 数据核字(2014)第 123852 号

丛书策划:杨　震 / 责任编辑:张淑晓　杨新改 / 责任校对:郑金红
责任印制:钱玉芬 / 封面设计:陈　敬

科学出版社 出版
北京东黄城根北街 16 号
邮政编码:100717
http://www.sciencep.com

中国科学院印刷厂 印刷
科学出版社发行　各地新华书店经销

*

2010 年 3 月第　一　版　　开本:720×1000 1/16
2014 年 6 月第　二　版　　印张:15
2014 年 6 月第二次印刷　　字数:320 000

定价:88.00 元
(如有印装质量问题,我社负责调换)

《纳米科学与技术》丛书序

在新兴前沿领域的快速发展过程中,及时整理、归纳、出版前沿科学的系统性专著,一直是发达国家在国家层面上推动科学与技术发展的重要手段,是一个国家保持科学技术的领先权和引领作用的重要策略之一。

科学技术的发展和应用,离不开知识的传播:我们从事科学研究,得到了"数据"(论文),这只是"信息"。将相关的大量信息进行整理、分析,使之形成体系并付诸实践,才变成"知识"。信息和知识如果不能交流,就没有用处,所以需要"传播"(出版),这样才能被更多的人"应用",被更有效地应用,被更准确地应用,知识才能产生更大的社会效益,国家才能在越来越高的水平上发展。所以,数据→信息→知识→传播→应用→效益→发展,这是科学技术推动社会发展的基本流程。其中,知识的传播,无疑具有桥梁的作用。

整个 20 世纪,我国在及时地编辑、归纳、出版各个领域的科学技术前沿的系列专著方面,已经大大地落后于科技发达国家,其中的原因有许多,我认为更主要的是缘于科学文化的习惯不同:中国科学家不习惯去花时间整理和梳理自己所从事的研究领域的知识,将其变成具有系统性的知识结构。所以,很多学科领域的第一本原创性"教科书",大都来自欧美国家。当然,真正优秀的著作不仅需要花费时间和精力,更重要的是要有自己的学术思想以及对这个学科领域充分把握和高度概括的学术能力。

纳米科技已经成为 21 世纪前沿科学技术的代表领域之一,其对经济和社会发展所产生的潜在影响,已经成为全球关注的焦点。国际纯粹与应用化学联合会(IUPAC)会刊在 2006 年 12 月评论:"现在的发达国家如果不发展纳米科技,今后必将沦为第三世界发展中国家。"因此,世界各国,尤其是科技强国,都将发展纳米科技作为国家战略。

兴起于 20 世纪后期的纳米科技,给我国提供了与科技发达国家同步发展的良好机遇。目前,各国政府都在加大力度出版纳米科技领域的教材、专著以及科普读物。在我国,纳米科技领域尚没有一套能够系统、科学地展现纳米科学技术各个方面前沿进展的系统性专著。因此,国家纳米科学中心与科学出版社共同发起并组织出版《纳米科学与技术》,力求体现本领域出版读物的科学性、准确性和系统性,全面科学地阐述纳米科学技术前沿、基础和应用。本套丛书的出版以高质量、科学性、准确性、系统性、实用性为目标,将涵盖纳米科学技术的所有领域,全面介绍国内外纳米科学技术发展的前沿知识;并长期组织专家撰写、编辑出版下去,为我国纳米科技各个相关基础学科和技术领域的科技工作者和研究生、本科生等,提供一套重要的参考资料。

这是我们努力实践"科学发展观"思想的一次创新,也是一件利国利民、对国家科学技术发展具有重要意义的大事。感谢科学出版社给我们提供的这个平台,这不仅有助于我国在科研一线工作的高水平科学家逐渐增强归纳、整理和传播知识的主动性(这也是科学研究回馈和服务社会的重要内涵之一),而且有助于培养我国各个领域的人士对前沿科学技术发展的敏感性和兴趣爱好,从而为提高全民科学素养作出贡献。

我谨代表《纳米科学与技术》编委会,感谢为此付出辛勤劳动的作者、编委会委员和出版社的同仁们。

同时希望您,尊贵的读者,如获此书,开卷有益!

中国科学院院长
国家纳米科技指导协调委员会首席科学家
2011 年 3 月于北京

前　　言

随着材料科学、生命科学、生物技术、纳米科学与技术的发展,人类开始在分子水平上去认识材料和机体间的相互作用,构建生物结构和功能,使传统的无生命的材料通过参与生命组织的活动,成为生命组织的一部分。纳米粒子一般指粒径在$1\sim100nm$范围内的固体粒子,是介于原子、分子与宏观物体之间处于中间物态的固体粒子。它既不同于原子、分子团簇,又异于宏观体相材料,是介于团簇与体相之间的特殊状态。纳米粒子由于其表面效应、小尺寸效应、量子尺寸效应、宏观量子隧道效应、量子隧穿及介电限域效应而表现出许多既不同于宏观物质也不同于单个孤立原子的特异性能,这些特异性能使得纳米粒子具有许多新的用途。

在生物医学材料领域,纳米材料及其结构的研究引起了各国学者的极大兴趣。这是因为生物体内存在大量的具有特殊功能的纳米结构,例如,骨骼、牙齿、肌腱等中均不同程度地存在规则分级的纳米组装结构,贝壳、甲虫壳、珊瑚等天然生物材料由一些有机质(如蛋白质、甲壳素)及碳酸钙纳米粒子等无机盐构成,从而显示出优异的力学性能和生理功能。20世纪90年代后期,利用纳米材料进行细胞分离、细胞内部染色及利用纳米粒子制成特殊药物或新型抗体进行局部定向治疗等方面的应用研究迅速开展起来。纳米生物材料、DNA纳米技术、纳米粒子靶向药物与基因治疗、分析检测技术的优化等方面研究得到了广泛关注。

磷灰石是钙的磷酸盐中的一类化合物,它是人体硬组织(骨骼和牙齿)的主要成分,牙釉质的97%、骨骼的65%是由磷灰石构成的,骨中的磷灰石是人体钙库。羟基磷灰石纳米材料以其良好的生物相容性和骨传导能力而在硬组织的替代和填充方面得到了广泛的应用。在药物载体和蛋白质分离方面亦有羟基磷灰石的应用研究报道。

《磷灰石纳米粒子的制备改性及其生物安全性》于2010年出版,由于研究的进一步深入和拓展,需要补充一部分研究内容;同时,考虑到材料研究学者和细胞生物学、分子生物学研究学者的不同需要,研究内容分别侧重于材料研究和生物学效应研究。本书从羟基磷灰石纳米粒子的基本特性出发,全面研究了羟基磷灰石纳米粒子的各种制备方法和掺杂改性、性能表征,深入评价了羟基磷灰石纳米材料的理化性能。

十余年来,作者的研究工作得到了国家"973"计划、"863"计划,国家自然科学基金,科学技术部、湖北省科技厅和武汉市科技局有关项目的持续支持,得到了材料学界、医学界和生物学界众多专家学者的指教和帮助。本书的出版得到了国家出版基金的资助。参与本书研究工作的还有韩颖超、闫玉华、曹献英、袁琳、任卫、戴红莲、王欣宇、陈晓明以及他们指导的部分博士研究生和硕士研究生。在此一并表示感谢!

　　由于本书涉及多学科交叉,内容广泛,加之纳米科技和生物医学技术的飞速发展,新成果不断涌现,限于作者的学术水平,书中难免存在遗漏、偏颇甚至错误之处,希望广大读者不吝指正。

作　者

2014 年春于武汉

目　　录

第1章　羟基磷灰石概述

1.1　本章内容简介

本章介绍羟基磷灰石及相关钙磷系材料概况。羟基磷灰石(hydroxyapatite,HAP)是人体骨骼和牙齿的主要无机组分,是钙的磷酸盐化合物中的一种。许多磷灰石(apatite,AP)化合物,如羟基磷灰石、氟磷灰石、氯磷灰石、含碳酸根磷灰石在工业领域已有广泛应用,主要用作肥料、荧光物质、催化剂、吸收剂、湿度传感器及电子元件的材料。在生物医学领域,羟基磷灰石已用作人工骨、齿根、牙膏、生物材料涂层、经皮端子、药物缓释系统、人工血管、气管以及生物技术材料等。本章简要介绍了羟基磷灰石的化学组成、晶体结构和表面特性、晶体的衍射图谱、应用领域以及磷酸钙骨水泥、可降解多孔磷酸钙人工骨等相关钙磷系材料。

1.2　羟基磷灰石家族的化学组成

磷灰石是一类磷酸盐矿物,化学组成为 $M_{10}(ZO_4)_6X_2$,其中:

M 主要有 Ca^{2+}、Sr^{2+}、Ba^{2+}、Mg^{2+}、Pb^{2+}、Cd^{2+}、Zn^{2+}、Fe^{2+}、Mn^{2+}、Eu^{3+}、La^{3+}、Ce^{3+}、Tb^{3+}、Ra^{3+}、Al^{3+}、Nd^{3+}、Y^{3+}、H_3O^+、H^+、Na^+、K^+、空位及其他。

ZO_4 主要有 PO_4^{3-}、CO_3^{2-}、SO_4^{2-}、SiO_4^{4-}、CrO_4^{3-}、AsO_4^{3-}、VO_4^{3-}、UO_4^{3-}、GeO_4^{4-}、空位及其他。

X 主要有 OH^-、F^-、Cl^-、Br^-、CO_3^{2-}、O^{2-}、空位及其他。

羟基磷灰石 $[Ca_{10}(PO_4)_6(OH)_2]$ 是磷灰石家族的一员,也是在临床应用中最常见的一种。它是含羟基的磷酸钙盐,其钙磷摩尔比为 5∶3,一般取作 1.67;钙磷质量比为 $(10×40.078)/(6×30.973)＝2.1566$,一般取作 2.16。本书中的钙磷比通指钙磷摩尔比。

1.3　羟基磷灰石晶体结构和表面特性

1.3.1　羟基磷灰石的晶体结构

羟基磷灰石晶体属于六方晶系,属 L_6PC 对称型和 $P6_3/m$ 空间群。其晶胞特

征可用 $\vec{a}$、$\vec{b}$、$\vec{c}$ 三个向量来表示，$\vec{a} \wedge \vec{b} = 120°$，$\vec{a} \wedge \vec{c} = 90°$，$\vec{b} \wedge \vec{c} = 90°$；晶胞参数 $a_0 = b_0 = 0.943 \sim 0.938\text{nm}$，$c_0 = 0.688 \sim 0.686\text{nm}$，$Z=2$。其结构如图 1.1 所示，一个晶胞中含 10 个 Ca^{2+}、6 个 PO_4^{3-}、2 个 OH^-。10 个 Ca^{2+} 占据两种位置，4 个 Ca^{2+} 占 $Z=0$ 和 $Z=1/2$（或 0.5）的位置，6 个 Ca^{2+} 中 3 个位于 $Z=1/4$（或 0.25），另外 3 个位于 $Z=3/4$（或 0.75）的位置。[OH]位于晶胞的 4 个角上，P 原子被 4 个 O 原子包围形成[PO_4]四面体。6 个[PO_4]四面体分别位于 $Z=1/4$（或 0.25）和 $Z=3/4$（或 0.75）的平面上，这些[PO_4]四面体的网络使得 HAP 的结构具有较好的稳定性。

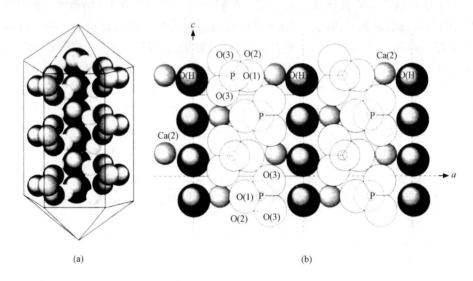

图 1.1　HAP 晶体立体结构

各族晶面的显露与[PO_4]四面体的结晶方位密切相关，[PO_4]四面体在 c 轴方向成层分布，Ca^{2+} 位于上下两层 6 个四面体的中间，Ca^{2+} 与阴离子形成两种结构，分别称为 Ca(1)原子和 Ca(2)原子。Ca(1)原子配位数为 9，位于上下两层 6 个[PO_4]四面体之间，与这 6 个[PO_4]四面体中的 9 个顶角上的 O^{2-} 连接，其中 3 个 O^{2-} 距离较远。这种连接使整个结构形成平行于 c 轴的通道，OH^- 基团填充在通道中，与上下两层 6 个 Ca^{2+} 组成[$OH-Ca_6$]八面体，配位八面体上的 Ca 即为 Ca(2)原子，它与周围 4 个[PO_4]四面体中的 6 个 O^{2-} 及 1 个 OH^- 基团连接，这种阳离子配位八面体与上下两层 6 个络阴离子（CaP_6O_{24}）连接，构成绕 c 轴呈六次对称分布的六边环。Ca(2)原子沿 c 轴每隔 60°重复出现，[$OH-Ca_6$]八面体的三次对称轴与晶轴 c 相重合，八面体顶角平分线与 $m\{10\bar{1}0\}$ 面族相交 60°，与 $a\{11\bar{2}0\}$ 面族垂直，见图 1.2(a)。络阴离子（CaP_6O_{24}）同各族晶面上连接的稳定性与络阴离子顶角上 O^{2-} 与八面体[$OH-Ca_6$]顶角上 Ca^{2+} 的连接数目有关，连接数目多则该面族的稳定性好,连接数目少则稳定性就相对较差。Ca(1)原子和Ca(2)原子的摩尔比为2∶3,参见图1.2。

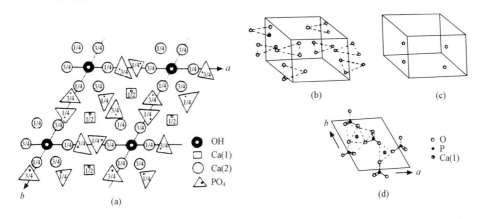

图1.2　HAP的晶体结构图

(a) HAP在(a,b)面上的投影,菱形表示一个晶胞,$Z=0$表示晶胞的底部,$Z=1$表示晶胞的顶部,$Z=0$和$Z=1/2$的Ca离子为Ca(1)离子,$Z=1/4$和$Z=3/4$的离子为Ca(2)离子;(b) Ca(2)离子,a轴水平向右,b轴向纸里面,c轴垂直向上;(c) Ca(1)离子;(d) HAP的c表面

羟基磷灰石的原子间距为:Ca(1)—O(9)　0.242nm(3),0.245nm(3),0.280nm(3);Ca(2)—O(6)(OH)　0.237nm(2),0.251nm(2),0.236nm,0.271nm,0.235nm;P—O　0.152nm。

1.3.2　羟基磷灰石的表面特性[1]

HAP由六方柱状单晶构成,这种柱状晶体的横截面为六边形,平行于晶胞的(a,b)面,称为c表面;围绕柱体轴的6个侧面为矩形,分别平行于晶胞的(b,c)面和(a,c)面,称为a表面和b表面(a表面等同于b表面)。Kawasaki[2]提出HAP表面主要存在两种吸附位置:当OH^-位置位于晶体的a(或b)表面时,该位置连着两个Ca(2)离子,在水溶液中,这个表面的OH^-位置至少在某一瞬间空缺,由于Ca(2)离子带两个正电荷,形成一个吸附位置,称为C位置,C位置能吸附PO_4^{3-}、大分子的磷酸根基团或羧基。当Ca(1)离子位置位于晶体的c表面时,这种位置一部分连着6个带负电荷的O原子,另一部分连着3个带负电荷的O原子,在水溶液中,表面的Ca(1)位置至少在某一瞬间空缺,连着6个O原子的Ca(1)位置就形成了一个较强的吸附位置,称为P位置,P位置能吸附Sr^{2+}、K^+等阳离子以及蛋白质上的某些基团;而连着3个O原子的Ca(1)位置则形成一个较弱的吸附位置。

HAP的表面水化层通过氢键与水相有很好的相容性,如图1.3所示。第一层水的吸附热为96kJ/mol,吸附两层水后吸附热为46kJ/mol[3],与水的汽化热相当。因此两层以外的吸附水分子与溶液中水分子的结合等同于它与内层吸附水分子的结合。所以 HAP 在水中的表面能较低，能长时间保持粒径较小的分散状态。

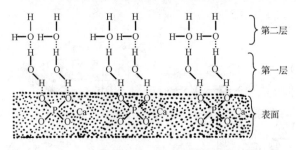

图 1.3　在 HAP 表面 H_2O 和 PO_4^{3-} 通过氢键结合

HAP 的表面电荷及其与构晶离子 Ca^{2+}、OH^-、PO_4^{3-} 的关系如下所述。

表面电荷是反映固体性质的重要参量，它能决定什么物质可以吸附和穿透，从而改变固体的界面行为。固体的表面电荷由溶液中定势离子的浓度决定。

对 HAP 的 ζ 电位的研究结果表明，溶液中 H^+、OH^-、Ca^{2+}、PO_4^{3-} 等对 HAP 的表面电荷起决定作用，而 K^+、Na^+、Cl^- 等的作用很小。HAP 的构晶离子是 Ca^{2+}、OH^-、PO_4^{3-}，它们与水的反应见表 1.1。因此，HAP 的定势离子是它们的构晶离子及其与水的反应产物，其他的无机物、表面活性剂和聚合物也能影响其界面电荷，但这种二次影响主要是通过定势离子来决定的。当阳离子决定表面电荷时，提高其浓度会使电位升高。因此 Ca^{2+} 浓度上升，可使 HAP 表面电位提高，带正电荷；PO_4^{3-} 浓度上升可使表面电位下降，带负电荷；pH 上升，不仅 OH^- 浓度的提高使表面电位下降，而且使表 1.1 中(1)~(6)的反应向右移动，水化产物中负离子活度上升，正离子活度下降，从而使表面电位下降。

表 1.1　HAP 构晶离子在水中的平衡

(1) $Ca^{2+} + 2OH^- \rightleftharpoons Ca(OH)_2$	$K=10^{1.1}$
(2) $Ca(OH)^+ + OH^- \rightleftharpoons Ca(OH)_2$	$K=10^{1.37}$
(3) $Ca(OH)_2(aq) \rightleftharpoons Ca(OH)_2(s)$	$K=10^{2.45}$
(4) $H_3PO_4 \rightleftharpoons H^+ + H_2PO_4^-$	$K=10^{-2.15}$
(5) $H_2PO_4^- \rightleftharpoons H^+ + HPO_4^{2-}$	$K=10^{-7.2}$
(6) $HPO_4^{2-} \rightleftharpoons H^+ + PO_4^{3-}$	$K=10^{-13.3}$
(7) $Ca^{2+} + HPO_4^{2-} \rightleftharpoons CaHPO_4(aq)$	$K=10^{2.7}$
(8) $CaHPO_4(aq) \rightleftharpoons CaHPO_4(s)$	$K=10^{4.5}$
(9) $Ca^{2+} + H_2PO_4^- \rightleftharpoons CaH_2PO_4^+$	$K=10^{1.08}$

HAP 的表面电荷主要是 Ca^{2+} 和 OH^-，这是因为在所有的定势离子中，HAP

对这两种离子的吸附能力最强。

HAP 对 OH^- 的吸附与电解质的种类有关,在有 NaOH 存在的溶液中,HAP 对 OH^- 的吸附属于 Langmuir 型[4],吸附量 X_{OH^-} 为

$$X_{OH^-} = \frac{X_\infty K C_{OH^-}}{1 + K C_{OH^-}}$$

式中,最大吸附量 X_∞ 为常数;而在有 $CaCl_2$ 存在的溶液中,HAP 对 OH^- 的吸附不属于 Langmuir 型,最大吸附量随溶液中 Ca^{2+} 浓度的增加而增加,这是因为 Ca^{2+} 吸附在 HAP 表面,形成带正电荷的能吸附 OH^- 的位置,而 Langmuir 型只适用于吸附位置恒定的情况。

Shimabayashi 等[5] 提出 HAP 对 OH^- 和 Ca^{2+} 有协同吸附效果,HAP 从 $Ca(OH)_2$ 溶液中吸附 OH^- 和 Ca^{2+} 的量比其分别从 NaOH 和 $CaCl_2$ 溶液中吸附 OH^- 和 Ca^{2+} 的量大。这可能是由于两种协同吸附机理所致,其一是 Na^+、Cl^- 等与 HAP 的亲和力小,不与 HAP 表面接触,只分布于扩散双电层中;而 OH^- 和 Ca^{2+} 是 HAP 的构晶离子,与 HAP 亲和力大,吸附的 Ca^{2+} 与 HAP 表面接触,又形成 OH^- 的吸附点,反之亦然。其二是当 OH^- 和 Ca^{2+} 作为被吸附离子与 HAP 表面接触时,发生以下离子交换与中和反应:

$$H_2PO_4^-(表面) + Ca^{2+} + 2OH^- \longrightarrow CaPO_4^-(表面) + 2H_2O \qquad pH = 6\sim7$$

因此,HAP 对 Ca^{2+} 的吸附除了由表面 Ca^{2+} 位置的空缺引起外,表面吸附的 OH^- 和表面的磷酸根离子(HPO_4^{2-}、$H_2PO_4^-$)也能吸附 Ca^{2+};同样,HAP 对 OH^- 的吸附除了由表面 OH^- 位置的空缺引起外,表面吸附的 Ca^{2+} 也能吸附 OH^-,另外,质子化的表面磷酸根与 Ca^{2+} 反应时也消耗 OH^-。这种 OH^- 和 Ca^{2+} 的协同吸附类似于 HAP 的晶体生长。

1.3.3 羟基磷灰石晶体各族晶面的显露规律[6,7]

如图 1.4 所示,磷灰石的晶体形态为六方柱,通常显露的单形为六方柱 $m\{10\bar{1}0\}$、$a\{11\bar{2}0\}$,六方双锥 $o\{10\bar{1}1\}$、$s\{11\bar{2}1\}$、$t\{20\bar{2}1\}$ 和平行双面 $c(0001)$。

根据晶体中负离子配位多面体生长基元模型,配位多面体在晶体中的结晶方位与晶体结晶形态密切相关,因此,对磷灰石晶体各族晶面的显露规律进行如下的讨论。

(1) $c\{0001\}$ 面族显露与 [PO_4] 四面体结晶方位。在 c 轴方向上 [PO_4] 四面体是成层状分布的,络阴离子(CaP_6O_{24})往 $c(0001)$ 面上叠合,与 [OH-Ca_6] 相连接,[OH-Ca_6] 八面体的面与 $c(0001)$ 面平行,有 3 个 Ca^{2+} 与 6 个(CaP_6O_{24})络阴离子中的 3 个 [PO_4] 四面体的顶角上 O^{2-} 相连接。稳定性差,故 $c\{0001\}$ 面族生长速率慢,容易显露。

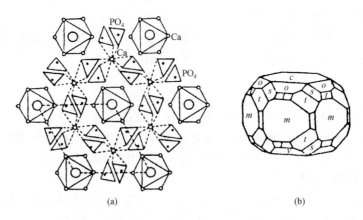

图 1.4　磷灰石结构在 $c(0001)$ 面投影(a)及其结晶形态(b)

(2) 六方柱 $m\{10\bar{1}0\}$、$a\{11\bar{2}0\}$ 显露与[PO_4]四面体结晶方位。[$10\bar{1}0$]方向是[$OH\text{-}Ca_6$]八面体的一个棱的法线方向,有 2 个 Ca^{2+} 与 1 个络阴离子(CaP_6O_{24})相连接。八面体的一个顶角指向 $a\{11\bar{2}0\}$ 面族,有 3 个 Ca^{2+} 同时与 2 个络阴离子(CaP_6O_{24})相连接,所以 $a[11\bar{2}0]$ 方向比 $m[10\bar{1}0]$ 方向的 Ca^{2+} 与络阴离子相连接的数目多一倍,见图 1.4(a)。而 Ca^{2+} 的连接数目也相应增加,故该方向连接的稳定性比[$10\bar{1}0$]方向高,所以 $a\{11\bar{2}0\}$ 面族的生长速率快,显露面积小,$m\{10\bar{1}0\}$ 面族的生长速率慢,显露概率大,面积也大。

(3) 六方双锥面族 $s\{11\bar{2}1\}$ 和 $o\{10\bar{1}1\}$ 显露与[$OH\text{-}Ca_6$]八面体结晶方位。从[$OH\text{-}Ca_6$]八面体在晶体中的结晶方位来分析,在[$\bar{1}10\,1$]方向与[$OH\text{-}Ca_6$]八面体的 1 个棱上的 2 个 Ca^{2+} 与 1 个络阴离子(CaP_6O_{24})相连接,而在[$\bar{1}2\,11$]方向与[$OH\text{-}Ca_6$]八面体的 2 个棱上的 3 个 Ca^{2+} 与 2 个络阴离子(CaP_6O_{24})相连接,故 $s\{11\bar{2}1\}$ 面族的生长速率快,显露面积小,很容易消失。而 $o\{10\bar{1}1\}$ 面族因为只有 2 个 Ca^{2+} 与 1 个络阴离子相连接,所以该面族生长速率慢,显露面积大。

1.4　羟基磷灰石晶体的衍射图谱

根据粉末衍射标准联合委员会[Joint Committee on Powder Diffraction Standard,JCPDS,现为国际衍射数据中心(International Centre for Diffraction Data,ICDD)]管理的晶体材料粉末衍射卡片(powder diffraction file,PDF)74-566 或 9-432,羟基磷灰石的 X 射线衍射图谱(X-ray diffraction pattern, XRD)如图 1.5所示。主要衍射峰的相对强度及其对应的晶面间距 d 值如表 1.2 所示。

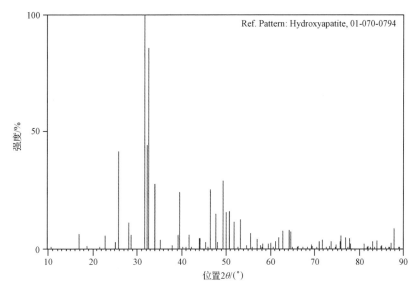

图 1.5　HAP 晶体的 XRD 图谱

表 1.2　主要衍射峰 PDF 74-566 的 d 值与相对衍射强度对应表

$d/\text{Å}$	8.1614	4.0807	3.8874	3.4395	3.1695	3.0847	2.8146	2.7781
I/I_1	170	65	63	357	88	160	1000	514
(hkl)	(100)	(200)	(111)	(002)	(102)	(210)	(211)	(112)
$d/\text{Å}$	2.7204	2.6299	2.2635	1.9437	1.8908	1.8402	1.8066	1.7809
I/I_1	612	210	205	281	122	313	161	116
(hkl)	(300)	(202)	(130)	(222)	(132)	(213)	(321)	(140)
$d/\text{Å}$	1.7548	1.7197	1.6444	1.4746	1.4502	1.4336	1.2216	1.1042
I/I_1	117	140	59	79	93	69	56	58
(hkl)	(402) (303)	(004)	(322)	(502)	(323)	(511)	(252)	(352)

1.5　人体及自然界中的磷灰石

　　人体中的磷灰石主要存在于骨骼和牙齿中。在其他病理钙化组织，如涎石、脑石、扁桃体结石、结核石，甚至泌尿系统结石和胆结石中都含有磷灰石。人体磷灰石中大部分为羟基磷灰石，还有一些含有少量氟离子、碳酸根离子、草酸根离子以及钠镁等金属离子。牙釉质中 97% 为羟基磷灰石，而牙本质的 70%、骨骼的 65% 为羟基磷灰石，其余为有机质和水。

　　自然界矿物磷灰石几乎存在于所有的火成岩、沉积岩和变质岩中。我国盛产磷灰石矿。除羟基磷灰石外,天然矿物还含有氟磷灰石 $Ca_{10}(PO_4)_6F_2$、氯磷灰石 $Ca_{10}(PO_4)_6Cl_2$、碳磷灰石 $Ca_{10}(PO_4)_6CO_3$、磷碳酸钙 $Ca_{10}(PO_4,CO_3)_6(OH)_2$、氟碳磷灰石 $Ca_{10}(PO_4,CO_3)_6(F,OH)_2$,其中最为常见的是氟磷灰石。天然的磷灰石矿呈六角柱状和板状,颜色为无色、白色或淡绿色、黄色、红色、紫色、青色等。天然矿物中少有标准化学计量的,通常都存在部分离子被替代的情况。其中阳离子替代有锶、锰、铅、钾、钠、镁等,阴离子置换以碳酸根置换较为普遍。表 1.3 为不同组成的磷灰石家族矿物的化学式及其英文名称[8]。

表 1.3　不同组成的磷灰石家族矿物

中文名称	英文名称	化学式
钇硅磷灰石	abukumalite	$(Ca,Y)_{10}(SiO_4,PO_4)_6(F,OH)_2$
钡氯磷灰石	alforsite	$Ba_{10}(PO_4)_6Cl_2$
锶铈磷灰石	belovite	$(Sr,Ce)_{10}(PO_4)_6(OH)_2$
铈磷灰石	britholite	$(Ca,Ce)_{10}(SiO_4,PO_4)_6(F,OH)_2$
氯磷灰石	chlorapatite	$Ca_{10}(PO_4)_6Cl_2$
氟氯硅钙石	chlorellestadite	$Ca_{10}(SiO_4,PO_4,SO_4)_6(Cl,F)_2$
碳酸磷灰石	dahllite	$Ca_{10}(PO_4,CO_3,OH)_6(OH)_2$
硅磷灰石	ellestadite	$Ca_{10}(SiO_4,PO_4)_6(O,OH,Cl,F)_2$
锶磷灰石	fermorite	$(Ca,Sr)_{10}(AsO_4,PO_4)_6(F,OH)_2$
氟磷灰石	fluorapatite	$Ca_{10}(PO_4)_6F_2$
氟硅磷灰石	fluorellestadite	$Ca_{10}(SiO_4,PO_4,SO_4)_6(F,OH,Cl)_2$
细晶磷灰石	francolite	$Ca_{10}(PO_4)_6(F,CO_3)_2$
钙砷铅矿	hedyphane	$Pb_6Ca_4(AsO_4)_6Cl_2$
羟基磷灰石	hydroxyapatite	$Ca_{10}(PO_4)_6(OH)_2$
羟基硅磷灰石	hydroxyl ellestadite	$Ca_{10}(SiO_4,PO_4,SO_4)_6(OH,F,Cl)_2$
羟砷钙石	johnbaumite	$Ca_{10}(AsO_4)_6(OH)_2$
锰氟磷灰石	manganianapatite	$(Ca,Mn)_{10}(PO_4)_6F_2$
砷铅石	mimetite	$Pb_{10}(AsO_4)_6Cl_2$
碳磷灰石	podolite	$Ca_{10}(PO_4)_6CO_3$
磷氯铅矿	pyromorphite	$Pb_{10}(PO_4)_6Cl_2$
锶磷灰石	strontianapatite	$(Ca,Sr)_{10}(PO_4)_6(F,OH)_2$
砷灰石	svabite	$Ca_{10}(AsO_4)_6F_2$
氯砷磷灰石	turneaurite	$Ca_{10}(AsO_4,PO_4)_6Cl_2$
钒铅矿	vanadinite	$Pb_{10}(VO_4)_6Cl_2$
氧磷灰石	voelckerite(oxyapatite)	$Ca_{10}(PO_4)_6O$
硅硫磷灰石	wilkeite	$Ca_{10}(SiO_4,SO_4,PO_4)_6(O,OH,F)_2$

1.6　相关钙磷系材料

钙的磷酸盐除羟基磷灰石外还有许多种类,它们的钙磷摩尔比从最低的 0.50 (一水磷酸二氢钙)到最高的 2.00(磷酸四钙)不等,见表 1.4。钙磷摩尔比较低的钙磷酸盐一般在酸性环境下合成,而钙磷比较高的钙磷化合物则在碱性环境下生成。羟基磷灰石通常在中性及碱性环境下得到。

表 1.4　钙的几种磷酸盐的钙磷摩尔比及溶度积[9]

名称	分子式	钙磷摩尔比	溶度积(pK_{sp})
MCPM(一水磷酸二氢钙)	$Ca(H_2PO_4)_2 \cdot H_2O$	0.50	1.14
DCPA(磷酸氢钙)	$CaHPO_4$	1.00	6.90
DCPD(二水磷酸氢钙)	$CaHPO_4 \cdot 2H_2O$	1.00	6.66
OCP(磷酸八钙)	$Ca_8H_2(PO_4)_6$	1.33	48.55
TCP(磷酸钙)	$Ca_3(PO_4)_2$	1.50	α-TCP 25.50 β-TCP 28.50
ACP(无定形磷灰石)	$Ca_{10}(HPO_4)(PO_4)_6$	1.43	81.7
	$Ca_{10-x}H_{2x}(PO_4)_6(OH)_2$	1.50~1.67	—
HA,HAP(羟基磷灰石)	$Ca_{10}(PO_4)_6(OH)_2$	1.67	117.3
TTCP(磷酸四钙)	$Ca_4(PO_4)_2O$	2.00	42.9

1.6.1　磷酸钙骨水泥[10]

磷酸钙骨水泥(calcium phosphate cement,CPC)是一种新型骨修复材料。自从 Hideki Monma 发现 α-TCP 具有水化特性以来,CPC 的研究进展及临床应用非常迅速。20 世纪 90 年代初武汉理工大学开始对 α-TCP 骨水泥进行研究[11,12],现已进行临床应用研究。其研究主要分为以下几种类型:

(1) 单一磷酸钙盐组成的 CPC。单一磷酸钙盐的 CPC 研究较少,目前只有 α-TCP 作为单一磷酸钙盐骨水泥。

(2) TTCP 和其他磷酸钙盐组成的 CPC。由 TTCP 和 MCPM、DCPD、DCPA 等组成的磷酸钙盐骨水泥。

(3) 磷酸钙盐和钙的碳酸盐或硫酸盐化合物组成的 CPC。由钙磷比比 HAP 低的磷酸钙盐与钙的硫酸盐或碳酸盐组成,如 β-TCP+DCPD+$CaCO_3$、α-TCP+MCPM+$CaCO_3$ 等。

(4) 硬化产物为 OCP 的 CPC。如 α-TCP+DCPD、MCPM+CaO、β-TCP+MCPM、α-TCP+DCPA、TTCP+DCPD、TTCP+DCPA、TTCP+MCPM、MCPM

＋CaKPO$_4$ 等。

（5）硬化产物为 DCPD 的 CPC。这类 CPC 有 α-TCP、β-TCP＋MCPM 等。

1. α-TCP/TTCP 骨水泥的制备

将分析纯 CaHPO$_4$·2H$_2$O 与分析纯 CaCO$_3$ 按摩尔比 2：1 充分混合均匀，然后在高温炉中升温至 1250℃，升温速率为 200℃/h，保温 2h 后取出，在空气中急冷，得到 α-TCP。α-TCP 属于单斜晶系，a_0＝1.2887nm，b_0＝2.7280nm，c_0＝1.5219nm，β＝126.2°。α-TCP 存在室温介稳相 α$_L$ 和高温相 α$_H$。在 212.5℃时低温介稳相开始向 α$_L$ 相转变，表观激活能为 100kJ/mol；在 1264.3℃时 α$_L$ 向高温相 α$_H$ 转变，表观激活能为 3190kJ/mol。由于自然冷却中，α-TCP 与 β-TCP 之间可以发生可逆转相转化，因此在实验过程中为了获得 α-TCP，合成温度必须高于 1155.9℃。将反应物在空气中急冷，再将分析纯 HAP 与分析纯 CaCO$_3$ 按摩尔比 1：1 充分混合均匀，然后在高温炉中升温至 1500℃（升温速率为 200℃/h），保温 5h 后取出，在空气中急冷，得到 TTCP。TTCP 属单斜晶系，a_0＝0.7018nm，b_0＝1.1980nm，c_0＝0.9469nm，β＝90.88°。

2. α-TCP/TTCP 的水化特性

在 α-TCP/TTCP 加入固化液后，放热反应迅速。这是由于 α-TCP/TTCP 粉末比表面积大，α-TCP/TTCP 颗粒与固化液接触面积大，α-TCP/TTCP 开始溶解并释放出离子，Ca^{2+} 与固化液中的羧酸根形成络合物并形成 HAP，随着时间的延长，反应生成的络合物和 HAP 逐渐将 α-TCP/TTCP 颗粒表面覆盖，参与反应的 α-TCP/TTCP 量逐渐减小。由于形成的 HAP 晶体太小，不足以在颗粒间架桥，只在某些点接触构成比较疏松的网状结构，浆体失去流动性和可塑性，但稍加外力就很容易破坏，而又能可逆地恢复。随后由于生成物薄膜的破裂，致使 α-TCP/TTCP 颗粒重新暴露出来，与溶液迅速而广泛地接触，水化反应进入较快的阶段。生成许多针状 HAP 水化产物，它们相互接触连生，质点间不仅有分子间作用力和静电引力，而且还有不断增大的化学键力。到一定程度浆体将完全失去可塑性，针状 HAP 产物形成充满全部间隙的网状结构。网状结构内部不断充实水化产物，使 α-TCP/TTCP 浆体具有一定的抵抗外力的强度。由于 α-TCP/TTCP 颗粒重新被 HAP 水化产物包裹，水化产物层的厚度与致密度不断增加，浆体趋于硬化。随着水化的进行，HAP 等水化产物数量不断增加，晶体不断长大，而孔隙不断减小。由于水泥颗粒之间的孔隙减小，HAP 晶体主要生长为短纤维状、棒状或柱状，它们填充在孔隙之间，相互交错攀附、重叠搭接，形成坚强的骨架，一些不定形凝胶又填充于晶体骨架空隙中，各水化产物填满原来由水所占据的空间，浆体结构更加致密，强度进一步增大。随着产物 HAP 层的不断加厚，溶液的扩散越来越困难，因而水化速率随之下降。

　　α-TCP/TTCP 骨水泥硬化产物的力学性能与水化反应完成程度及颗粒粒径有关。一般来说,水化程度越大,抗压、抗折强度也越大。当水化完成后,其抗压、抗折强度达到最大值。由于 α-TCP/TTCP 属多孔材料,受荷时首先在颗粒结合处产生微裂缝,然后微裂缝与孔隙并接而使缝迅速生长,因此其强度取决于颗粒间的结合强度和孔隙特征。由于材料的断裂由最早达到临界尺寸的裂缝引起,因此影响材料强度主要是大孔,小孔则无不利影响。要提高 α-TCP/TTCP 的强度,一方面要控制浆体微结构的初始特征及演变过程,使其向有利于提高强度的方向转化;另一方面要减小大孔的尺寸和数量,提高颗粒结构强度,而这些与促凝剂、固液比、原料原始粒径等都有重要的关系。但许多学者认为,要从骨水泥材料本身来克服其强度低、脆性大等缺点是异常困难的,而采用纤维增强骨水泥是最有效的措施之一。武汉理工大学所研究的 α-TCP/TTCP 在 37℃、0.9% 生理盐水中浸泡 24h,抗压强度达到 60MPa,解决了临床应用中力学强度偏低的问题。

　　3. α-TCP/TTCP 的生物相容性

　　α-TCP/TTCP 的水化产物为羟基磷灰石,水化过程中释放热量小,不会造成局部过热,经实验证明 α-TCP/TTCP 无细胞毒性反应,对肌肉无刺激,不致溶血、凝血,不引起炎症和排斥反应等。将 α-TCP/TTCP 骨水泥制成直径为 6mm、长为 5mm 的圆柱体植入大耳白兔双侧胫骨,2 个月后,该硬化体与骨组织能紧密结合,材料与骨组织之间有过渡层,硬化体的晶体结构由不定形变成柱状 HAP,同时有新生骨小梁产生。3 个月后,靠近骨组织的材料晶体尺寸变小,而骨小梁增加。4 个月后过渡层变小,骨小梁增粗并伸向材料内部。5 个月后过渡层消失,完全被新产生的骨小梁取代,大部分晶体变小成椭球状,并被骨小梁包围。

1.6.2　可生物降解 β-TCP 多孔人工骨[10]

　　长期以来,生物医用无机材料领域的研究人员对生物可降解材料的组成设计、降解机理以及它与生物活性材料的区别持有不同看法。因为生物活性玻璃、生物活性骨水泥、羟基磷灰石等在植入动物体内后,材料表面也发现有部分的溶解吸收,而且在这类材料的组成中含有能与人体正常新陈代谢途径进行置换的钙、磷元素,或含有能与人体组织发生键合的羟基等基团。虽然 Driskell 等在 1972 年研制出多孔 β-TCP 材料,1977 年用 β-TCP 做成骨移植材料,1978 年 β-TCP 开始用于骨填充的临床,De Groot 在 1981 年用 β-TCP 做骨再生实验,但就 β-TCP 多孔人工骨是否全部被新组织所取代并参与新组织形成过程及 β-TCP 晶相的转化最后形成稳定的纳米尺度的 HAP 相没做详细的探讨。国内首先进行这一研究的是武汉理工大学李世普教授课题组,该组人员在国家自然科学基金重点项目的资助下,经过 20 多年的研究已取得了系列成果[13~15]。生物可降解或生物可吸收陶瓷材料植入骨组织后在植入区只起到临时支架作用,材料通过体液溶解吸收及细胞降解过程等在体内通过系列的生化反应一部分排出体外,一部分参与新骨的形成,最终使缺损的部位完全被新生的骨组织所取代。

当然,在生物可降解陶瓷的发展过程中还存在许多困难,临床应用要求可降解生物材料:①在生物体的新陈代谢过程中逐渐降解;②被替代的过程与新骨长出的过程要同步;③材料被替代过程不妨碍新骨长出的过程。目前被认为具有生物降解性能的无机材料还是以 β-TCP 可降解生物陶瓷为主。

1. β-TCP 的合成

1) 固相反应法

以摩尔比 2∶1 将 $CaHPO_4 \cdot 2H_2O$ 和 $CaCO_3$ 混合,900℃左右保温 2h,自然冷却。反应方程式如下:

$$2\ CaHPO_4 \cdot 2H_2O + CaCO_3 \xrightarrow{\text{高温}} Ca_3(PO_4)_2 + 5\ H_2O\uparrow + CO_2\uparrow \qquad (1\text{-}1)$$

2) 沉淀法

将一定钙磷比的 $Ca(NO_3)_2$ 和 $(NH_4)_2HPO_4$ 用氨水调节 pH 为 11~12,反应 12h,经过滤、洗涤、干燥以及高温处理(700~1100℃),得到 β-TCP。合成反应为

$$3Ca(NO_3)_2 + 2(NH_4)_2HPO_4 + 2NH_4OH \Longrightarrow Ca_3(PO_4)_2\downarrow$$
$$+ 6NH_4NO_3 + 2H_2O \qquad (1\text{-}2)$$

3) 改进的湿式粉碎法

固相反应法制备的 β-TCP 纯度较高,为了提高 β-TCP 粉末的细度,可将摩尔比为 2∶1 的 $CaHPO_4 \cdot 2H_2O$ 与 $CaCO_3$ 的混合物,加入蒸馏水,以一定速率球磨 20h,于 80℃下干燥 10h,干燥粉末在 850℃左右保温 2h,自然冷却即得到比较细的 β-TCP。

表 1.5 对这两种方法制备的 β-TCP 粉末的有关性能进行了比较,与固相反应法相比,湿式粉碎法制备的 β-TCP 原料粉末有以下优点:

(1) 煅烧温度低,且反应更加完全,游离氧化钙含量低;

(2) 粉末平均粒径显著减小,接近纳米颗粒的下限(100nm);同时比表面积增大,比较容易得到微细粉(粒径为 0.1~1.0μm);

(3) 由质量累积分布曲线和质量频率分布曲线可知,用湿式粉碎法制备的粉末粒径分布集中,颗粒均匀。

表 1.5　两种方法制备的 β-TCP 粉末的有关性能比较

性能	固相反应法	湿式粉碎法
煅烧温度/℃	～930	～850
游离 CaO/%	0.82	0.24
平均粒径/μm	11.3	0.64
比表面积/(cm^2/g)	2 242.9	45 652
密度/(g/cm^3)	3.07	3.07

这几个优点使湿式粉碎法制备的微粉具有比较人的活性,能增加所制备的生物可降解陶瓷的降解速率,有利于降解成分的代谢。

2. β-TCP 多孔陶瓷的制备与性能

1) 高温黏结剂的选择

纯 β-TCP 多孔陶瓷烧成温度在 1250℃以上的才具有一定的力学性能,但是生物学性能将下降。在保证 β-TCP 活性的前提下,降低烧成温度、降低 β-TCP 粉体粒径、添加合适的黏结剂是解决这一问题比较好的技术路线,通过它的作用可以在 1000℃以下的温度烧成 β-TCP 多孔陶瓷,并保证临床需要的力学性能及生物学性能。选用的黏结剂具备如下条件:

(1) 成分对人体无害;

(2) 在指定的烧成温度范围内有黏结作用;

(3) 有一定的水溶性;

(4) 不会影响主晶相 β-TCP 的性能,降解产物易于代谢。

生物活性磷酸盐玻璃具有以上特性,它们一般以 CaO,P_2O_5 为主要成分,在 1000℃以下温度熔制、淬冷、干燥磨细即可,化学组成为:P_2O_5 65%[①]～85%、CaO 5%～15%、Na_2O 6%～18%、MgO 1%～5%、Al_2O_3 0～3%。因有少量其他离子存在,如 Na^+、Ca^{2+} 等,使磷酸盐玻璃结构层或封闭链发生一定程度的断裂,使黏结剂具有较强的溶解性。黏结剂在蒸馏水中的溶解性随 P_2O_5 含量的增加而增大,它在酸性介质中的溶解性高于在模拟体液中的溶解性。

2) 多孔 β-TCP 陶瓷的制备

将合成的 β-TCP 粉末与高温黏结剂按一定比例混合、磨细,加入成孔剂成型,在 850℃左右烧成即得到 β-TCP 多孔陶瓷。烧成温度和烧成温度范围及黏结剂含量是影响材料制备的主要因素。当温度大于 1300℃时,材料开始发生熔化,随着温度的升高,材料明显收缩,密度和强度增大,孔径和气孔率减小。从微观结构看,

---

① 均指质量分数,特别说明的除外。

高温烧成的材料晶粒发育较好,颗粒较大,排列紧密,颗粒间微孔($<5\mu m$)较少;而较低温度烧成的材料晶粒发育不完善,颗粒细小,颗粒间微孔较多,能增加材料与组织和体液的接触面积,有利于材料降解。

从宏观结构上看,多孔 β-TCP 陶瓷材料由 β-TCP 颗粒、玻璃相、气孔三部分组成。单纯的 TCP 由于烧成温度太高而难以制成理想的材料,因此必须加入合适的黏结剂,使 TCP 颗粒相互黏结,从而具有较好的力学性能。

在制备降解材料的过程中,还要考虑黏结剂的含量,用量过少起不到黏结作用,强度不足;用量过大则气孔率降低,密度加大。两种情况都会影响材料的物理化学性能。

随着黏结剂含量的增加,材料中晶态成分逐渐减少,非晶态成分逐渐增加。当黏结剂含量为 10%～20% 时,材料中主晶相为 β-TCP,另外还存在玻璃相。SEM观察表明,材料内部不致密,有很多连通的孔隙,颗粒间的连接为颈部连接,有的颗粒形状比较规整,有的则不太规则。

3) β-TCP 陶瓷的物理化学性能

β-TCP 陶瓷是一种白色多孔材料,其容积密度和力学性能与粉体的粒径大小、材料的制备过程等因素有关。表 1.6 是多孔 β-TCP 的主要物理性能。

表 1.6　多孔 β-TCP 的主要物理性能

性能	气孔率/%	平均孔径/μm	容积密度/(g/cm³)	抗压强度/MPa
数值	40～55	300～380	1.05～1.30	11.4～19.5

β-TCP 在水溶液中存在如下平衡:

$$Ca_3(PO_4)_2(s) \Longleftrightarrow 3Ca^{2+}(aq) + 2PO_4^{3-}(aq) \tag{1-3}$$

因此,可采用磷钼蓝比色法测定 β-TCP 的溶解性能。黏结剂的成分与含量是影响 β-TCP 陶瓷溶解性能的主要因素,随着黏结剂含量的增加,其溶解性能降低,当黏结剂含量较低时,溶解的量比较大。表 1.7 是两种黏结剂含量不同时的溶解情况,A 黏结剂含量为 10%,B 为 15%。

表 1.7　黏结剂含量不同时多孔 β-TCP 陶瓷的溶解情况

测定次数	1	2	3	4	5	6
A 的溶解度/($\mu g/cm^3$)	14.4	11.6	8.4	7.5	7.2	7.7
B 的溶解度/($\mu g/cm^3$)	8.5	8.8	8.0	7.4	7.2	6.9

4) β-TCP 陶瓷的生物学特性和降解性能

a. 生物学性能研究

(1) 致突变性试验。

采用微生物回复突变试验(Ames 试验),以组氨酸营养缺陷型鼠伤寒沙门氏

菌 TA_{97}、TA_{98}、TA_{100} 和 TA_{102} 四菌株为指示菌,对 β-TCP 陶瓷的浸提液进行观察,发现试验结果为阴性,无致突变作用。同时采用啮齿动物微核进行试验观察,结果也表明 β-TCP 材料对骨髓造血机能无不良影响。

（2）体外细胞毒性试验。

采用琼脂覆盖法的细胞倍增时间（P. D. ）和反应指数评价 β-TCP 材料对 L_{929} 小鼠成纤维细胞株的毒性作用,没有观察到材料的细胞毒性。

（3）全身急性毒性试验。

静脉或腹腔注射 β-TCP 材料浸提液至小鼠,对心、肝、脾、肾、睾丸、卵巢、胸腺观察,未见异常。

（4）体内短期植入试验。

将 β-TCP 制备成直径为 2mm、高为 6mm 的圆柱体,分别植入兔子的背部肌肉和股骨,植入部位无感染现象。7d、15d、30d 观察表明,β-TCP 材料可促进骨损伤的修复及骨组织的形成。

（5）体内长期植入试验。

将 β-TCP 材料植入肌肉和骨中 2 个月、3 个月、6 个月后观察,肌肉组织无炎症坏死现象,骨植入处呈正常骨组织修复状况。

（6）皮内注射刺激试验。

将 β-TCP 材料浸提液注射到兔子脊柱两侧。于注射后 1h、6h、24h、48h、72h后对注射部位观察,反应程度为 0。

（7）热源检测试验。

观察静脉注射 β-TCP 材料浸提液后规定时间内动物体温变化,结果体温升高均低于 0.6℃,低于热源检查标准。

（8）过敏试验。

间日腹腔注射 β-TCP 材料浸提液,15min、14d、21d 观察,动物未出现蜷缩、竖毛、呼吸困难、死亡等过敏现象。

（9）溶血试验。

通过溶血率的测定,β-TCP 材料具有好的血液相容性。

b. 生物降解性能研究

β-TCP 陶瓷的重要特性之一是具有生物降解性,李世普等[16,17]、陈勤等[18]将 β-TCP 陶瓷制成直径 2mm、高 2mm 的圆柱体,植入 Wistar 大鼠的股骨内研究了 β-TCP 陶瓷的生物降解性能。植入 4 周后,材料与宿主骨间隙模糊或基本消失,材料外形和密度无变化,无明显降解。植入 20 周,材料与宿主骨间隙融合,材料出现不同程度降解表现,如外形缺损、破裂分离、材料内孔径扩大、面积缩小、密度降低等。植入后 40 周,材料大部分降解消失,由骨组织替代,植入区密度如正常骨质,仅残留数个大小不等的材料片段或颗粒。组织学观察结果表明,植入 1 周后,材料周围和孔内出现少许纤维结缔组织,无明显炎性细胞浸润。植入后第 2 周,整个材料孔内充满交织骨和纤维结缔组织,并可见新生血管长入孔内,新骨与材料直接接触,新骨边缘衬有成骨细胞。植入后 4～8 周,材料孔内骨组织逐渐增大,纤维结缔组织减少,交织骨开始改建成板层骨,并出现骨髓,在骨与材料之间可见到破骨细胞,植入区内还有散存的巨噬细胞。植入 20 周后,大量板层骨和骨髓充满整个材料孔内,骨小梁增粗,材料出现降解,孔径扩大,面积减小,部分材料被骨组织替代,或被分离成小块或颗粒状而被骨组织包围。植入 40 周后,材料大部分降解,被骨组织替代,少数残留材料被骨组织包围,植入区板层骨结构正常,排列规律,呈正常松质骨结构。

体视显微镜下,植入 4 周时见新骨长入整个材料孔内,材料无明显降解表现;而植入 40 周时,见材料大部分已被新骨替代,仅残留几个小块或颗粒。SEM 观察结果显示,植入 8 周后,与骨组织交界处的材料颗粒由于降解而出现颗粒间的连接中断,颗粒彼此分离,而且外形变得不规则。植入 20 周后,骨与材料结合紧密,由于降解,材料中出现大量分离的颗粒。

3. β-TCP 陶瓷的降解途径和降解机理

1) β-TCP 陶瓷的降解过程

β-TCP 陶瓷的降解是一个复杂的生物学过程,除了在体液中发生物理化学溶解外,细胞的介入是不可避免的。参与细胞介导降解的主要是破骨细胞和巨噬细胞。巨噬细胞来源于血液中的单核细胞。单核细胞进入结缔组织后分化为巨噬细胞,它广泛存在于包括骨组织在内的机体各组织中,具有吞噬和分泌功能,也是参与机体免疫反应的重要细胞。近年来,对钙磷陶瓷的降解研究发现,巨噬细胞可以用吞噬的方式参与其降解过程,在植入材料周围及附近淋巴结内可见到含有吞噬材料颗粒的巨噬细胞。

a. 体外实验

(1) 巨噬细胞对 β-TCP 陶瓷降解的体外实验。

将 β-TCP 陶瓷研磨,过 160 目筛,制成悬浮液,将其与巨噬细胞共同培养,Ca^{2+}、PO_4^{3-} 浓度的检测结果显示,β-TCP 陶瓷在培养液中有一定程度的溶解,加入巨噬细胞的 β-TCP 陶瓷混合培养孔上清液中 Ca^{2+}、PO_4^{3-} 浓度明显高于单纯 β-TCP 陶瓷孔中的浓度。SEM 观察显示,在培养的第 3 天和第 7 天,巨噬细胞广泛分布于 β-TCP 陶瓷颗粒表面,细胞直径为 8～18μm,一些细胞伸出不规则的突起,将颗粒包绕,进而吞噬入胞浆内。被吞噬的颗粒直径为 1.2～5.8μm,偶见 5～8μm 的被吞颗粒。被吞噬的颗粒常突出于细胞表面,并由开始的不规则多棱状逐渐变成球形,表明被吞噬后出现了细胞内降解。另可见一些巨噬细胞伸出不规则突起贴附于 β-TCP 陶瓷颗粒或颗粒团的表面形成直接接触。这些巨噬细胞以其圆形的胞体、表面皱褶和不规则突起而与 β-TCP 陶瓷颗粒相区别。在培养 72h 后,用纳米电极检测在 β-TCP 陶瓷颗粒-培养液和巨噬细胞-培养液两个对照组中,溶液及细胞内外的 pH 与单纯培养液中的 pH 一样,均为弱碱性。而在 β-TCP 陶瓷-巨噬细胞-培养液组中,细胞内及细胞膜外微区 pH 则变成了弱酸性,表明巨噬细胞参与了 β-TCP 陶瓷的降解(表 1.8)。

表 1.8　纳米电极测得的微区 pH

测试内容	RPMI 1614	β-TCP 陶瓷 ＋培养液	巨噬细胞＋培养液		β-TCP 陶瓷＋巨噬细胞＋培养液	
			细胞内	细胞外	细胞内	细胞外
pH	8.30	8.35	8.30	8.30	6.10	6.10

巨噬细胞对 β-TCP 陶瓷的降解包括细胞内降解(吞噬)和细胞外降解两个方面,与破骨细胞对骨组织的吸收相似。当巨噬细胞接近 β-TCP 陶瓷颗粒时,它们可伸出细小的突起将这些颗粒包裹并吞噬到细胞内形成吞噬体,进而与溶酶体融合,在多种水解菌的作用下进行细胞内降解,表现出颗粒裂解成大量微晶体,这些微晶体进一步降解消失,留下空隙或空泡。β-TCP 陶瓷的主要成分是 CaO 和 P_2O_5,在细胞内降解后产生的 Ca^{2+}、PO_4^{3-} 可被转运到细胞外,这解释了体外实验中巨噬细胞与 β-TCP 陶瓷混合培养孔上清液中 Ca^{2+}、PO_4^{3-} 浓度显著增高的现象。被吞噬的 β-TCP 陶瓷颗粒一般小于 $8\mu m$,即小于巨噬细胞,每个巨噬细胞一般吞噬 1～5 个颗粒。这种吞噬活动属于非免疫性吞噬,可能与 β-TCP 陶瓷颗粒表面的静电及疏水性有关。

对于直径大于巨噬细胞的 β-TCP 颗粒或颗粒团,巨噬细胞主要通过向细胞-材料接触区释放溶酶体和分泌 H^+ 实现对 β-TCP 的细胞外降解。因此,向接触区释放溶酶体和分泌 H^+ 就构成了巨噬细胞对 β-TCP 陶瓷的细胞外降解途径。

(2) 破骨细胞对 β-TCP 陶瓷降解的体外实验。

破骨细胞广泛存在于骨组织中,参与对骨组织的吸收。1995 年,Soueidan 等运用体外破骨细胞分离及培养的方法,将破骨细胞分别与牙基质和钙磷陶瓷材料混合培养,发现破骨细胞对它们都能造成有效的吸收,但对牙基质的吸收程度更大。Davis 也发现,破骨细胞对钙磷材料能形成细胞特性的吸收。

将 β-TCP 陶瓷制成直径为 10 mm、厚为 0.1mm 的圆盘,与破骨细胞混合培养 48h,即可见这些培养的破骨细胞对 β-TCP 陶瓷有明显的降解吸收作用,如同对骨基质的吸收一样,在 β-TCP 陶瓷圆盘表面形成了许多吸收凹陷,表明破骨细胞可以参与 β-TCP 陶瓷的降解吸收过程。破骨细胞对骨基质的吸收是一种细胞外吸收过程,它通过分泌质子造成细胞-骨界面间的酸性环境。Yamada 和 Davis 认为破骨细胞对钙磷陶瓷的降解过程与它对骨基质的吸收相似。这样,在细胞突起中的三磷酸腺苷酶的质子泵(H^+-K^+ ATPase)作用下向吸收区分泌 H^+,造成局部酸性环境,促进了 β-TCP 陶瓷的溶解。有人用低 pH 电镜探针和连有二抗的过氧化物酶证实了破骨细胞外吸收区皱褶线的突起之间为酸性。另外,破骨细胞内含有丰富的酸性水解酶(溶酶体酶、酸性磷酸酶等),它们也可向细胞外吸收区分泌 H^+,参与形成局部酸性环境,促进 β-TCP 陶瓷颗粒的溶解。破骨细胞的生物活性受到诸多因素的影响。Soueidan 等发现,破骨细胞的吸收活性需要牙基质和骨基质成分的促进作用;有机组分的缺乏会导致其吸收活性的减弱;局部高 Ca^{2+}、PO_4^{3-} 环境及高矿物成分也会使破骨细胞的形成减少、活性降低或从附着处分离脱开。此外,钙磷陶瓷材料的成分、理化性质、结构、晶粒大小、烧成温度等都可影响破骨细胞的降解吸收作用。

b. 体内实验

以放射性同位素 ^{45}Ca 为示踪剂,将标记有 ^{45}Ca 的多孔 β-TCP 陶瓷植入兔子的双侧股骨踝间,在不同时间采集动物的血、尿、粪和肝、肾、脑、骨等器官、组织以及剩余材料,测定其放射性活度(RA),从而检测材料的降解产物在体内的代谢途径和分布。

检测结果表明,植入 2 周后,在肝、肾、脑、心、脾、胃、肺等脏器的组织中均可检测到 RA,表明材料降解后产生的 Ca^{2+} 通过血液循环进入各脏器进行代谢。在植入后的第 4 周、第 8 周、第 12 周期间,各脏器组织中的 RA 各自稍有升降,但都不显著。20 周时,各脏器组织中的 RA 比 2 周时要低,这表明 β-TCP 陶瓷降解产生的 Ca^{2+} 未在这些脏器中累积。植入 2 周后,在股骨近端、尺骨干、颅骨组织中也可检测到 RA,但在股骨近端及颅骨中的量要低于各脏器。随着时间的推移,RA 逐渐增高,8 周时颅骨中的 RA 达到最高峰。20 周时股骨近端及颅骨组织中 RA 的量是 2 周时的 10 倍或数十倍。骨组织中的 RA 远高于各脏器中的 RA,而股骨近端及颅骨中的 RA 又高于尺骨中的 RA,这表明 β-TCP 陶瓷降解后产生的 Ca^{2+} 逐渐在骨组织中积累。对植入后的材料进行检测也可以发现,随着时间的推移,β-TCP 陶瓷中的 RA 逐渐降低。其 RA 的降低率分别为:4 周时为 5.92%、8 周时为 32.5%、12 周时为 45.67%、20 周时为 58.16%,这表明 β-TCP 陶瓷发生了明显的降解。

材料植入后很短时间内就可检测到 ^{45}Ca 的存在,说明材料中有 ^{45}Ca 的溶解。开始发生降解的是材料表面或气孔中首先与体液接触的部分,随着时间的延长,测得血、尿、粪中 ^{45}Ca 的放射性活度增加,说明材料的降解速率增大,导致 Ca^{2+} 浓度的提高;在接近 3 个月的时候,血、粪中 ^{45}Ca 的放射性活度达到最大值,尿中 ^{45}Ca 的放射性活度比第 10 天和第 16 天时低,但比 2 个月和 4 个月时都高,说明材料在这个时期的降解速率最大;而 3 个月以后材料仍然在降解,但由于材料的一部分已发生降解,故降解速率相对降低。大约 3 个月以后,血、尿、粪中 ^{45}Ca 的放射性活度没有继续增加,说明 ^{45}Ca 的代谢不是一个累积量,而只是一个过程。因此,β-TCP

人工骨的降解产物不会在血、尿、粪中累积,而会随尿、粪排出体外。

2) β-TCP 陶瓷的降解机理

β-TCP 陶瓷的降解主要有两条途径:体液的溶解及细胞(主要是破骨细胞和巨噬细胞)的吞噬和吸收。溶解过程是材料在体液作用下,黏结剂发生水解,使材料分离成颗粒、分子或离子。材料被细胞吞噬、吸收,其代谢产物可参与新骨的形成,从而完成了由无生命材料转变为有生命组织的一部分过程。

β-TCP 陶瓷植入体内,与组织液接触后,即开始溶解,植入区的组织液中含有一些酸性代谢产物(如柠檬酸盐、乳酸盐)和酸性水解酶,造成局部的弱酸性环境,这将促进 β-TCP 多孔陶瓷的溶解。

破骨细胞表面伸出许多细长的突起,与 β-TCP 陶瓷颗粒接触,形成封闭的细胞外吸收区。另外,破骨细胞内含有丰富的酸性水解酶(溶酶体酶、酸性磷酸酶等),它们也可向细胞外吸收区分泌 H^+,参与形成局部酸性环境。巨噬细胞对 β-TCP 陶瓷的降解有细胞内降解和细胞外降解两种方式。细胞内降解后产生的 Ca^{2+}、PO_4^{3-} 可被转运到细胞外。对于直径大于巨噬细胞的 β-TCP 陶瓷颗粒或颗粒团,巨噬细胞可伸出细小突起覆盖其表面,紧密贴附,形成封闭的细胞-材料颗粒接触区。这时,巨噬细胞胞浆内的溶酶体就可向这些区域释放。同时,巨噬细胞内的 CO_2 和 H_2O 可在碳酸酐酶(CA)的作用下合成碳酸,然后分解为 HCO_3^- 和 H^+,在细胞膜质子泵的作用下,H^+ 可被分泌到细胞-材料接触区,造成局部高酸性环境,使接触区的 β-TCP 陶瓷颗粒发生降解。该过程可由反应式(1-4)、(1-5)表示:

$$CO_2 + H_2O \xrightarrow{CA} H_2CO_3 \xrightarrow{CA} H^+ + HCO_3^- \qquad (1-4)$$

$$Ca_3(PO_4)_2 \xrightarrow{H^+} Ca^{2+} + 2CaHPO_4 \xrightarrow{-H^+} 3Ca^{2+} + 2PO_4^{3-} \qquad (1-5)$$

这就是细胞外降解过程。

降解产生的 Ca^{2+} 一部分可进入血液中,通过血液循环分布到各脏器组织中,参与其代谢过程,并可通过肝、肾,从粪、尿中排出体外。另一部分则储存于钙库中,参与植入局部或植入远处新骨的钙化,不会造成脏器组织的损害及病理性钙化。

1.7 人工合成的羟基磷灰石

羟基磷灰石的研究历史很长。1926 年,Bassett 用 X 射线衍射方法对人骨和牙齿的矿物成分进行了分析,认为其无机矿物很像磷灰石。Naray-Szabo 和 Mehmel 分别独立地研究了氟磷灰石的晶体结构。从 1937 年开始,McConnell 发表了大量有关磷灰石复合物晶体化学方面的文章,并于 1973 年由 Springer-Verlag 出版社出版其专著 *Apatite*。到 1958 年,Posner 和他的同事对羟基磷灰石的晶体结构进行了细致的分析。20世纪60年代,Neuman报道了大量羟基磷灰石与骨矿化的化学动力学关系的研究,著有 *The Chemical Dynamics of Bone Mineral*。1967~1975年,Moriwaki和他的合作者用X射线衍射技术研究了骨骼和牙釉质中碳酸羟基磷灰石的结晶性和晶格变形。1972年,日本学者青木秀希成功地合成了羟基磷灰石并烧结成陶瓷。不久,美国学者Jarcho也烧结了羟基磷灰石陶瓷。1974~1975年,青木秀希等发现烧结成的羟基磷灰石陶瓷具有优异的生物相容性。自此以后,世界各国都对羟基磷灰石材料进行了全方位的基础研究和临床应用研究。我国自20世纪80年代开始研究,武汉理工大学、四川大学、华南理工大学、上海硅酸盐研究所、山东工业陶瓷研究设计院、原航空航天部621研究所、北京市口腔医学研究所等单位都成功地研制出羟基磷灰石陶瓷,并进行了许多临床应用研究。

1.8 羟基磷灰石的应用领域

由于羟基磷灰石陶瓷具有良好的化学稳定性和生物相容性,能与骨形成紧密的结合,大量的生物相容性试验证明它无毒、无刺激、不致过敏反应、无致畸、无致突变、不致溶血、不破坏生物组织,并能与骨形成牢固的化学结合,是一种优异的人工骨,广泛应用于骨组织修复和替换。

羟基磷灰石烧结体的强度和弹性模量都比较高,但断裂韧性小。而且随烧成条件的不同,力学性能波动大,并且在烧成后的加工过程中会有很大程度的降低。所以,最初的应用主要是利用其生物活性,将它用于一些不受力的部位。例如,将致密烧结HAP制成颗粒用于齿槽骨的填充或是制作成多孔状的材料用于颚骨、鼻软骨的支撑,以便恢复它们的功能。以上应用都得到了良好的临床效果。

另外,致密烧结体HAP也用于人工听小骨和中耳通气引流管(图1.6),武汉理工大学设计研制的人工听小骨能恢复人的听觉功能,其表面为微孔结构,孔径为 $5\sim30\mu m$,构造、质量、弹性模量以及与人体组织的结合强度都与人骨接近,产品质量轻、机械阻抗小,通过添加一定量的添加剂,改善了HAP陶瓷的机械强度,达到了模拟人类听觉效果的目的。通过与 Al_2O_3 陶瓷听小骨的临床对比发现,植入氧化铝听小骨后,患者的听力在整个语言频率区提高的幅度小于植入羟基磷灰石陶瓷听小骨的情况,且随着音频的提高,氧化铝听小骨系统提高听力的衰减幅度远远大于植入羟基磷灰石陶瓷听小骨系统的,通常在音频大于2000Hz时,氧化铝听小骨系统提高听力的能力开始出现较大幅度的衰减,而羟基磷灰石听小骨系统一般在4000Hz以上才开始出现明显的衰减。临床应用表明其结构特点与缺损骨组织基本相同,在体内不缩不胀、不溶解、不吸收;机械性能适当,理化性能不起变化;与周围组织结合好,术后患者气导语言频率(500Hz、1000Hz和2000 Hz)平均提高

15dB 以上者占 86.4%,总有效率为 93.7%,经 1～15 年的跟踪调查,取得了令人满意的效果[19,20]。

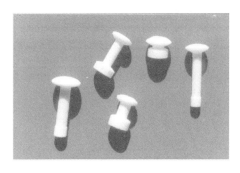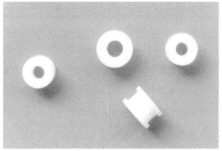

图 1.6 羟基磷灰石陶瓷听小骨(左)和中耳通气引流管(右)

20 世纪 80 年代中期,人们对烧结 HAP 进行了受力部位的实验,1984 年日本在人工齿根方面进入了实用阶段,植入颚骨后几个月,托牙就附着在牙根上(图1.7)。由于牙根承受的主要是压应力,这对陶瓷材料而言是比较有利的。在使用人工齿根时,为了防止齿根与牙龈之间进入杂菌,牙龈挨着牙根紧密生长是非常重要的,而羟基磷灰石烧结体在这方面与天然齿根有相同的效果,长期的临床结果证明羟基磷灰石烧结体与骨组织及牙龈组织具有很好的生物相容性,结合紧密。但烧结 HAP 的断裂韧性相对较低,因此无法用于门牙的齿根或受力较大的部位。

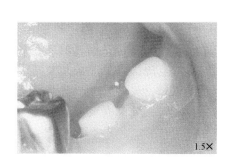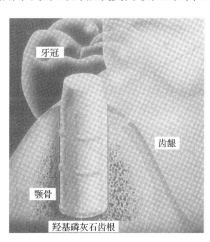

图 1.7 HAP 人工齿根(左)及示意图(右)

羟基磷灰石还被用于牙膏添加剂,它能吸附葡聚糖,有利于防止牙龈炎,同时HAP 还能吸附蛋白质、氨基酸和体液。经 20 余年的临床研究,HAP 牙膏能有效地防治牙龈炎和牙槽炎。1980～1981 年青木秀希等对一组小学生进行了对比临床试验,一年期牙龈炎的防治率平均为 26.42%,有效地阻止了牙龈炎和脓溢。

羟基磷灰石在牙科方面的产品应用形态如表 1.9 所示。

表 1.9　羟基磷灰石在牙科方面的产品应用形态

用途	磷灰石形态
洗牙粉	微粒
牙膏填充剂	超微粒子
牙科骨水泥	粉末
牙根管充填剂	粉末
覆髓剂	胶体、粉末
复合树脂填充剂	粉末、颗粒
人工齿根	致密烧结体
颚骨填充剂	多孔颗粒、致密体
齿冠	微晶玻璃
其他	粉末、颗粒、纤维、多孔陶瓷、致密烧结体

羟基磷灰石除了与骨组织具有良好的组织相容性外,与皮肤也有良好的相容性,利用这个特点,可作为经皮装置应用于临床。青木秀希将 HAP 致密烧结体制备成纽扣状,植入自己的手臂,植入 3d 后,经皮装置即与皮肤紧紧相连,创口愈合。3 周即可洗澡、游泳,无需对植入部位进行特别保护或消毒处理,十余年后仍然没有问题,取出后的组织学观察表明,在经皮装置周围无任何炎性细胞,且与皮肤紧密接触。这种装置可以进行体内外的物质传送和生物信号输出/输入,没有炎症和感染,从而控制身体的生物功能,如用于糖尿病患者长期胰岛素药物的输送,作为人工透析装置从体内排出废物,提供电刺激促进骨的生长,激活断开的神经系统或为晚期癌症患者缓解痛苦,还可能用作人工器官的电源。武汉理工大学王欣宇教授对此内容也进行了深入研究,得出了相同的结果[21~24]。另外,作为生物医用传感器,经皮装置也可监测人体的生物信息,如血液动力学、血糖水平、激素数值、离子浓度、pH 和体内温度等,其应用非常广泛。

参 考 文 献

[1] 沈卫,顾燕芳,刘昌胜等. 羟基磷灰石的表面特性. 硅酸盐通报,1996,1:45~51

[2] Kawasaki T. Fundamental study of hydroxyapatite high performance liquid chromatography. Chromatography, 1990,515:125~128

[3] Posner A S. The structure of bone apatite surfaces. J Biomed Mater Res,1985,19:241~250

[4] Shimabayashi S,Uno T,Oouchi Y,et al. Interaction between hydroxypropylcellulose and surfactant and its effect on dispersion stability of kaolinite suspension in an aqueous phase. Colloid Polym Sci,1944,106 (1):136~140

[5] Shimabayashi S，Tamura C，Nakagaki M. Adsorption of hydroxyl ion on hydroxyapatite. Chem Pharm Bull，1981，29：3090～3098

[6] 张克从，张乐惠. 晶体生长. 北京：科学出版社，1981：230～280

[7] Terpstra R A，Bennema P Hartman P，et al. Face of apatite and its morphology theory and observation. J Crystal Growth，1986，78：468～478

[8] Aoki H. Hydroxyapatite. Tokyo：Ishiyaku Publishers Inc，1999：8

[9] Nancollas G H，Koulsoukos P G. Calcium phosphate nucleation and growth in solution. Prog Crystal Growth Charact，1980，3：77～102

[10] 李世普. 生物医用材料导论. 武汉：武汉工业大学出版社，2000

[11] 罗泽波，李世普. α-Ca₃(PO₄)₂-CaHPO₄・H₂O 混合物的水化和硬化//中国材料研究学会. '92 秋季中国材料科学研讨会论文集. 北京：航空工业出版社，1992：355～357

[12] 陈晓明，李世普，罗泽波等. α-TCP 骨水泥水化产物的生物相容性研究. 中国生物医学工程学报，1996，15(3)：233～238

[13] 郑启新，李世普，闫玉华等. 多孔磷酸三钙陶瓷人工骨的研制及临床应用. 同济医科大学学报，1990，19(8)：382～385

[14] Li S H，Zhang E D. Preparation and in vivo experiments of biodegradable ceramics implants. Polym Biomater，1991，3：281～284

[15] 夏志道，李世普. 从无生命到有生命——可降解钙磷人工骨的生物转化. 生命科学，1994，6(4)：4～6

[16] 李世普，闫玉华. β-TCP 陶瓷的降解机理和代谢途径研究. 中国科学基金，1999，13(2)：99,100

[17] 李世普，戴红莲，陈晓明等. 钙磷生物医用材料的研究进展. 中国科学技术前言(中国工程院版)，2004，7：829～863

[18] 陈勤，李世普，何季平等. 多孔 β-TCP 生物陶瓷骨内植入后的 X 射线能谱分析. 生物化学与生物物理学报，1999，31(4)：407～410

[19] 陈晓明，李世普，邢宁等. 用于听骨链的生物陶瓷材料显微结构与性能的关系. 材料科学进展，1991，5(5)：449～454

[20] 郭玉德，张嵩玉，李世普等. 陶瓷听骨链的研究及临床应用. 湖北医学院学报，1993，14(1)：47～50

[21] 王欣宇，安江峰，闫玉华. 有气囊式开关的经皮元件的制备方法：中国发明专利. ZL200710051799.7

[22] 杨艾玲. 经皮元件用生物材料的生物学性能体外研究：[硕士论文]. 武汉：武汉理工大学，2007

[23] 安江峰. 有气囊式开关的经皮元件的材料制备与结构设计：[硕士论文]. 武汉：武汉理工大学，2007

[24] Wang X Y，Han Y C，Chen X M，et al. Preparation and behaviour of new materials for percutaneous access. J Wuhan Univ Technol-Mater Sci Ed，2005，20(S1)：249～251

第 2 章　羟基磷灰石纳米粒子的合成制备

2.1　本章内容简介

纳米粒子的合成方法有气相法、液相法和固相法。由于羟基磷灰石在高温(高于 800℃)时容易脱羟基,因此羟基磷灰石纳米粒子多采用液相法合成。在液相法的诸多制备工艺中,用于合成羟基磷灰石纳米粒子的主要方法有溶胶-凝胶法、微乳液法、共沉淀法、水热反应法、前驱体水解法、酸碱反应法等。在溶胶-凝胶法中,可采用钙的柠檬酸盐或乙酸钙与磷酸反应,获得溶胶,溶胶在一定条件下老化为凝胶,再经过进一步处理,可得 HAP 纳米粒子。Deptula 等将溶胶-凝胶工艺与水的萃取相结合,先将乙酸钙与磷酸按一定的钙磷比混合,然后将混合溶液倒入2-乙基己醇和 Span 80 中形成乳液,通过不断注入脱水的 2-乙基己醇循环处理,可将溶液中的水分萃取出来,胶体固化。高温处理后获得 HAP 粒子[1]。用溶胶-凝胶法合成纳米材料的缺点是反应时间长,过程不易控制,难以获得批量的材料,产物的形貌难以控制。微乳液法也可以获得均匀的羟基磷灰石纳米粒子,新加坡国立大学Lim 等[2]将 $CaCl_2$ 与 $(NH_4)_2HPO_4$ 分别制成微乳液(油相为环己醇,表面活性剂为 NP5＋NP9),将两种微乳液混合后放置一定的时间,将沉淀物用乙醇洗涤,可以制备出粒径为 20～40nm 的 HAP 粉体。武汉理工大学任卫利用 AOT/异辛烷/水体系形成球形水核,利用 $Ca(H_2PO_4)_2 \cdot H_2O$ 水溶液和 $Ca(OH)_2$ 饱和水溶液作反应试剂,用反相微乳液法制备了羟基磷灰石纳米粒子[3]。由于微乳液的球形反应介质,可获取球形的羟基磷灰石纳米晶体,但反应有诸多限制,合成过程中引入的油相难以彻底分离排除,水核中的纳米粒子在破乳、分离过程中有严重的团聚现象。因此羟基磷灰石纳米晶体作为生物医用材料如何解决粒子的团聚等问题显得十分重要。共沉淀法适于许多纳米材料的合成[4,5],是一种简单有效的方法,共沉淀法合成羟基磷灰石采用 $Ca(NO_3)_2 \cdot 4H_2O$ 和 $(NH_4)_2HPO_4$ 在 pH 一定的条件下,在常温下或水热条件下进行反应,可获得 HAP 纳米晶体[6]。其不足之处是杂质离子的分离较为困难,工艺要求严格,否则会有粒子的二次长大。水热反应法也用于羟基磷灰石的制备[7~11],通常采用 $Ca(NO_3)_2 \cdot 4H_2O$ 和 H_3PO_4 进行反应,然后将沉淀物在一定的压力和温度下进行水热处理。水热法制备羟基磷灰石所得产物数量有限,反应周期较长。水解法合成羟基磷灰石通过 $CaHPO_4 \cdot 2H_2O$ 在 60～70℃和 pH 8.0 左右的条件下制备 HAP。水解法常与水热法结合使用,可以获得结晶相对较好的纳米粒子,缺点是如果水解不完全则产物分离困难。酸碱反应法采用 H_3PO_4 和 $Ca(OH)_2$ 进行酸碱中和反应,其优点是可以获得品质纯净的磷灰石纳米粒子,过程容易控制。不足之处是氢氧化钙属于难溶化合物,制备过程浓度低,所得羟基磷灰石溶胶浓度过低,实际应用时需要进一步浓缩处理。武汉理工大学使用多种合成方法制备系列磷灰石纳米粒子,着重研究化学共沉淀法使磷灰石生长可控、粒径分布范围窄,粒子可按照规定的形貌生长,并在国内率先通过磷灰石纳米粒子的掺杂改性提高粒子用作抑癌药物的抑瘤效果。

掺杂离子、外加剂及有机物对 HAP 微晶形态的影响在近年来开始见诸报道。Nancollas 和 Wefel[12] 的研究表明,Cl^- 的存在能改变 HAP 的结晶形态,使其容易形成平面状的 HAP 微晶。此外,Brown 等[13] 的研究认为 Mg^{2+}、$P_2O_7^{2-}$ 和 $C_2O_4^{2-}$ 的存在也能影响 HAP 的晶体形态。

有机物对 HAP 微晶的形成和生长的影响主要通过有机物在 HAP 表面的吸附发生作用。一般认为,当有机物被吸附在 HAP 晶体生长的活性位置时,晶体的生长受到阻碍。Maniatis 等[14] 研究了四种二氨磺酰类物质对 HAP 晶体生长的影响。其结论是一种物质对晶体生长的阻止作用是它与晶体生长点结合的强度的函数。高分子在 HAP 表面的吸附也能改变晶体的生长形态。Daskalakis 等[15] 研究了 β-乳球蛋白对 HAP 晶体生长的影响,当 β-乳球蛋白的浓度为 $2\sim100$ppm$(\mu g/g$,余同)时,随着其添加浓度的增加,HAP 晶体的生长速率减慢。但其添加浓度超过 100ppm 时,这种减慢速率不再增加。Hideji Tanaka 研究了聚赖氨酸对 HAP 的影响。当聚赖氨酸吸附在 HAP 的表面时,聚赖氨酸中的氨基与 HAP 中的 Ca^{2+} 发生作用,形成较强的吸附,造成 HAP 易于溶解[16]。

羟基磷灰石的研究在近半个世纪以来得到了广泛的关注,但是在羟基磷灰石纳米粒子方面的研究特别是在 HAP 纳米粒子表面的微观结构、结晶形态及掺杂改性方面还处于起步阶段。羟基磷灰石纳米粒子的表征、纳米粒子粒径控制及 HAP 纳米粒子溶胶稳定性等方面都需要进行更深入的研究。对磷灰石系列纳米粒子的研究主要集中于羟基磷灰石而对掺杂磷灰石研究较少。国内对羟基磷灰石纳米粒子的抗肿瘤效果研究的单位主要有武汉理工大学[17~26]和华东理工大学[27~30]。

2.2　羟基磷灰石纳米材料

纳米粒子是指颗粒尺寸为纳米量级的超细粒子,一般为 $1\sim100$nm。纳米粒子是肉眼和一般光学显微镜看不到的微小粒子。血液中红细胞的大小为 $6000\sim9000$nm,一般细菌(如大肠杆菌)长度为 $2000\sim3000$nm,引发人体发病的病毒尺寸一般为数十纳米。因此,纳米粒子的尺寸比红细胞小,也比细菌小,和病毒大小相当或略小些。当粒子尺寸进入纳米量级（1～100nm）时，其本身具有量子尺寸效应、小尺寸效应、表面效应和宏观量子隧道效应，因而展现出许多特有的性质，使其在催化、滤光、光吸收、医药、磁介质及新材料等方面具有广阔的应用前景。

　　纳米粒子的尺寸比生物体内的普通细胞小得多，这就为生物学研究提供了一条新的研究途径，例如利用纳米粒子进行细胞分离、细胞染色及利用纳米粒子制备特殊药物或新型抗体进行局部定向治疗等。目前关于这方面的研究较多，有着广阔的医学应用前景。

　　20 世纪 80 年代初，人们开始利用纳米颗粒进行细胞分离，建立了用 SiO_2 纳米粒子实现细胞分离的新技术。其优点是容易形成密度梯度，容易实现 SiO_2 纳米粒子与细胞的分离。癌症、肿瘤手术后要进行放射性治疗，以清除残存的癌细胞，与此同时，大面积辐照也会使正常细胞受到伤害，尤其是对生命非常重要的具有造血功能和免疫功能的骨髓干细胞很可能受到严重的损害。带有磁性的 Fe_3O_4 纳米粒子作为药物载体通过静脉注射到动物体内，通过外加磁场对纳米粒子实现磁性导航，使其移向病变部位，从而达到定向治疗的目的。动物临床试验证实，局部治疗效果好，不良反应小。

　　由于纳米粒子具有大的比表面积，表面原子数、表面能和表面张力随粒径的下降急剧增加。图 2.1 是 HAP 纳米粒子的透射电镜（TEM）及原子力显微镜（AFM）照片，HAP 颗粒为分散较好的针状颗粒，具有较窄的尺寸分布，以 20～80nm 为主。

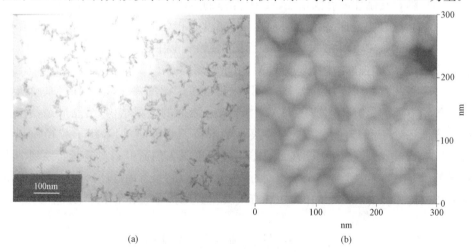

图 2.1　羟基磷灰石纳米粒子的 TEM(a)及 AFM(b)照片

　　随着纳米粒子粒径减小、比表面积增大、表面原子数增多及表面原子配位不饱和性导致大量的悬键和不饱和键等，这就使得纳米粒子具有高的表面活性。HAP 的各种表面特性起源于它的表面结构。HAP 晶体由六方柱状单晶聚集而成，这种柱状单晶横截面为六边形，平行于晶胞的(a,b)面，称为 c 表面；围绕柱体轴的 6 个侧面为矩形,分别称为 a 表面和 b 表面,如图 2.2 所示。HAP 表面主要存在两种吸附位置:当羟基基团位于晶体的 a(或 b)表面时,该位置连着两个 Ca^{2+}(位置Ⅱ),在水溶液中,该表面的羟基位置至少在某一瞬间空缺,由于两个 Ca^{2+}(位置Ⅱ)带正电荷,形成一个吸附位置,称 C 位置,C 位置能吸附 PO_4^{3-}、大分子上的磷酸根基团或羧基基团。同样,Ca^{2+}(位置I)位于晶体的 c 表面时,其位置至少在某一瞬间空缺形成一个较强的吸附位置,称为 P 位置,P 位置能吸附阳离子及蛋白质分子。

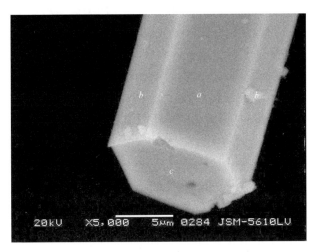

图 2.2　针状 HAP 晶体的 SEM 照片

　　HAP 的表面水化层通过氢键与水有很好的相容性,参见图 1.3。第一层水的吸附热为 96kJ/mol,吸附两层水后吸附热为 46kJ/mol,与水的汽化热相当。因此,两层以外的吸附水分子与溶液中水分子的结合近似于它与内层吸附水分子的结合。所以 HAP 在水中的表面能较低,能长时间保持细小的分散状态。但是,当 HAP 颗粒很小时,巨大的比表面积使它极易团聚。

　　如前所述,表面电荷能决定何种物质可以被吸附和穿透,从而改变固体的界面行为。固体的表面电荷由溶液中定势离子的浓度决定。通常,固体的定势离子是它的构晶离子及其与水的反应产物。HAP 的定势离子主要有 Ca^{2+}、OH^-、H^+、PO_4^{3-},在所有的定势离子中,HAP 对 Ca^{2+}、OH^- 的吸附作用最强,而且 HAP 对它们的吸附有协同效果,类似于 HAP 晶体的生长。HAP 晶体对有机物的吸附大部分符合 Langmuir 型单分子层吸附等温线,HAP 吸附高分子有机物时,有机物侧链官能团与 HAP 表面结合,分子轴横在 HAP 表面上。HAP 对某些聚合物的吸附是通过某些基团与 HAP 表面上的钙相结合而进行的,这种吸附能减缓 HAP 的溶解速率;而 HAP 对某些高分子的吸附能改变其晶体生长习性,如 HAP 吸附聚丙烯酸和 L-谷氨酸会促进 HAP 的生长,其原因是高分子成为 HAP 结晶的微基质,降低了 HAP 的生成能。

HAP纳米粒子的稳定性是应用其纳米效应之前首先要考虑的一个问题。HAP纳米粒子在分散剂中的 ζ 电位是反映溶胶颗粒表面带电性质和大小的一个指标,也是表征溶胶稳定性的一个参数。通常憎液溶胶 ζ 电位绝对值大于 30mV时,才可抵消粒子间的范德华力而不致聚集。保持稳定是纳米粒子制备和应用的关键。纳米粒子的表面活性使它们很容易团聚在一起,从而形成带有若干弱连接界面的尺寸较大的团聚体。为了解决这一问题,通常用超声波将分散剂(水或有机试剂)中的团聚体打碎,其原理是超声振荡破坏了团聚体中小颗粒之间的库仑力或范德华力,从而使小颗粒均匀分散于分散剂中。为了防止颗粒团聚,可以加入反絮凝剂,使纳米粒子表面吸引异电离子形成双电层,通过双电层之间的库仑排斥作用使粒子之间发生团聚的引力大大降低,从而达到分散的目的。或者加表面活性剂,使其吸附在粒子表面,形成微胞状态,由于活性剂的存在而产生了粒子间的排斥力,使得粒子间不能接触,从而防止团聚体的产生。

在 HAP 纳米粒子的制备中,可以通过超声波以及加入表面活性剂的办法使之稳定。但稳定剂的选择必须符合以下条件:①具有优异的生物相容性;②不影响HAP 纳米粒子的物理化学性能;③不影响 HAP 纳米粒子的生物学性能;④稳定剂的用量远远小于 HAP 溶胶中羟基磷灰石的量。加入稳定剂后,HAP 胶体颗粒在体内不会因聚集而堵塞毛细血管,在体液环境中也不会长大,HAP 胶团可以视为"微细胞",在血液中可以和红细胞、白细胞一样随血液流动。

2.3　羟基磷灰石纳米粒子的湿法制备

2.3.1　均相沉淀法制备羟基磷灰石纳米粒子

均相沉淀法是在含多种离子的溶液中所有离子完全沉淀的方法。它又分为单相共沉淀和混合物的共沉淀。沉淀物为单一化合物或单相固溶体时,称为单相共沉淀,也称为化合物沉淀法。溶液中的离子是以具有与配比组成相等的化学计量化合物形式沉淀的。因而,沉淀物具有在原子尺度上的组成均匀性。

均相沉淀法制备磷灰石纳米粒子是在含 Ca^{2+} 和 PO_4^{3-} 的混合溶液中,在不加异相晶核的情况下,通过控制溶液的 pH 和温度,达到控制成核速率或离子在体系中释放速率的目的,使晶核在短时间内在整个溶液体系内均匀生长和发育。

由于均相沉淀法是在溶液中进行反应,因此利用均相沉淀法合成磷灰石纳米粒子时添加稳定剂及实现纳米粒子的均匀分散都很方便,它是制备高生物活性磷灰石纳米粒子的一种较理想的方法。

材料和仪器:配制溶液或悬浊液所用溶剂和分散介质为去离子水或三次蒸馏水,去离子水电阻率为 28.23MΩ·cm,三次蒸馏水电阻率高于 17MΩ·cm。实验原料试剂一般为分析纯化学试剂,主要有氢氧化钙、磷酸、丙酮、无水乙醇等。稳定剂A:一种血液相容性优良的多糖,具有链状结构,带负电荷。稳定剂B:(1-羟基亚乙基)二膦酸盐。稳定剂C:聚丙烯酸及其钠盐。稳定剂D:三聚磷酸钠。仪器有超声波发生器和冷冻干燥机。

1. 一水磷酸二氢钙晶体的制备

由于市售磷酸二氢钙的不溶物含量较高,实验所用的一水磷酸二氢钙晶体 $[Ca(H_2PO_4)_2 \cdot H_2O, MCPM]$ 需要在合成羟基磷灰石纳米粒子时配制,且需保存于干燥器中。

将一定量分析纯的氢氧化钙粉末加入到去离子水或蒸馏水中搅拌配成 $Ca(OH)_2$ 悬浊液,取85%磷酸按照磷酸:水=4:1(体积比)稍加稀释后缓慢滴入 $Ca(OH)_2$ 悬浊液,边滴加边搅拌,所加入磷酸的量是反应所需量的2倍,即过量100%,最后得澄清溶液。将此溶液置于烘箱中于120~140℃下烘7~14h后缓慢降温,在85~95℃时结晶析出片状无色晶体(图2.3),抽滤后用丙酮和无水乙醇分别洗3~5次,取部分研细,作X射线衍射分析。

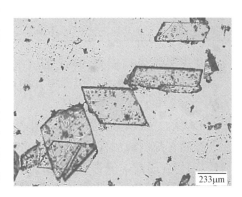

图2.3　MCPM晶体的形貌

图2.4是92℃条件下获得的MCPM无色透明试样的X射线衍射图谱,图中

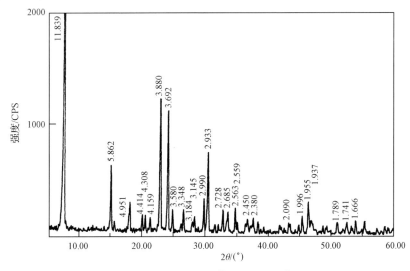

图2.4　MCPM晶体的XRD图谱

晶面间距 d 值与 JCPDS 编制的 PDF 中一水磷酸二氢钙卡片(9-347)所标 d 值非常接近,见表 2.1。测试条件:Cu 靶、35kV、30mA,扫描速率:8°/min,步长:0.02°/步。

表 2.1　试样 XRD 图谱 d 值与 PDF 9-347 中的 d 值对照表

PDF 值	$d/\text{Å}$	11.74	5.85	4.92	4.42	4.16	3.88	3.69	3.58	3.35
	I/I_1	75	9	20	15	13	100	90	13	15
样品值	$d/\text{Å}$	11.839	5.862	4.951	4.414	4.158	3.880	3.692	3.580	3.348
PDF 值	$d/\text{Å}$	3.18	2.996	2.952	2.688	2.560	2.452	1.996	1.942	1.792
	I/I_1	13	25	30	13	20	15	20	11	11
样品值	$d/\text{Å}$	3.184	2.990	2.933	2.685	2.563	2.450	1.996	1.955	1.789

从表 2.1 可以看到,样品的 d 值与 PDF 9-347 中的 d 值基本一致($\Delta d <$ 0.01nm)。对照图 2.2 可以发现其相对强度也有很好的吻合,据此可判定试样即为一水磷酸二氢钙晶体。从图 2.2 上衍射峰高和峰宽可以看出 $Ca(H_2PO_4)_2 \cdot H_2O$ 结晶较完整,图谱上无杂峰,显示 MCPM 纯度高。

虽然在配制磷灰石纳米粒子溶胶时需要将一水磷酸二氢钙晶体溶解在水中进行反应,但在磷酸二氢钙的合成过程中仍然希望一水磷酸二氢钙结晶程度尽可能高,其主要目的是为了提高其纯度,排除杂质相,使得获取的羟基磷灰石纳米粒子尺度分布范围窄,并使羟基磷灰石纳米粒子有准确的钙磷摩尔比。

2. 氢氧化钙饱和溶液的制备

在三次蒸馏水中加入过量的分析纯 $Ca(OH)_2$ 粉末,密封于 0~4℃保存至少 24h,快速抽滤,待滤液温度升至室温时再过滤一次,所得澄清溶液密封保存于 0~4℃待用。为保证准确的钙磷摩尔比,使用前必须准确标定 $Ca(OH)_2$ 饱和溶液的 Ca^{2+} 浓度。标定方法:在溶液的 pH 高于 12 时,用 0.0200mol/L 的 EDTA 标准溶液滴定,以钙指示剂或铬黑 T 作指示剂(以钙指示剂作指示剂时,滴定终点为溶液由红色变为蓝色;以铬黑 T 作指示剂时,滴定终点由紫红色变为纯蓝色)。表 2.2 是实际标定的不同温度下饱和氢氧化钙溶液的 Ca^{2+} 浓度。

表 2.2　不同温度下饱和氢氧化钙溶液的 Ca^{2+} 浓度

温度/℃	0	8	25	50
Ca^{2+} 浓度/(mol/L)	0.0210	0.0208	0.0199	0.0190

3. 羟基磷灰石纳米粒子溶胶的制备

将准确称量的 $Ca(H_2PO_4)_2 \cdot H_2O$ 晶体溶于三次蒸馏水,得到无色透明的澄清溶液,稳定 1～2h 后于 60～80℃温度时在快速磁力搅拌条件下加入已准确标定 Ca^{2+} 浓度的 $Ca(OH)_2$ 饱和溶液,$Ca(OH)_2$ 饱和溶液的加入量根据称量的一水磷酸二氢钙的量计算而定,保证混合体系的钙磷摩尔比为 1.67,反应结束后加入适量的溶胶稳定剂 A 或 B,用超声波分散,首次超声作用 5～15min,然后每隔 1h 超声分散一次,每次分散 1～5min,分散作用 4～5 次直至溶胶稳定。经高压蒸汽消毒后使用。

4. 羟基磷灰石纳米粒子的制备

制备羟基磷灰石纳米粒子的目的是用于 XRD、FT-IR、电子探针等测试分析。

将上述方法制得的磷灰石纳米粒子溶胶置于冰箱中冷冻成冰后在冷冻干燥机中冷冻干燥,获取磷灰石纳米粒子。冷冻干燥条件:真空度为 30～50Pa,温度为 －48.0～－51.6℃。

均相沉淀法制备 HAP 纳米粒子须控制好以下几个方面。

1) 控制合成中的反应过程

均相沉淀法控制合成羟基磷灰石纳米粒子是在晶核形成的热力学条件和晶核长大的动力学条件上均实现控制。首先,在羟基磷灰石晶核形成阶段控制反应体系的过饱和度和 pH,从而控制了晶核形成的驱动力;其次,在晶核长大过程中通过控制过饱和度和羟基磷灰石结晶物质的供应系数来控制晶核的成长速率。

对于均相沉淀法,在极短的时间内溶液中的构晶离子浓度高于成核浓度,在整个溶液体系中大范围内同时发生成核作用,这种快速爆发均匀成核作用使得体系中构晶离子浓度迅速降低到成核临界浓度以下,于是不再生成新的晶核。构晶离子大部分沉淀构成晶核,因而形成的纳米粒子失去了持续长大的营养条件,使获得的羟基磷灰石粒子粒径可以控制在预定大小。

2) 控制合成中的超声波作用

超声波的分散作用是以在固-液界面上或液体内部原先存在的吸附气体等作为空化核,通过“超声空化”而产生分散作用。在均相沉淀法控制合成羟基磷灰石纳米粒子过程中,超声作用在以下几个方面直接影响粒子的平均粒径。

(1) 超声波作用方式。

在控制合成过程中,超声作用可以两种方式进行:一种是直接作用,即换能器的超声波探头直接浸入反应体系,产生强的超声作用;另一种是将反应体系置于发生超声作用的水浴中,这种通过器壁传递到反应体系的超声作用相对较弱。前一种方式所需作用时间短。研究发现合成平均粒径为 60～200nm 的羟基磷灰石粒子时,两种超声作用形式都可以实现,对于平均粒径为 10～60nm 的羟基磷灰石纳米粒子,则只能使用前一种作用方式。

（2）超声波的频率。

实验所用探头式超声波发生器产生的超声波频率范围为 $14\sim20kHz$，在此范围内超声波频率与磷灰石平均粒径没有明显的线性关系，研究发现使用高频的超声波对平均粒径小的磷灰石的形成有利。

（3）超声波的强度。

超声波的强度对磷灰石粒子的平均粒径影响较大，要实现控制合成，超声波的强度要达到 $50W/cm^2$。在本书的实际合成中，超声波的强度均为此值。

（4）超声波作用时间。

超声波作用时间和强度的共同作用影响粒子的平均粒径，在强度值为 $50W/cm^2$ 时，超声波作用时间为直接作用 $5\sim10min$，间接作用 $10\sim20min$。作用时间太短则分散不充分，而作用时间过长时超声波作用产生的热效应使体系的温度上升，晶粒生长快，可能会引起粒子的二次长大，同时，已形成的纳米粒子碰撞次数过多可能造成粒子的团聚，影响体系的稳定性。

从粒子形成过程的热力学和动力学角度分析，超声波的高声强引起的空化现象和效应实现了高速分散，高速分散在磷灰石粒子的长大过程中起重要作用，它消除了磷灰石晶核周围的高浓度梯度，限制了粒子的长大。除了分散作用外，高声强的超声波还具有破碎作用，纳米粒子间的软团聚由于超声空化作用而被破坏，粒子被均匀分散。因而破碎作用也在一定程度上影响粒子的平均粒径，避免了由于少数团聚体导致的平均粒径偏高的现象。

3）控制合成中的温度影响

体系温度与晶核形成的驱动力以及晶核长大速率密切相关，因而也是纳米粒子平均粒径的控制因素。

磷灰石纳米粒子的形成过程是自由能降低的过程，除了过饱和度是驱动力外，体系的温度也是驱动力的来源。在晶核长大阶段，温度与构晶离子的扩散系数密切相关，从而影响供应系数，最终实现对纳米粒子粒径的控制。

研究合成磷灰石时，晶核形成阶段体系的温度与最终纳米粒子粒径呈负相关，而晶核长大阶段体系的温度与最终纳米粒子粒径呈正相关。若欲得到平均粒径在 $20\sim100nm$ 范围的磷灰石，在晶核形成阶段温度控制在 $60\sim80℃$，晶核长大阶段控制在 $10\sim50℃$ 为宜。

4）控制合成中的添加剂影响

有机物添加剂对磷灰石粒子的形成和生长的影响主要通过添加剂在磷灰石表面的吸附发生作用。当有机物被吸附在磷灰石晶体生长的活性位置时，晶体的生长受到阻碍，使得粒子的平均粒径减小。随着添加浓度的增加，磷灰石的生长速率减慢。

研究中使用添加剂的目的是稳定体系，其添加量比磷灰石纳米粒子的含量低得多，所以添加剂对磷灰石平均粒径的控制作用有限。

2.3.2　自燃烧法制备羟基磷灰石纳米粒子[31]

自燃烧法以溶胶-凝胶法为基础,利用硝酸盐与羧酸反应,在低温下即可实现原位氧化,自发燃烧快速合成产物的初级粉末,大大缩短制备周期。此法制备 HAP 纳米粒子操作简单易行、合成周期短、节省时间和能源。并且,反应物在合成过程中处于高度均匀分散状态,反应时原子只需经过短程扩散或重排即可进入晶格位点,加之反应速率快,前驱体的分解和化合物的形成温度又很低,使得产物粒径小,分布比较均匀,因而特别适于纳米材料的合成[32~35]。

按照钙磷摩尔比为 1.67 称取一定量的 $Ca(NO_3)_2 \cdot 4H_2O$、$(NH_4)_2HPO_4$ 以及与 Ca^{2+} 等摩尔的柠檬酸,分别用蒸馏水溶解,混合,调节其 pH 在 3 左右,80℃加热蒸发,几小时后形成凝胶。待水分基本蒸干后,移至 200℃恒温的电炉中,干凝胶由一点发火并扩展燃烧直至生成白色粉末,伴有大量气体放出,体积膨胀。粉末再经不同温度煅烧。其工艺流程如图 2.5 所示。

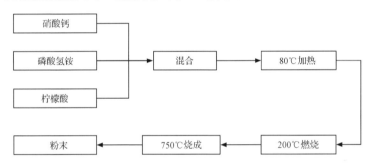

图 2.5　自燃烧法制备 HAP 工艺流程图

粉末经 750℃和 900℃煅烧,保温 1h。选取[H_2O]/[Ca^{2+}]=30、35、40、45、50,研究水量对凝胶化的影响;选取 pH=1、2、3、4、5,研究 pH 对凝胶化的影响;研究加热温度对凝胶化的影响和煅烧温度对晶粒大小的影响;研究柠檬酸的量对反应过程的影响。

用热分析系统分析自燃烧产物粉末热分解行为,用 X 射线衍射仪测定煅烧后粉末的成分,用透射电镜表征粉末颗粒的形貌。

1. 自燃烧产物的 TG-DTA 分析

自燃烧产物纳米粒子的热分析结果如图 2.6 所示。由 TG-DTA 曲线可以看出,在 360~530℃复杂的放热峰和失重是柠檬酸及柠檬酸盐分解放出大量的热所造成的;530℃以后几乎无失重现象,690℃左右的放热峰是生成 HAP 所造成的。

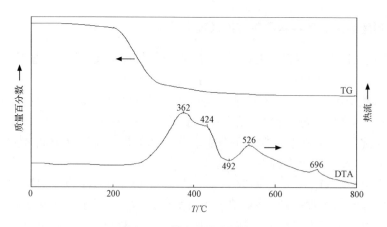

图 2.6　粉末的热分析结果

2. 自燃烧产物的 XRD 分析

由 TG-DTA 分析可知,必须在大于 690℃ 的温度下煅烧才能得到 HAP,但是温度越高,纳米粒子粒径就会越大,所以将干凝胶经 700℃ 和 750℃ 分别煅烧 1h,用 XRD 测定其成分,结果如图 2.7、图 2.8 所示。由图 2.7 可以看出,700℃ 煅烧的粉末,主晶相为 HAP,含有少量的 $Ca_2P_2O_7$ 和 CaO;由图 2.8 可以看出,750℃ 煅烧的粉末,为纯相 HAP。由此得出结论,750℃ 是合适的煅烧温度。

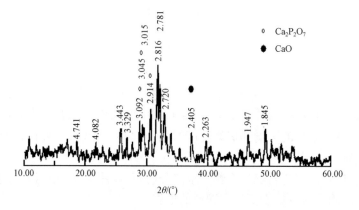

图 2.7　700℃ 煅烧粉末的 XRD 图谱

3. 自燃烧产物的 TEM 分析

干凝胶经 750℃ 煅烧 1h,用 TEM 观察形貌。采用无水乙醇为分散剂,放大 6 万倍,纳米粒子的形貌如图 2.9 所示。由图可以看出,HAP 晶粒呈六方晶型,平均粒径约为 85 nm,分布比较均匀,没有过大的颗粒。

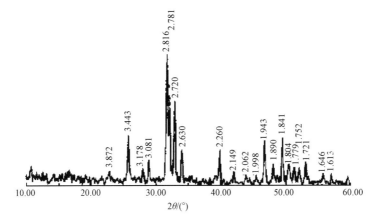

图 2.8　750℃煅烧粉末的 XRD 图谱

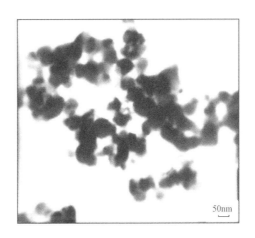

图 2.9　自燃烧法制备的 HAP 的 TEM 图片(×60 000)

自燃烧法制备纳米粒子的反应原理主要是络合物溶胶-凝胶法机理和氧化还原反应机理。其中,络合物溶胶-凝胶法机理主要是在凝胶生成过程中起作用,氧化还原反应机理则是在粉末生成过程中起作用。络合物溶胶-凝胶法机理:柠檬酸是一种很强的络合剂,特别是在酸性条件下能够与多种金属离子形成稳定的络合物。在自燃烧法形成凝胶的过程中,金属钙离子与柠檬酸首先发生 1:1 的络合反应,反应方程式见式(2-1)。

$$C_6H_8O_7 + Ca^{2+} \Longrightarrow C_6H_6O_7Ca + 2H^+ \qquad (2-1)$$

由于生成的柠檬酸钙络合物很稳定,且不含类似于醇盐法中可发生缩聚反应的活性基团,因此柠檬酸钙络合物分子之间的交联反应不是通过缩聚反应来实现的,而是由于蒸发溶剂后溶液呈黏性,迫使柠檬酸钙络合物分子互相靠近最终以氢键相连,从而形成凝胶的。值得注意的是,由于氢键不很稳定,加热或存在潮气均能使其断开,得到的凝胶在大气中易吸水而潮解,因此生成的凝胶应该立即放入200℃恒温的电炉中,使其尽快燃烧。否则,凝胶在空气中潮解,再经高温煅烧,就会产生硬团聚体,影响粉末的性能,这是络合物溶胶-凝胶法的缺点[36,37]。燃烧机理:研究表明,柠檬酸根离子是强还原剂,随着柠檬酸含量的增加,混合物从多步分解变为一步分解并具有尖锐的强放热峰,是一种自蔓延燃烧合成。当硝酸盐与柠檬酸混合均匀后,进行充分络合,在加热过程中就会发生氧化还原化合或分解反应,在较低的温度下即可燃烧。硝酸钙与柠檬酸常按照发生完全燃烧反应的比例来配比,它们在水溶液中充分混合,获得了良好的组分均匀性,待生成干凝胶后,在加热过程中即发生燃烧,发生氧化还原反应,生成氧化钙[38,39]。充分络合的柠檬酸发生如式(2-2)的反应,而未络合的硝酸钙发生如式(2-3)的反应。

$$5C_6H_6O_7Ca + 18NO_3^- + 18H^+ === 30CO_2 + 9N_2 + 24H_2O + 5CaO \qquad (2-2)$$

$$9Ca(NO_3)_2 + 5C_6H_8O_7 === 30CO_2 + 9N_2 + 20H_2O + 9CaO \qquad (2-3)$$

4. 反应历程

为了分析 HAP 纳米粒子的生成历程,根据 TG-DTA 曲线(图 2.6),选取320℃、390℃、450℃、510℃、610℃和750℃,对自燃烧产物进行煅烧,然后进行XRD 分析,测定峰前后的成分变化,来确定发生的化学反应。XRD 分析结果如图 2.10 所示。

由图 2.10 可以看到,随着煅烧温度的升高,衍射峰逐步增强,干凝胶由非晶态变成结晶态,逐步生成了 HAP。

在 320℃时基本无衍射峰,为非晶态。在 390℃时出现了弱的衍射峰,经分析其成分主要为 β-$Ca_2P_2O_7$。可能发生了下列化学反应:

$$9Ca(NO_3)_2 + 5C_6H_8O_7 === 30CO_2 + 9N_2 + 20H_2O + 9CaO \qquad (2-4)$$

$$2(NH_4)_2HPO_4 === 4NH_3 + P_2O_5 + 3H_2O \qquad (2-5)$$

$$2CaO + P_2O_5 === β-Ca_2P_2O_7 \qquad (2-6)$$

另外,在 200℃自燃烧时,柠檬酸脱氢氧根以及脱碳而分解为亚甲基丁二酸酐,在 390℃,亚甲基丁二酸酐燃烧掉了。由于式(2-4)反应及亚甲基丁二酸酐的燃烧会放出大量的热,因此在 DTA 曲线上于 362℃出现了强的放热峰,同时对应着 TG 曲线上的热失重。

在 450℃时,粉末的成分主要为 γ-$Ca_2P_2O_7$、CaC_2 和 $CaH_2P_2O_7$。可能发生了下列化学反应:

$$β-Ca_2P_2O_7 \longrightarrow γ-Ca_2P_2O_7 \qquad (2-7)$$

$$2γ-Ca_2P_2O_7 + 2C_6H_6O_7Ca === 2CaH_2P_2O_7 + 4CaC_2 + 4CO_2 + 4H_2O + O_2$$

$$(2-8)$$

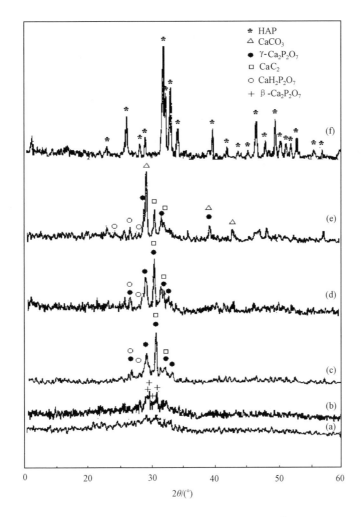

图 2.10 不同温度煅烧粉末的 XRD 图谱

(a) 320℃；(b) 390℃；(c) 450℃；(d) 510℃；(e) 610℃；(f) 750℃

随着温度的升高，β-$Ca_2P_2O_7$ 逐渐转变成 γ-$Ca_2P_2O_7$，至 450℃时 β-$Ca_2P_2O_7$ 消失，同时反应式(2-8)也在进行。由于反应(2-8)是放热反应，并放出 CO_2、H_2O 和 O_2，因此在 DTA 曲线上于 424℃出现了放热峰，同时对应着 TG 曲线上微量热失重。

在 510℃时，煅烧粉末的主要成分与 450℃时相比没有发生太大变化，但是 CaC_2 和 $CaH_2P_2O_7$ 的衍射峰变强了，这说明 CaC_2 和 $CaH_2P_2O_7$ 的含量增加了，反应仍然按照反应式(2-8)进行。但是 DTA 曲线上却在 492℃处出现了吸热峰，这是未完全燃烧炭灰的挥发所造成的，同时对应着 TG 曲线上 500℃左右的热失重。

在 610℃时，粉末的成分主要为 $CaCO_3$、$CaH_2P_2O_7$、$\gamma\text{-}Ca_2P_2O_7$ 和 CaC_2，且 $CaCO_3$ 为主晶相；$CaH_2P_2O_7$ 的衍射峰有所增强，而 $\gamma\text{-}Ca_2P_2O_7$ 和 CaC_2 的衍射峰则减弱，由此说明 $\gamma\text{-}Ca_2P_2O_7$ 按照反应式(2-8)逐渐减少，同时生成 $CaH_2P_2O_7$ 和 CaC_2；随着温度升高，CaC_2 发生如下反应：

$$2CaC_2 + 5O_2 \Longrightarrow 2CaCO_3 + 2CO_2 \tag{2-9}$$

反应生成 $CaCO_3$。该反应为放热反应，对应着 DTA 曲线上 526℃处的放热峰。虽然反应式(2-9)为增重反应，但是反应式(2-8)造成的失重比较大，总体上对应着 TG 曲线上 530℃左右的热失重。

在 750℃煅烧保温 1h，所得粉末为纯相 HAP，且结晶性非常好。与 610℃时粉末的成分相比，$CaCO_3$、$CaH_2P_2O_7$、$\gamma\text{-}Ca_2P_2O_7$ 和 CaC_2 都消失了，这说明 $\gamma\text{-}Ca_2P_2O_7$ 按照反应式(2-7)反应完全，生成了 $CaH_2P_2O_7$ 和 CaC_2，而 CaC_2 又按照反应式(2-9)完全生成了 $CaCO_3$。$CaCO_3$ 在高温下分解成 CaO，CaO 立即和 $CaH_2P_2O_7$ 反应生成羟基磷灰石 $Ca_{10}(PO_4)_6(OH)_2$，形成了 DTA 曲线上 696℃处的放热峰。反应如式(2-10)：

$$7CaO + 3CaH_2P_2O_7 \Longrightarrow Ca_{10}(PO_4)_6(OH)_2 + 2H_2O \tag{2-10}$$

5. 影响因素

1）水含量的影响（80℃）

在此凝胶化过程中，硝酸盐和柠檬酸的溶解、溶胶的形成以及凝胶的聚合都是在水溶液中进行的，溶液中的水含量将影响到柠檬酸的多级电离、溶胶和凝胶的形成速率。表 2.3 列出了水钙摩尔比与溶胶、凝胶及自燃烧产物形态的关系。

表 2.3　水含量对凝胶化的影响

$n_{H_2O}/n_{Ca^{2+}}$ （摩尔比）	30	35	40	45	50
溶胶态	澄清	澄清	模糊	浑浊	浑浊
凝胶态	透明	透明	半透明	半透明	浑浊
产物外观	膨胀	膨胀	结块	结块	结块

由表 2.3 可知，当 $n_{H_2O}/n_{Ca^{2+}} = 30 \sim 35$ 时，溶胶为澄清透明状。这说明金属 Ca^{2+} 与柠檬酸络合效果好。该透明凝胶在 200℃燃烧，得到的产物为蓬松状，整体呈现出一个螺旋形锥体。与此相比，$n_{H_2O}/n_{Ca^{2+}}$ 比较大的溶液中虽然在一定程度上也发生了络合反应，但由于金属 Ca^{2+} 与柠檬酸根离子碰撞的机会相对较少，导致反应不完全，随着加热时间的延长，溶液中的硝酸大量挥发，pH 变大，随着水分的蒸发，会有沉淀析出，导致凝胶透明性降低。此半透明凝胶燃烧后，得到的产物聚

结成块,贴在烧杯底部,无上述螺旋形锥体出现。

另外,$n_{H_2O}/n_{Ca^{2+}} = 30 \sim 35$ 的溶液自燃烧产物经 750℃ 煅烧 1h 即可得到晶化的 HAP 粉末;而比例为 40~50 的溶液产物在 750℃ 煅烧 10h 得到的粉末仍含有少量黑色杂质,可能是残留的炭没有排除掉,这是因为自燃烧时得到的产物聚结成块造成的。

2) pH 的影响

取 $n_{H_2O}/n_{Ca^{2+}} = 30$ 的溶液,研究 pH 对溶胶-凝胶的形成及产物形态的影响,结果见表 2.4。

表 2.4 溶液 pH 对凝胶化的影响

pH	1	2	3	4	5
溶胶态	澄清	澄清	澄清	浑浊	浑浊
凝胶态	浑浊	透明	透明	浑浊	浑浊
产物外观	结块	膨胀	膨胀	结块	结块

柠檬酸是很强的络合剂,在极强的酸性条件下也能够和金属离子络合,随着酸性的减弱,柠檬酸的络合能力逐渐增强。由表 2.4 可知,在 pH=1~3 时,溶胶为澄清透明状,但是 pH=1 的溶液生成的凝胶却为浑浊状态,自燃烧产物聚结成块,而 pH=2~3 的溶液可以得到较理想的产物。这是因为,在强酸性条件下,柠檬酸的电离受抑制,导致柠檬酸根离子与 Ca^{2+} 的络合不良,随着溶剂的挥发,致使硝酸钙重新析出形成沉淀,此条件下几乎不能引发自燃烧。当 pH≥4 时,溶胶和凝胶均呈浑浊状。这是因为,在此 pH 时,Ca^{2+} 会与 PO_4^{3-} 形成磷酸氢钙沉淀而析出。由此可见,精确控制 pH 的范围,可以保证反应按设计的方案进行,实现充分络合和完全燃烧。

3) 温度的影响

对于自燃烧法,温度的影响主要是溶胶-凝胶形成的加热温度和 HAP 纳米粒子生成的煅烧温度。足够高的温度是使反应发生的必要条件,也是提高反应速率的重要手段,溶胶-凝胶化反应也是如此。实验发现,低于 50℃ 的温度条件下无法形成溶胶,随着溶剂的蒸发,硝酸钙、磷酸氢二铵和柠檬酸的溶解度降低,从溶液中析出;当温度为 60~70℃ 时,虽可形成凝胶,但反应时间较长;当反应为 80℃ 时,形成凝胶的时间大大缩短;当温度大于 90℃ 时,虽然反应的时间更短,但是由于水蒸发过快导致溶液中的溶质在络合完全之前就失去水分而析出,无法继续反应。

另外,煅烧温度对于能否获得 HAP 纳米粒子非常重要。本实验在 750℃ 煅烧获得了 HAP 纳米粒子。但是,在 900℃ 煅烧 HAP 晶粒已经迅速长大,图 2.11 为上述两种煅烧温度下获得的 HAP 粒子的 TEM 照片。

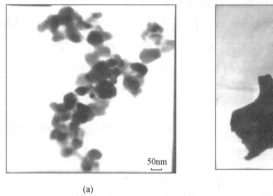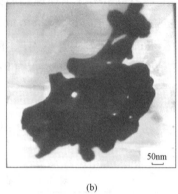

(a)　　　　　　　　　　　　　　(b)

图 2.11　HAP 粒子的 TEM 照片(×60 000)

(a) 750℃；(b) 900℃

4) 柠檬酸的量的影响

因为柠檬酸与钙离子在溶液中发生 1∶1 的络合反应,所以柠檬酸/钙离子的摩尔比至少是 1,才能保证反应完全。实验发现,当柠檬酸/钙离子小于 1 时,基本不能发生自燃烧;当柠檬酸/钙离子摩尔比等于 1 时,能够发生自燃烧;当柠檬酸/钙离子的摩尔比为 2～4 时,虽然也可以发生自燃烧,但是却造成了柠檬酸的浪费。

采用自燃烧法可以合成性能较好的 HAP 纳米粒子。750℃煅烧 1h 得到原始粒子,经 XRD 分析为纯相的 HAP,经 TEM 观察,晶粒呈六方晶型,平均粒径为 85nm,分布比较均匀,没有过大的颗粒。通过对自燃烧法制备的纳米级羟基磷灰石粒子的 DTA、TG 和 XRD 测试,分析 HAP 纳米粒子的生成历程,HAP 的生成主要经历了 β-$Ca_2P_2O_7$、γ-$Ca_2P_2O_7$、$CaH_2P_2O_7$、CaC_2、$CaCO_3$ 等相。$n_{H_2O}/n_{Ca^{2+}}$ ＝ 30～35时,可使自燃烧反应进行,反应时间短;对于该反应体系 pH 的最佳范围为 2～3;最佳的加热温度为 80℃,加热温度低于 60℃凝胶化不良,大于 100℃不能实现凝胶化。自燃烧产物粉末经 750℃煅烧得到 HAP 纳米粒子粉末,随着煅烧温度的升高,HAP 粒子迅速长大。该法与固相法相比煅烧温度降低了 150℃。

2.3.3　水热反应法制备羟基磷灰石纳米粒子

1. 水热法合成羟基磷灰石体系的确定

水热法是在特制的密闭反应容器里,采用水溶液作为反应介质,在高于 100℃的高压环境中,获取粉末或晶体的一种方法[40]。它可以用来生长各种单晶,制备超细、无团聚或少团聚、结晶程度高的陶瓷粉体、无机纤维或晶须材料。

作为一种合成方法,水热法不仅在实验室里得到了应用,而且实现了产业规模的人工水晶生长。水热法也是合成 HAP 纳米粒子的一种有效方法。水热合成羟基磷灰石早在 20 世纪 50 年代就开始了研究,1972 年日本的 Aoki 等[41] 报道了水热条件下温度、pH 对羟基磷灰石粉末合成的影响研究,并对 HAP 的形成过程进行了动力学分析。1990 年 Hattori 和 Iwadate[42] 用 $Ca_2P_2O_7$ 和 CaO 水热合成了 HAP 粉末,并研究了温度、压力、时间对晶格的影响。

用水热法制备 HAP 纳米粒子选用的原料是可溶性的钙盐和磷酸盐,其离子反应方程式为

$$10Ca^{2+} + 6PO_4^{3-} + 2H_2O \Longrightarrow Ca_{10}(PO_4)_6(OH)_2 + 2H^+ \qquad (2-11)$$

表 2.5 给出了几种可溶性的钙盐和磷酸盐的溶解度[43],从表中可以看出,可以作为钙营养原料的有 $CaCl_2$、$Ca(NO_3)_2$、$Ca(CH_3COO)_2$ 等,可以作为磷营养原料的有 $(NH_4)_2HPO_4$、$NH_4H_2PO_4$、KH_2PO_4、K_2HPO_4、Na_2HPO_4、NaH_2PO_4 等。

表 2.5　几种可溶性的钙盐和磷酸盐的溶解度

化学式	结晶水	溶解度/(g/100g 水)			
		20℃	80℃	90℃	100℃
$Ca(CH_3COO)_2$	$2H_2O$	34.7	33.5	31.1	29.7
$Ca(CH_3COO)_2$	H_2O	—	—	31.1	29.7
$Ca(HCO_3)_2$	—	0.166	0.1795	—	0.184
$CaCl_2$	$6H_2O$	74.5	147	154	159
$Ca(NO_3)_2$	$4H_2O$	129.3			
$Ca(OH)_2$	—	0.165	0.094	0.085	0.077
$Ca(H_2PO_4)_2$		15.4(25℃)	—		12.5
K_2HPO_4		150			
KH_2PO_4		22.6	70.4	83.5	
$NH_4H_2PO_4$		36.8	120.7		174
$(NH_4)_2HPO_4$		68.6			
NaH_2PO_4	$2H_2O$	85.2			
NaH_2PO_4	—		207.3	225.3	246.6
Na_2HPO_4	$2H_2O$		92.4	102.9	
Na_3PO_4	$12H_2O$	11	81		108

Nancollas 和 Tomazic[44] 在研究电解质($NaCl$、KCl 等)对羟基磷灰石生长的影响时指出:电解质的加入使离子活度降低,生长速率减缓。营养料的选用不是任意的,必须遵循以下原则:

（1）钙盐的阴离子和磷酸盐的阳离子对 HAP 的结晶形貌的影响必须是有利于指定形貌（本研究中球形或类球形）。

（2）钙盐的阴离子和磷酸盐阳离子不会形成难溶的化合物，易于洗去。

（3）所有原料及离子不应对人体有害，应宜于作为生物医用材料。

考虑以上原则，为避免杂质或选用的添加剂可能对结晶形貌产生的影响，以下研究选用的钙的营养料为硝酸钙，磷的营养料为$(NH_4)_2HPO_4$ 和 H_3PO_4。

添加剂的选择：因为初始反应溶液的 pH 要求调节，所以选用的添加剂为调节 pH 的酸、碱溶液。考虑到制备的材料用于生物医用领域，实际选用的添加剂有两类。

用作酸碱调节的添加剂：硝酸 HNO_3（配制 2mol/L 和 0.5 mol/L 的溶液）；氨水 $NH_3 \cdot H_2O$。

利用水解产物调节 pH 的外加剂：尿素（脲）H_2NCONH_2；甲酰胺 $HCONH_2$；乙酰胺 CH_3CONH_2。

羟基磷灰石水热法制备的设备高压釜为武汉理工大学自行设计，其示意见图 2.12。

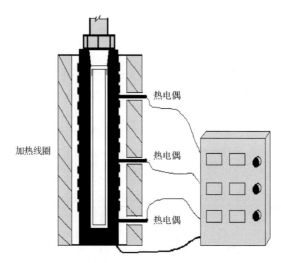

图 2.12　羟基磷灰石纳米粒子粉末水热反应高压釜示意图

主要参数：最高温度为 350℃；内径为 50mm×600mm；最大压力为 25MPa；最大容量为 1000mL；温控系统的温度精度为 0.5℃。

2. 水热法制备羟基磷灰石纳米粒子的工艺流程

水热法控制合成羟基磷灰石纳米粒子的工艺流程如图 2.13 所示。反应的保温阶段釜内温度梯度的控制设备见图 2.14。

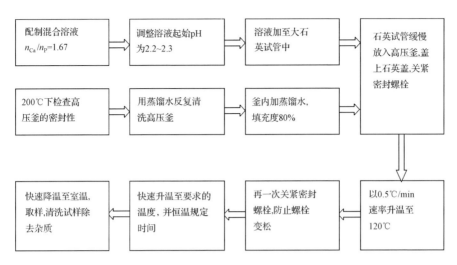

图 2.13 水热法控制合成羟基磷灰石纳米粒子的工艺流程

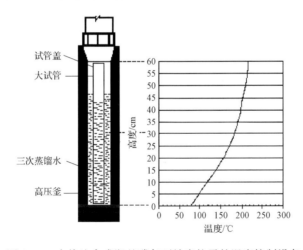

图 2.14 水热法合成羟基磷灰石纳米粒子的温度控制设备

水热法利用添加剂的水解缓慢提高体系的 pH,磷灰石的构晶离子的饱和浓度随着 pH 的升高而降低,饱和比不断升高,达到成核所需饱和比时晶核析出,此时由于添加剂的水解是缓慢进行的,体系中钙磷离子浓度的消耗也是缓慢进行的,因而前期形成的晶核存在长大的营养条件,粒子不断长大,新的晶核不断形成,造成羟基磷灰石纳米粒子粒径分布在一较宽的范围。图 2.15 为粒径分布,图 2.16 为扫描电镜形貌观察结果,可见平均粒径为 100.8nm 的粒子分布于 20~500nm 的较宽范围。粒径超过 200nm 粒子的存在对羟基磷灰石粒子在水中的均匀分散产生影响,所以对粒径分布有严格要求的应用领域,水热合成法制备羟基磷灰石有一定的局限性。

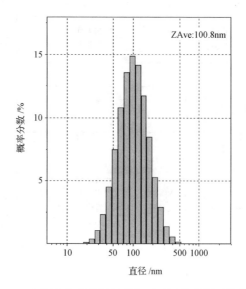

图 2.15　水热法合成的羟基磷灰石的平均粒径及粒径分布

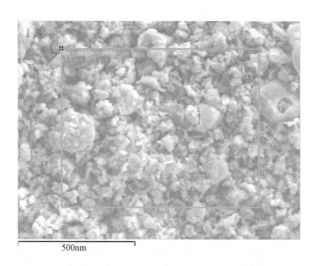

图 2.16　水热法合成的羟基磷灰石粒子的扫描电镜图像

2.3.4　酸碱中和法制备羟基磷灰石纳米粒子

酸碱中和反应法是制备大批量羟基磷灰石的常用方法,但一般需要经过煅烧或者陈化以使中间相向最终产物——热力学最稳定的羟基磷灰石转变。它实际上是共沉淀法中的单相沉淀法。

在制备羟基磷灰石纳米粒子时,不能进行烧结,否则将产生粒子硬团聚和粒子的二次长大,所以用酸碱中和法制备羟基磷灰石纳米粒子时需在稀溶液中进行。Boskey 和 Posner[45]认为在钙磷浓度都很低,即二者浓度均不超过 0.002 mol/L时,HAP 直接析出,不产生前驱体无定形羟基磷灰石(amorphous calcium phosphate,ACP)或磷酸八钙(octacalcium phosphate,OCP)。在二者浓度均高于 0.010mol/L 时,ACP 先于 HAP 析出,然后自发地向 HAP 转化,这是由于 ACP是热力学不稳定的相,这一转化过程符合 Ostward 规则。

羟基磷灰石纳米颗粒在稀溶液中进行合成。在已标定浓度的稀氢氧化钙溶液(Ca^{2+}浓度为 0.0020mol/L)中滴加 20%的磷酸,在滴加的过程中始终辅以超声分散。磷酸滴加完毕后终止超声分散,溶胶体系置于室温下磁力搅拌 24h 后加入稳定剂并用探头式超声波发生器分散 5~15min,然后间隔 1h 分散 1~5min,分散 4~5 次直至溶胶稳定。为保证反应结束后所有离子刚好完全沉淀,须在反应结束后标定溶胶中游离 Ca^{2+} 或 PO_4^{3-},其测定方法同前。需注意的是,测定游离 Ca^{2+} 或 PO_4^{3-} 应在加入稳定剂之前进行,取分层的溶胶的上清液进行标定。也可以使用测定上清液的离子电导率的方法来判断反应是否完成。

2.3.5　微乳液法制备羟基磷灰石纳米粒子

微乳液是两种不互溶液体(如油和水)在表面活性剂和(或)助表面活性剂的作用下形成的热力学稳定的、各向同性的、外观透明或半透明的分散体系。分散质点半径很小,通常为 10~100nm,在微观上由表面活性剂界面膜所稳定的一种或两种液体的液滴所构成。

微乳液是在 1943 年由 Hoar 和 Schulman[46]首次报道的,当时被称为溶胀的胶团或增溶的胶团。直到 1959 年,Schulman 等[47]首次将上述体系命名为"微乳状液"或"微乳液"(microemulsion)。60 多年以来,微乳液技术与微乳液理论的研究获得了迅速发展[48~51],特别是在 20 世纪 70 年代石油危机中,微乳液体系在三次采油中应用之后,微乳液技术的发展突飞猛进,已经扩展到化工、材料科学、生物技术以及环境科学等领域,成为国际上热门的、具有巨大应用潜力的研究领域。其中利用微乳液作为反应介质的研究已经被应用于各类反应,如用于生物有机合成的脂酶催化反应、有机聚合反应、生物膜系统的模拟等成为目前前沿的学科。相比之下,用微乳液作为纳米反应器合成单分散的纳米粒子的研究发展较晚,1982 年Boutnnet 等[52]首先报道了应用微乳液合成超细颗粒的研究,他们采用肼或氢气还原在反相微乳液水核中的相应盐,得到单分散的金属 Pt、Pd、Rh 和 Ir 的颗粒(3~5nm)[53,54]。从此以后,CdS 等半导体[55,56]、$YBa_2Cu_4O_8$[57] 等超导体、亚铁酸钡[58]等磁性记录材料及各种化合物或者复合粒子都在微乳液中制备出来了。

在结构上,微乳液分为不同的类型,除了 O/W 型(油分散在水中)和 W/O 型

（水分散在油中）外，还有双连续型。微乳液虽然类似于乳液，但又有本质的区别，那就是不需要外力就可以自发形成，而且即使在离心机离心作用下也不会分离。因此从稳定性来看，微乳液更像胶束溶液，有些文献[59,60]把质点直径小于 10nm 的油-水-表面活性剂体系溶液定义为胶束溶液，而质点直径为 10～100nm 的体系定义为微乳液溶液。但从性能看，胶束溶液到微乳液的变化是渐进的，没有明显的分界。微乳液中 O/W 型和 W/O 型分散的液滴一般是球形，当微乳液从 O/W 型向 W/O 型过渡时，可以形成双连续型或液晶型。微乳液的结构主要取决于表面活性剂分子的几何结构以及油水相的分子结构[61～63]。

采用微乳液作为反应介质主要用 W/O 型微乳液，油相为连续相，水介质反应空间被表面活性剂膜所稳定，一般称之为"水核"（water core）。理论上，所有可以在水介质中发生的反应均可以在该水池中进行。由于这种反胶束溶液或微乳液属于热力学稳定体系，因此胶束具有保持稳定小尺寸的特性，即使破裂也能重新组合，这类似于生物细胞的一些功能，如自组织性、自复制性等，因此又将其称为智能微反应器[64～66]。就这种微反应器而言，通过控制胶束及水池的形态、结构、极性、渗滤性、疏水性等，可期望从分子规模来控制纳米粒子的大小、形态、结构乃至物质特异性。因此为纳米粒子的合成提供了一个重要的制备方法。

反相微乳液作为反应介质制备纳米粒子材料的研究已经在国内外引起广泛的重视，但由于表面活性剂种类繁多，油-水-表面活性剂体系结构复杂，影响因素众多，因此在微乳液的微观结构和粒子形成机制等方面都还没有成熟的理论。

微乳液的制备与电导率的测定。微乳液的制备主要包括四个方面工作：① 选择适宜的油、表面活性剂和助表面活性剂；② 确定表面活性剂的浓度；③ 确定助表面活性剂的浓度；④ 确定分散相的组成和加入量的范围。上述工作可以通过目测透明度变化法和电导率法两种方法进行，但目测法存在人为因素的误差，因此在实验中主要采用电导率法来测定微乳液体系的最大增溶水量与相结构的变化。

具体的步骤如下：

（1）称取一定量的双（2-乙基己基）琥珀酰磺酸钠（AOT），将其溶于油相中，油相可以是异辛烷、正己烷和正庚烷中的任意一种。用磁力搅拌器进行搅拌。

（2）加入适量的正己醇或正辛醇，测定此时的电导率。

（3）用微量注射器缓慢分次滴加蒸馏水、不同浓度的 MCPM 水溶液［或不同浓度的 Ca(OH)$_2$ 溶液］，每次经充分搅拌后，测定其电导率，当电导率值发生突变时即可停止。电导率发生突变时水溶液的加入量即为最大增溶水量。

选定 AOT 为体系的表面活性剂，为了进一步稳定微乳液体系，选择使用助表面活性剂。

1. 制备条件的优化

为了确定表面活性剂的浓度,首先参考文献报道的数据,固定油相为异辛烷,助表面活性剂为正辛醇,正辛醇浓度暂定为 0.1mol/L,选择 AOT 浓度分别为 0.05mol/L、0.1mol/L、0.15mol/L 和 0.2mol/L,制成 AOT/异辛烷/正辛醇混合溶液,采用电导率法测定最大增溶水量。根据最大增溶水量的测试结果可确定表面活性剂的浓度。

助表面活性剂的浓度分别在 0.05mol/L、0.1mol/L、0.15mol/L 和 0.2mol/L 情况下与 AOT、异辛烷制成混合溶液,与上述实验相同,通过最大增溶水量确定最佳助表面活性剂浓度。

2. 油相的确定

在上述适宜的表面活性剂浓度和助表面活性剂浓度下,采用不同的油相(异辛烷、环己烷和正庚烷),在同等条件下测定最大增溶水量。根据测试结果选择适宜的油相。

3. 分散相组成的确定

在实验得出的较适宜条件下,改变分散相的组成,确定体系的最大增溶水量。主要选择的分散相为蒸馏水、两种浓度的 MCPM 水溶液和两种浓度的氢氧化钙水溶液,从而得出离子强度对微乳液体系稳定性的影响。

4. 体系局部拟相图的确定

以"AOT＋正辛醇"为一组成,油相为一组成,MCPM 水溶液或氢氧化钙水溶液为第三组成,测定一系列不同 AOT＋正辛醇和油相配比的最大增溶水量(此时用 MCPM 水溶液或氢氧化钙水溶液替代蒸馏水),得到一系列体系发生相转变的临界点。根据这些临界点绘制 AOT/异辛烷/正辛醇/MCPM 水溶液(或氢氧化钙水溶液)体系的三元拟相图。

5. 适宜的表面活性剂及其初始浓度的影响

表面活性剂是形成微乳液的主要成分,其性质对微乳液的形成影响很大。根据质量作用模型,反相微乳液中表面活性剂形成反胶束聚集体是逐步变化的过程,水在反胶束中的溶入过程也是一个步进过程,溶质分子分布的平衡常数是基于它在微水相和有机相之间的交换。反胶束体系对水的增溶能力主要与表面活性剂聚集体的填充系数 P 密切相关。如前所述,填充系数定义为

$$P = V/(a_0 l_c) \tag{2-12}$$

式中，V 为表面活性剂分子中烷基链的体积；a_0 为界面上每个表面活性剂极性头基截面积的一级近似；l_c 为烷基链的长度[67]。它们之间有如下关系：

$$l_c = 1.5 + 1.26n(\text{Å}) \qquad (2\text{-}13)$$

$$V = 27.4 + 26.9n'(\text{Å}^3) \qquad (2\text{-}14)$$

式中，n 为碳链上的碳原子数；n' 为碳原子数减 1。双链表面活性剂的有效体积为相同链长的单链表面活性剂的两倍。

根据上述公式和图 2.17(a)中的 AOT 分子结构，AOT 分子的两个碳氢链长度为 $n=8$，可计算 AOT 分子的参数：

$$l_c = 11.58\text{Å}; \ V = 215.7\text{Å}^3$$

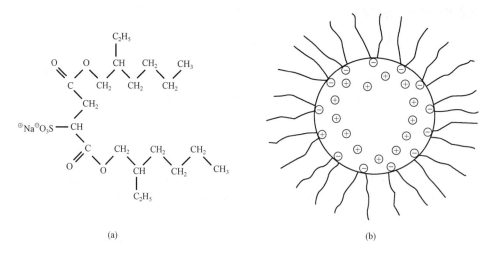

(a)　　　　　　　　　　　　　　　(b)

图 2.17　AOT 分子结构(a)及其反相微乳液结构模型(b)

AOT 分子的极性头基在微乳液体系中产生水化，因此其每个极性头基的面积随水含量的不同而变化。根据文献，在 AOT/异辛烷/水体系中，当水含量 w（水与表面活性剂 AOT 的摩尔比）为 5 时，其极性头基面积 $a_0 \approx 30\text{Å}^2$。

因此 AOT 在该体系填充系数：

$$P = \frac{V}{l_c a_0} \times 2 = 1.24 \qquad (2\text{-}15)$$

在微乳液中，界面的优先弯曲取决于该填充系数。当 $P>1$ 时，烷基链的横截面积大于极性头的横截面积，界面发生凸向油相的优先弯曲，导致形成反胶束或 W/O 型微乳液。因此在低水含量时，AOT 体系不需要助表面活性剂就可以形成反相微乳液。可以形成如图 2.17(b)形式的反相球形胶束。

在水含量较高时，AOT 分子的极性头基水化，每个极性头基的面积增大。对于 AOT/异辛烷/水体系，当 $w>10$ 时，极性头基面积 $a_0 \approx 60\text{Å}^2$，此时计算体系的填充系数 $P \approx 0.62$。这时 AOT 分子的填充系数 $P<1$，不能稳定地自发形成反胶

束,所以必须加入助表面活性剂。当体系中加入助表面活性剂时,助表面活性剂被吸附在 AOT 分子之间,体系的 a_0、l_c 不变,但 V 增大,使填充系数增大,体系形成 W/O 型微乳,即提高了反相微乳液的稳定性。

AOT 形成的反胶束及微乳液体系的特点是平均分子聚集数比其他表面活性剂大而且体系更稳定,更接近生物脂质体的性质,如卵磷脂的平均聚集数为 73 (苯,0.01%~1%)。这一点对于仿照生物体系进行人造羟基磷灰石的合成可能具有比较特别的意义。这是选择 AOT 作为表面活性剂的原因所在。根据资料报道[68],AOT 在油相里几乎可以完全溶解,可以形成稳定的球形反胶束。但在本研究中,采用的 AOT 是国产工业实验级试剂,没有进一步提纯,AOT 不能完全在油相中溶解。特别是当 AOT 浓度过大时,微乳液的透光率大大下降。为了增加微乳液体系稳定性,并扩大体系的增溶水量,须选择适宜的助表面活性剂。

为了确定 AOT 的初始加入量,在常温下,固定异辛烷的体积不变,改变表面活性剂 AOT 浓度为 0.05mol/L、0.1mol/L、0.15mol/L、0.2mol/L 和 0.25mol/L,以蒸馏水为分散相,用电导率法确定其最大增溶水量。表 2.6 为不同 AOT 浓度下,增溶水量与体系电导率的关系。

表 2.6 不同 AOT 浓度下,增溶水量与体系电导率的关系

AOT 浓度/(mol/L)	实验结果							
0.05	增溶水量/mL	0	0.5	1.0	1.5	2.0		
	电导率/(μS/cm)	0.005	0.008	0.02	0.031	50		
0.10	增溶水量/mL	0	0.5	1.0	1.5	2.0	2.5	3.0	3.2
	电导率/(μS/cm)	0.008	0.018	0.028	0.045	0.067	0.080	0.095	40
0.15	增溶水量/mL	0	0.5	1.0	1.5	2.0	2.5	3.7	4.0
	电导率/(μS/cm)	0.009	0.019	0022	0.036	0.058	0.083	0.108	46
0.20	增溶水量/mL	0	0.5	1.0	2.0	3.0	3.8	4.0	
	电导率/(μS/cm)	0.01	0.018	0.022	0.048	0.106	0.173	120	
0.25	增溶水量/mL	0	0.5	1.0	2.0	3.0	3.2	4.0	
	电导率/(μS/cm)	0.01	0.02	0.034	0.045	0.107	0.167	15	

确定在不同 AOT 浓度下的最大增溶水量并得到体系最大增溶水量与 AOT 浓度的关系曲线(图 2.18)。

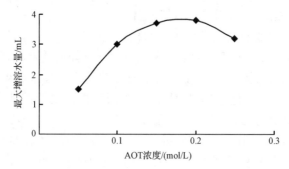

图 2.18　体系最大增溶水量与 AOT 浓度的关系

从图 2.18 可以看出,当 AOT 浓度较低时,随着浓度增加,体系的增溶水量不断增加,但当 AOT 浓度超过 0.2mol/L 时,体系的增溶水量开始下降。因此可以粗略地估计 AOT 浓度为 0.1~0.2mol/L 时,体系具有较大的增溶水量,同时可以得到较稳定的微乳液。此外,当 AOT 浓度超过 0.25mol/L 时,体系的透明度很差,因此将该浓度确定为上限浓度。

6. 适宜的助表面活性剂及其浓度的影响

助表面活性剂的加入一方面与表面活性剂发生缔合而吸附在界面膜中,增加界面的柔性;另一方面,降低了油水界面张力,使混合的界面张力易达到负值,促使分散度增大,形成稳定的微乳液。因此助表面活性剂的加入实际上扩大了微乳液的形成区域。一般中等链长的醇是典型的助表面活性剂。但由于醇是极性分子,如果加入过量,会引起破乳,或因为醇与 AOT 的过分缔合而破坏微乳液的稳定性,因此对其加入量要严格控制。

为了确定适宜的助表面活性剂,选用链长不同的正辛醇和正己醇进行对比,固定 AOT 浓度为 0.1mol/L,异辛烷体积不变,采用蒸馏水作为分散相,用电导率法测定体系的最大增溶水量。正辛醇与正己醇的浓度均为 0.05mol/L、0.1mol/L、0.15mol/L 和 0.2mol/L。表 2.7 为助表面活性剂浓度、增溶水量与体系电导率关系的实验结果。

由表 2.7 可以得到在不同助表面活性剂浓度下体系的最大增溶水量,并分别绘制出正辛醇及正己醇浓度与体系最大增溶水量的关系曲线(图 2.19)。

表 2.7　不同助表面活性剂浓度下,体系增溶水量与电导率的关系

助表面活性剂浓度/(mol/L)		实验结果					
正辛醇	0.05	增溶水量/mL	0	1.0	2.0	2.5	3.0	3.2
		电导率/(μS/cm)	0.007	0.023	0.065	0.089	0.102	4.5
	0.1	增溶水量/mL	0	1.0	2.0	3.0	3.5	3.9
		电导率/(μS/cm)	0.008	0.026	0.051	0.096	0.112	10.9
	0.15	增溶水量/mL	0	1.0	2.0	3.0	3.2	3.5
		电导率/(μS/cm)	0.010	0.031	0.058	0.082	0.103	7.9
	0.2	增溶水量/mL	0	1.0	2.0	2.3		
		电导率/(μS/cm)	0.018	0.046	0.097	5.8		
正己醇	0.05	增溶水量/mL	0	1.0	2.0	2.8	3.1	
		电导率/(μS/cm)	0.007	0.029	0.056	0.098	2.1	
	0.1	增溶水量/mL	0	1.0	2.0	2.8	3.0	3.2
		电导率/(μS/cm)	0.009	0.031	0.059	0.099	0.109	4.9
	0.15	增溶水量/mL	0	1.0	2.0	2.8	3.0	
		电导率/(μS/cm)	0.013	0.045	0.078	0.105	11.2	
	0.2	增溶水量/mL	0	1.0	1.8	2.1		
		电导率/(μS/cm)	0.02	0.056	0.089	15.8		

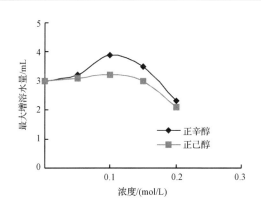

图 2.19　助表面活性剂浓度与体系最大增溶水量的关系

　　从图 2.19 可以看到,正辛醇的加入可以明显提高体系的最大增溶水量,而正己醇的作用不明显。因此选择正辛醇作为该体系的助表面活性剂。图 2.19 显示出不同正辛醇浓度的影响,当加入的正辛醇浓度小于 0.05mol/L 时,体系最大增溶水量增加不明显,但随着浓度提高,助表面活性剂的作用开始增强,当正辛醇浓

度达到 0.1mol/L 时,最大增溶水量达到最大,当进一步增加醇的加入量时,体系的最大增溶水量开始下降。

对于该现象可以解释为:醇加入后,与表面活性剂缔合进入胶束的界面膜内,使得界面柔性增加,允许更多的水进入胶束内。当醇加入量达到一定程度时,醇在界面的吸附达到饱和,开始进入油相中,醇进入油相后,增加了整个油相的浓度和极性,从而使整个体系的胶束聚集数减少,综合作用是降低了体系的最大增溶水量。如果进一步增加醇的含量有可能使油相的极性过大,而产生破乳。因此体系中正辛醇的浓度应控制在 0.1mol/L 以下。

正己醇的加入对体系的影响不明显是因为醇链的长度比异辛烷的短,因此加入正己醇后,正己醇优先溶解于异辛烷中,增加了油相的浓度和极性,减少了胶束的聚集数,降低了增溶水量。当醇加入量增加时,剩余的部分进入到界面膜中增加了体系的可增溶水量,两者的作用相互抵消,因此对体系的增溶作用不显著。所以选择醇的链长与油相链长相当的正辛醇作为本体系的助表面活性剂。

7. 油相的影响

油相的链长对微乳液体系的稳定性和最大增溶水量有一定影响,为了选定合适的油相,对比三种烷烃:环己烷、正庚烷和异辛烷。固定 AOT 浓度为 0.1mol/L、正辛醇浓度为 0.1mol/L,油相的体积不变,采用蒸馏水作为分散相,用电导率法确定体系的最大增溶水量,实验结果示于表 2.8。

表 2.8　不同油相种类时,体系增溶水量与电导率的关系

油相种类		实验结果					
环己烷	增溶水量/mL	0	1.0	1.5	2.0	2.5	
	电导率/(μS/cm)	0.003	0.019	0.035	0.069	3.5	
正庚烷	增溶水量/mL	0	1.0	1.5	2.0	2.5	2.8
	电导率/(μS/cm)	0.004	0.025	0.042	0.071	0.098	4.9
异辛烷	增溶水量/mL	0	1.0	2.0	3.0	3.5	3.9
	电导率/(μS/cm)	0.010	0.029	0.051	0.078	0.098	12.9

从表 2.8 可以看到,油相不同,体系的最大增溶水量发生变化,对于该现象的解释,要引用 Candau 的内聚能作用理论[69]。根据内聚能作用理论,反相微乳液体系中存在油区、水区和界面区,界面区包括吸附在界面上的表面活性剂 AOT 和助表面活性剂正辛醇分子层以及渗透在表面活性剂亲水基层和烷基链层中的水和油分子。

内聚能比 R 定义为表面活性剂亲油端和油相的亲和能与表面活性剂亲水端和水相的亲和能之比。用公式表达为

$$R = \frac{A_{\text{co}} - A_{\text{oo}} - A_{\text{ll}}}{A_{\text{cw}} - A_{\text{ww}} - A_{\text{hh}}} \tag{2-16}$$

式中，A_{co} 为表面活性剂与油相的相互作用能；A_{oo} 为油分子之间的内聚能；A_{ll} 为表面活性剂烷烃链之间的内聚能；A_{cw} 为表面活性剂与水相之间的相互作用能；A_{ww} 为水分子之间的内聚能；A_{hh} 为表面活性剂极性头基之间的内聚能，如图 2.20 所示[70]。

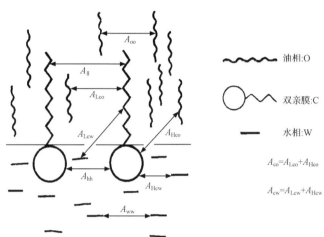

图 2.20　油/水界面上的相互作用能[70]
L、H 分别表示"低"和"高"

内聚能 A_{co} 促使表面活性剂与油区互溶，而 A_{oo}、A_{ll} 则阻碍这种溶解，内聚能 A_{cw} 促进表面活性剂与水的互溶，A_{ww}、A_{hh} 则阻碍之。当表面活性剂与油、水的相互作用能相差不大时，体系形成稳定的界面区，而其相对大小决定了弯曲的曲率。因此，内聚能比 R 代表了表面活性剂在油水两相的作用之比。

当 $R=1$ 时，界面膜的亲水亲油平衡，形成平铺的界面，即形成液晶相或双连续相。

当 $R>1$ 时，界面膜亲油性强，亲水性弱，界面区倾向于在油区铺展，结果发生弯曲以凸面朝向油区，形成反相微乳液。A_{co} 促进这一过程，而 A_{oo}、A_{ll} 阻碍这一过程。

若 R 很大，即 $R \gg 1$ 时，界面膜最大限度地扩张与油相的接触面积，这就形成了反胶团溶液。随着 R 减小，反胶团膨胀成为 W/O 型微乳液，并且液滴直径逐步增大，即对水的增溶量逐步增大，直至 $R=1$ 体系增溶水量达到最大，微乳液发生相转变，变为双连续相。

在本研究中，在体系其他条件不变的情况下，不同链长的油相，使得 A_{co} 和 A_{oo} 发生变化，而油相链长对内聚能 A_{co} 和 A_{oo} 的影响又可分别涉及对表面活性剂分子与油分子、油分子之间的色散力、极性力和氢键力的影响，因此其影响错综复杂。定性而言，油相链长增加对后者的减少作用大，而对前者影响较小，因此可以得到三种油相在同样条件下的 R 值顺序为

$$R_{异辛烷} > R_{正庚烷} > R_{环己烷}$$

因此在同等条件下,异辛烷作为油相可以获得比较稳定的微乳液,体系的最大增溶水量也较大。此外,异辛烷的挥发性比正庚烷和环己烷都弱,有利于实验过程的稳定化,因此选择异辛烷为基本的油相。

8. 分散相组成的影响

在上述实验中,为了确定初始制备条件对微乳液的影响,分散相均选用蒸馏水。而如果使用本研究中的反应试剂(MCPM 溶液和氢氧化钙水溶液)替代水相,由于两者均为电解质溶液,将引起体系增溶性质的改变。

为了研究用 MCPM 水溶液和氢氧化钙水溶液分别替代蒸馏水对体系最大增溶水量的影响,分别选用不同浓度的 MCPM 水溶液和不同浓度的氢氧化钙水溶液,在微乳液体系各相组成不变的情况下(AOT 浓度 0.1mol/L、正辛醇浓度 0.1mol/L、固定异辛烷体积),采用电导率法测试体系的不同增溶水量下的电导率变化,直到电导率发生突变为止。获得的结果列于表 2.9。

表 2.9　分散相组成及其浓度、增溶水量与电导率的关系

分散相浓度 /(mol/L)		实验结果					
蒸馏水		增溶水量/mL	0	1.0	2.0	3.0	3.5	3.9
		电导率/(μS/cm)	0.010	0.029	0.051	0.078	0.098	12.9
MCPM 水溶液	5.4×10^{-3}	增溶水量/mL	0	1.0	2.0	3.0	3.2	
		电导率/(μS/cm)	0.012	0.038	0.072	0.121	8.2	
	2.7×10^{-3}	增溶水量/mL	0	1.0	2.0	3.0	3.2	3.5
		电导率/(μS/cm)	0.010	0.029	0.057	0.081	0.132	5.3
氢氧化钙 水溶液	2.3×10^{-3}	增溶水量/mL	0	1.0	2.0	3.0	3.2	3.4
		电导率/(μS/cm)	0.009	0.025	0.052	0.079	0.128	6.9
	1.1×10^{-3}	增溶水量/mL	0	1.0	2.0	3.0	3.5	3.9
		电导率/(μS/cm)	0.007	0.019	0.048	0.075	0.098	4.8

从表 2.9 可以看到,MCPM 水溶液与 Ca(OH)$_2$ 水溶液对体系最大增溶水量的影响相同,即随着分散相浓度的增加,体系的最大增溶水量下降。这是因为 MCPM 水溶液与 Ca(OH)$_2$ 水溶液作为电解质溶液,对微乳液中表面活性剂 AOT 的极性头基有很大的影响。由于电解质在水溶液中的电离,其阳离子 Ca^{2+} 取代原来 AOT 极性头基的 Na$^+$,Ca^{2+} 的电荷密度大于 Na$^+$,因此 Ca^{2+} 压缩了极性头基水化的扩散双电层,使得 AOT 的极性头基更趋向于靠拢,降低了水核的聚集数,因此使得微乳液体系的最大增溶水量下降。

9. 电解质对微乳液体系的影响

对于单相的微乳液体系(体系变为双连续相之前),电导率变化实际上代表了水核之间的离子交换和离子在界面膜的渗滤过程[71]。

图 2.21 为不同 AOT 浓度下,MCPM 微乳液电导率随 w 值的变化。图 2.22 为不同 AOT 浓度下,$Ca(OH)_2$ 微乳液电导率随 w 值的变化。

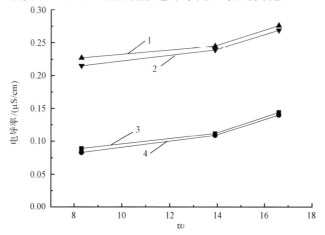

图 2.21 不同 AOT 浓度下,MCPM 微乳液电导率与 w 的关系

1. [AOT]=0.2mol/L, [MCPM]=5.4×10⁻³mol/L;2. [AOT]=0.2mol/L,
[MCPM]=2.7×10⁻³mol/L;3. [AOT]=0.1mol/L, [MCPM]=5.4×10⁻³mol/L;
4. [AOT]=0.1mol/L, [MCPM]=2.7×10⁻³mol/L

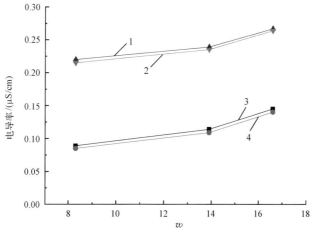

图 2.22 不同 AOT 浓度下,$Ca(OH)_2$ 微乳液电导率与 w 的关系

1. [AOT]=0.2mol/L,[Ca(OH)₂]=2.7×10⁻³mol/L;2. [AOT]=0.2mol/L,[Ca(OH)₂]=1.1×10⁻³mol/L;
3. [AOT]=0.1mol/L, [Ca(OH)₂]=2.7×10⁻³mol/L;4. [AOT]=0.1mol/L,
[Ca(OH)₂]=1.1×10⁻³mol/L

　　从图 2.21 和图 2.22 中可以看到,所有微乳液体系的电导率随着水含量的增加呈近似直线增加。电解质浓度对体系电导率的影响不明显。AOT 浓度则对体系电导率有很大的影响。

　　从反相微乳液的结构可知,水核被表面活性剂组成的界面膜所包围,分散在连续的油相中,当体系中只有 AOT 而没有加入水或电解质水溶液时,体系的电导率很低(从前述测试可以知道,约为 $0.005\mu S/cm$([AOT]=0.1mol/L),当[AOT]=0.25mol/L 时,略有增加,约为 $0.009\mu S/cm$),但当加入增溶的水相时,体系的电导率开始呈线性增加,这表示水相中离子总有一部分可以穿透表面活性剂的界面膜,进入油相中,因此增加了其电导率。当水含量增加时,水核平均直径逐步增大,水核中离子的交换速率增加,所以体系的电导率也增加。由于水核半径与水含量呈近似线性的变化,因此体系的电导率也是呈线性变化的。

　　由于电解质的浓度很低(在本实验中为 $10^{-3}mol/L$ 数量级),电解质离子的影响比水含量的影响小,因此图 2.21 和图 2.22 中 MCPM 和 Ca(OH)$_2$ 浓度对电导率的影响很小,两者的影响程度基本一致。由于同样的原因,MCPM 微乳液和 Ca(OH)$_2$ 微乳液在相同水含量情况下,电导率也非常接近。

　　AOT 浓度对体系电导率的影响主要体现在对界面膜的影响。当 AOT 浓度增加时,体系的胶束聚集数增加,因此界面膜的强度下降[72],使得水核中的离子更容易发生渗滤,从而使体系的电导率提高。但随着 AOT 浓度的增加,胶束聚集数的增加开始平缓,这是因为胶束聚集数达到一定程度后,AOT 开始在油相中溶解,而 AOT 在油相中的含量增加使得油相的极性增加,降低了偶极子-偶极子作用,使体系的胶束化推动力降低。因此 AOT 浓度应保持在适当的范围。

　　10. 微乳液结构参数的计算

　　根据动态激光散射测定的水动力学直径和体系的增溶水量及各组成的配比,可以对所制备的微乳液中水核内的反应物数量、水核在微乳液中的浓度等参数进行计算。这些计算主要基于下述假设:

　　(1) 水核是球形的;

　　(2) 表面活性剂全部位于油和水的界面上,助表面活性剂分布于界面上或油相中;

　　(3) 水全部处于水核内部,溶解于油相中的数量可以忽略不计;

　　(4) 分散相是由大小相等、高度分散的质点组成;

　　已知微乳液中胶束水核的平均半径 R_H 和每单位体积微乳液中的水的总体积 V_T,可以计算出单位体积微乳液中所含水核的数量为

$$N_M = \frac{V_T}{(4/3)\pi R_H^3} \tag{2-17}$$

根据 N_M 和反应试剂的摩尔浓度可以计算出每个水核中的平均离子数目：

$$n_{ions} = \frac{[离子] \times 6.02 \times 10^{23}}{N_M} \qquad (2\text{-}18)$$

根据微乳液中所含的平均水核的数量以及微乳液中所含的 AOT 分子的数量，可以计算出每个水核的 AOT 分子的聚集数：

$$N = \frac{[AOT]N_A}{N_M} \qquad (2\text{-}19)$$

式中，N_A 为阿伏伽德罗常量。

根据上述公式，对不同浓度和水含量下的微乳液计算其有关参数，结果如表 2.10 所示。

表 2.10　不同浓度和水含量下的微乳液的参数

反应试剂种类	反应试剂浓度 $\times 10^3$/(mol/L)	平均水核半径 R_H/nm	增溶水量 V_T/(mL/L)	水核数量 $N_M \times 10^{-21}$/L	水核中平均离子数量 n_{ions}	微乳液中 AOT 平均聚集数 N
MCPM	5.4	2.4	22.4	3.87	8.4	15.6
	5.4	2.9	37.5	3.67	8.9	16.4
	5.4	3.7	44.8	2.11	15.4	28.5
	2.7	2.3	22.4	4.39	3.7	13.7
	2.7	2.8	37.5	4.08	4.0	14.8
	2.7	3.4	44.8	2.72	6.0	22.1
Ca(OH)$_2$	2.3	2.2	22.4	5.02	2.7	12
	2.3	2.8	37.5	4.08	3.4	14.8
	2.3	4.5	44.8	1.17	11.8	51.5
	1.1	1.6	22.4	13.05	0.5	4.6
	1.1	2.3	37.5	7.36	0.9	8.2
	1.1	2.9	44.8	4.38	1.5	13.7

从表 2.10 可以看到，在微乳液体系中，如果反应试剂的浓度一定，水含量增大，单位体积微乳液中含有水核的数量减少，也就是水核的浓度降低。同时每个水核中的平均反应试剂离子的数量却增加。在水含量不变的情况下，反应物浓度增加，微乳液的水核数量增加，但平均每个水核中所含反应试剂的离子的数量却减少了。

11. 体系的局部拟相图与相结构

AOT/异辛烷/水的三元系统相图已经由 Tamamusbi 和 Watanabe[73] 进行了比较系统的研究，图 2.23 为根据文献得到的 AOT/异辛烷/水三元相图。从图中可以看到,在该系统存在一个比较宽的 W/O 型单相微乳液区和一个很小的 O/W 单相区,在两个单相区之间是液晶区和液晶与 W/O 微乳液的两相区。因此, AOT/异辛烷/水体系非常适合作为反应介质用于 HAP 纳米颗粒的制备。

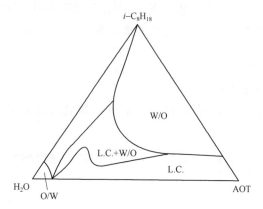

图 2.23　AOT/异辛烷/水微乳液体系相图[73]（25℃）

　　研究表明,当用 MCPM 水溶液和氢氧化钙水溶液取代体系中的水相时,体系的相图将引起变化,为了绘制与本实验体系相关部分的拟相图,选用了一组 AOT、异辛烷含量的混合溶液,采用 MCPM 水溶液和氢氧化钙水溶液分别作为水相,用电导率法测定体系的最大增溶水量,获得一系列临界点,根据这些临界点可绘制出相应的系统拟相图。由于采用了正辛醇作为助表面活性剂,以 AOT 与正辛醇的质量之和作为总的表面活性剂量,相图中各组成均换算成质量分数。表 2.11 为绘制相图所进行的实验结果,最大增溶水量为体系电导率发生突变的水溶液体积。图 2.24 为根据表 2.11 绘制的局部拟相图。

表 2.11　三元相图实验数据

样品		质量/g		最大增溶水量/g	质量分数/%		
		异辛烷	AOT+正辛醇		异辛烷	AOT+正辛醇	分散相水溶液
	1	69.2	2.98	2	93	4	3
	2	69.2	5.75	3.8	88	7	5
	3	69.2	8.63	4.5	84	10	6
MCPM 水溶液	4	69.2	11.5	5.2	81	13	6
	5	69.2	14.4	5.9	77	16	7
	6	69.2	17.28	6.5	74	18	8
	7	69.2	20.16	7.2	72	20	8
	8	69.2	28.24	8.5	65	27	8

续表

样品		质量/g		最大增溶水量/g	质量分数/%		
		异辛烷	AOT+正辛醇		异辛烷	AOT+正辛醇	分散相水溶液
氢氧化钙水溶液	1	69.2	2.98	2.5	92	4	4
	2	69.2	5.75	4.2	87	7	6
	3	69.2	8.63	5.0	84	10	6
	4	69.2	11.5	6.2	80	13	7
	5	69.2	14.4	7.5	76	16	8
	6	69.2	17.28	8.9	73	18	9
	7	69.2	20.16	10.1	70	20	10
	8	69.2	28.24	12.2	63	26	11

注：MCPM 水溶液浓度为 $5.4 \times 10^{-3} mol/L$，氢氧化钙水溶液浓度为 $2.3 \times 10^{-3} mol/L$。

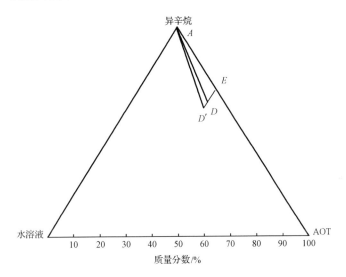

图 2.24　AOT/异辛烷/$Ca(H_2PO_4)_2 \cdot H_2O$ 水溶液与 $Ca(OH)_2$ 饱和溶液的三元体系局部拟相图

从图 2.24 中可以看到，MCPM 水溶液和 $Ca(OH)_2$ 水溶液是较强的电解质溶液，替代水加入微乳液后，Ca^{2+} 作为反离子被吸附在表面活性剂极性头基界面，形成扩散双电层，该扩散双电层比纯水在极性头基的扩散双电层小，也就是 MCPM 和 $Ca(OH)_2$ 作为电解质压缩了表面活性剂极性头基的扩散双电层，因此降低了微乳液体系的稳定性，使体系水溶液的增溶量大大降低。

图 2.24 中 AD 和 AD' 分别为 MCPM 水溶液和 $Ca(OH)_2$ 饱和溶液的增溶边界，其右侧为均匀透明的反相微乳液的单相区，左侧为浑浊区，DE 和 D'E 不是相

区边界,只是研究过程选择的表面活性剂上限浓度。图中 ADE 和 $AD'E$ 分别是 MCPM 水溶液和 $Ca(OH)_2$ 饱和溶液在 AOT/异辛烷体系中的反相微乳液单相稳定区,即 W/O 区。从图 2.24 可知,由于电解质作用,当分别用 MCPM 水溶液和 $Ca(OH)_2$ 饱和溶液取代水相时,系统中的微乳液单相稳定区大大减小。对于 $Ca(OH)_2$ 饱和溶液情况,微乳液稳定区略大,这是因为 OH^- 与 Ca^{2+} 的相互作用减弱了 Ca^{2+} 作为反离子对表面活性剂极性头基扩散双电层的压缩作用,使得反相微乳液单相区比在 MCPM 水溶液系统中的单相区大。

AOT/异辛烷/水体系中,AOT 的初始浓度在 0.1mol/L 时体系的增溶水量达到最大。由于本方法中的 AOT 纯度较低,不能完全在异辛烷中溶解,为了进一步稳定微乳液体系,选择加入助表面活性剂。当助表面活性剂的醇链长与油相的链长相当时,具有较好的增溶作用和稳定作用。正辛醇对 AOT/异辛烷/水微乳液体系具有较好的稳定作用,其浓度应为 0.1mol/L。

油相的烷烃链链长影响了 AOT 体系的增溶性能,这是因为油相的链长影响了表面活性剂与油相之间的内聚能,从而影响反胶束的聚集数和体系的稳定性。油相的链长越长,体系的增溶水量越大,因此异辛烷比环己烷和正庚烷更适合作为体系的油相。

分散相的组成对微乳液体系有很大影响,当用电解质溶液替代纯水时,微乳液的最大增溶水量下降,而且电解质溶液的浓度增加,体系的最大增溶水量进一步下降。电解质溶液对微乳液体系的作用与反离子在表面活性剂极性头基对扩散双电层的压缩有关。

采用 MCPM 水溶液和氢氧化钙水溶液替代系统中的水相,引起体系相图的改变,AOT/异辛烷/水体系的单相透明区变窄,反相微乳液体系的稳定区域也缩小了。

2.4　羟基磷灰石纳米粒子形成热力学

溶液体系中制备 HAP 纳米粒子主要涉及钙盐、磷酸盐和水,因此 CaO-P_2O_5-H_2O 三元系统显得十分重要。图 2.25 是 Van Wazer[74] 给出的 25℃时上述系统的相图。相图清楚地反映出稳定的磷酸盐之间的组成关系。

图 2.26 给出了 25℃时几种磷酸盐的溶解曲线,为使问题简单化,这里以相关磷酸钙盐化合物的 lg[Ca] 值作纵坐标,pH 为 4～9,从图上可直接观察到 $CaHPO_4$、$CaHPO_4 \cdot 2H_2O$、$Ca_8H_2(PO_4)_6 \cdot 5H_2O$、β-$Ca_3(PO_4)_2$、$Ca_4(PO_4)_2O$ 和 $Ca_5(PO_4)_3OH(HAP)$ 的溶解等温线。曲线图显示:$CaHPO_4$ 与 HAP 有一稳定的无变点和许多亚稳的变点。值得注意的是,$CaHPO_4 \cdot 2H_2O$ 与 HAP 并不存在稳定的无变点。

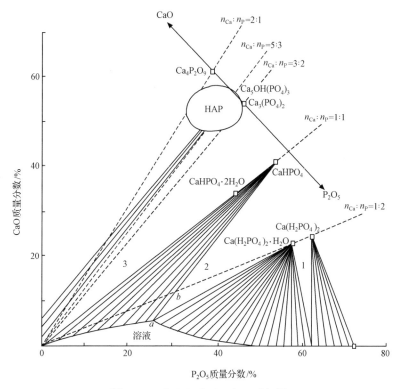

图 2.25　CaO-P_2O_5-H_2O 三元相图

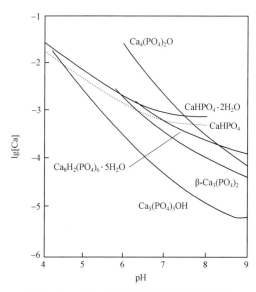

图 2.26　25℃时几种磷酸盐的溶解曲线

　　虽然溶解曲线图上的 lg-lg 标尺突出了等温线,但也存在明显的局限,用对数标尺无法看到结晶路线,无法看出一致溶和不同组成固相间的关联,因而显示不了存在于 HAP 形成、微观结构演变的反应动力学和钙磷酸盐溶解性之间的关系。

　　图 2.27 是 $Ca(OH)_2$-H_3PO_4-H_2O 三元相图的局部。图中钙和磷均以它们的摩尔分数的五次方根示出。与对数坐标的溶解相图相比,这种方式标示的相图有许多便利之处。浓度为 0 也是容许的,满标浓度仍为 1 而不致像对数坐标那样为 0;这种方式也拓宽了浓度轴表示的范围:在满标浓度为 1 时,既能显示低浓度也能显示高浓度。相的沉淀和溶解及溶液中相关的组分变化可像一般相图那样沿直线表示。从图上可看出 $CaHPO_4$、$CaHPO_4 \cdot 2H_2O$ 和 HAP 的组成关系,$CaHPO_4 \cdot 2H_2O$ 在 25℃时没有稳定区,因而 $CaHPO_4 \cdot 2H_2O$ 和 HAP 的无变点是亚稳的,而 $CaHPO_4$ 与 HAP 形成一个稳定的无变点。不过,对于这一点是固液同组分点还是固液异组分点一直存在争议。

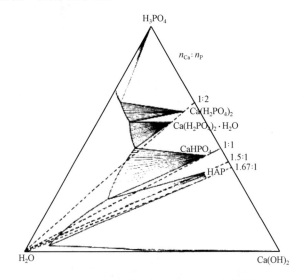

图 2.27　$Ca(OH)_2$-H_3PO_4-H_2O 三元相图

　　通常认为,HAP 是具有组成 $Ca_{10}(PO_4)_6(OH)_2$ 的化合物,偏离此组成的 HAP 被看成是非平衡态化合物。具有组成 $Ca_{(10-x)}(HPO_4)_x(PO_4)_{(6-x)}(OH)_{(2-x)}$ $(x \leqslant 1)$ 的缺钙型 HAP 就被视为偏离标准化学计量的 HAP。非标准化学计量 HAP 的形成是由部分引入空位引起的,缺钙型 HAP $Ca_9(HPO_4)(PO_4)_5(OH)$(DOHA)的钙磷比为 1.5,可认为其结构中引入一个 Ca 空位和一个 O 空位,即可视作从结构中"移走"了一个 CaO,这就意味着缺钙型 HAP 是比标准化学计量的 HAP 更"酸性"的化合物,也就是说,它的最终组成将与比 HAP 更"酸性"的平衡相共存,也即形成一个无变点。Young 和

Brown 等[75]也报道,高 pH 环境有利于化学计量 HAP 的形成。最终组成为标准化学计量的 HAP 可能与氢氧化钙形成一个无变点。

根据 Gibbs 相律,两固相与溶液的平衡点为无变点。图 2.27 中有 4 个稳定的无变点:$Ca(H_2PO_4)_2$ 与 $Ca(H_2PO_4)_2 \cdot H_2O$;$Ca(H_2PO_4)_2 \cdot H_2O$ 与 $CaHPO_4$;$CaHPO_4$ 与 $Ca_9(HPO_4)(PO_4)_5(OH)$;$Ca_{10}(PO_4)_6(OH)_2$ 与 $Ca(OH)_2$。由于高 pH 时磷酸盐溶解度很低,溶液组成并未确定,因此这一无变点附近区域的等温线为虚线。与研究讨论的固相转变关系不大的高酸性领域的 $Ca(H_2PO_4)_2$ 与 $H_3PO_4 \cdot \frac{1}{2}H_2O$ 及 $H_3PO_4 \cdot \frac{1}{2}H_2O$ 与 H_3PO_4 形成的无变点并未标出。亚稳的磷酸盐 $Ca_3(PO_4)_2$ 和 $Ca_8H_2(PO_4)_6 \cdot 5H_2O$ 与 HAP 并不形成共存点,所以其等温线也未示出。亚稳的 $CaHPO_4 \cdot 2H_2O$ 的等温线与 $CaHPO_4$ 平行,为清晰起见也未标出。

图 2.27 标出了 HAP 组成的变化范围及 $CaHPO_4$ 的固液不一致溶解。化学计量的 HAP 与 $Ca(OH)_2$ 形成一个无变点,而缺钙型 HAP 与 $CaHPO_4$ 形成一个稳定的无变点。穿越 HAP-溶液两相区域的连线旨在显示 HAP 的钙磷比及与HAP 平衡的饱和溶液的组成关系。无论其组成如何,HAP 是固液同组成溶解,即一致溶。从水到最终组分点 $Ca_{10}(PO_4)_6(OH)_2$ 和 $Ca_9(HPO_4)(PO_4)_5(OH)$ 只穿越 HAP 的溶解度线而不穿越其他相的等温线;而 $CaHPO_4$、$Ca(H_2PO_4)_2$ 和 $Ca(H_2PO_4)_2 \cdot H_2O$ 与水的连线并不与它们各自的等温线交叉,而是与相对更"碱性"的磷酸盐的等温线交叉,因而这些相的溶解是固液异组成溶解,即不一致溶解。

$CaHPO_4$ 和 HAP 溶解度线的空间关系及两相组成的无变点的位置排除了 $CaHPO_4$ 从等摩尔的 Ca^{2+} 和 PO_4^{3-} 的溶液中析出的可能性,也就是说从钙磷摩尔比为 1 的磷酸钙饱和溶液中首先析出的平衡相并不是钙磷摩尔比为 1 的磷酸盐。相应地,亚稳的 $CaHPO_4 \cdot 2H_2O$ 的溶解和沉淀行为与 $CaHPO_4$ 相似。

详细讨论 $CaHPO_4 \cdot 2H_2O$-$Ca_9(HPO_4)(PO_4)_5(OH)$ 溶液形成的无变点附近的溶解沉淀过程参见图 2.28,它是图 2.27 的一部分,图上将 $CaHPO_4 \cdot 2H_2O$ 的等温线也标出了,其亚稳性从它比 $CaHPO_4$ 具有更高的溶解度上即可看出。

$CaHPO_4$ 和 $CaHPO_4 \cdot 2H_2O$ 在溶液中的水解路线是一样的,二者都溶出等摩尔的 Ca 和 P。在图上溶液组成到达 HAP 的等温线上 a 点,此时溶液对 HAP 饱和但对 $CaHPO_4$ 或 $CaHPO_4 \cdot 2H_2O$ 尚未饱和,继续溶解溶液将对 HAP 过饱和并将达到一临界过饱和度,即图 2.28 中 b 点;这时 HAP 结晶析出,过饱和得到缓解,随着缺钙型 HAP 的析出,组成变化沿直线 $b \rightarrow c$,在 c 点溶液对 HAP 饱和,但对 $CaHPO_4$ 或 $CaHPO_4 \cdot 2H_2O$ 仍不饱和,它们继续溶解将再次导致溶液对 HAP 过饱和,到达 d 点,HAP 继续析出,溶液组成变化至 e 点,此时析出的 HAP 比最初形成的 HAP 含更多的 Ca 缺陷。此次析出沉淀时溶液的过饱和度比初次析出

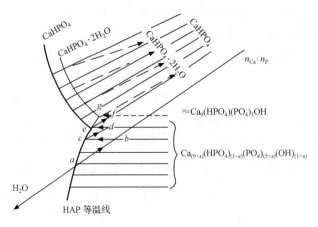

图 2.28　羟基磷灰石析出线路图

HAP 时的过饱和度要低,因为此时不再需要成核作用。无变点 e 是 $CaHPO_4$ 与 HAP 的会溶点,二者共存。一旦到达 e 点,$CaHPO_4$ 不再溶解,但是,如果溶解相是 $CaHPO_4 \cdot 2H_2O$,则还需有一轮溶解—沉淀过程最终到达 HAP 与 $CaHPO_4 \cdot 2H_2O$ 的共存点。

　　HAP 与 $CaHPO_4 \cdot 2H_2O$ 要形成一个无变点则 HAP 等温线需有一段亚稳的延伸,这种状态下的 HAP 的 Ca 缺陷比与 $CaHPO_4$ 平衡存在的 HAP 的更多。两种状态下的 HAP 都是非化学计量的,这一结果与文献[75,76]报道的认为有明显 Ca 缺陷的 HAP 只在 pH 低于 5.0 的环境下形成的结论相符。最初形成的 HAP 是接近化学计量的,随着 $CaHPO_4 \cdot 2H_2O$ 或 $CaHPO_4$ 的转化,材料的 Ca 缺陷增多,这意味着与 $CaHPO_4$ 形成无变点的 HAP 和与 $Ca(OH)_2$ 形成无变点的 HAP 在组成上存在差异。Skinner[77] 在 300℃ 水热条件下研究证明,与 $CaHPO_4$ 平衡的 HAP 和与 $Ca(OH)_2$ 平衡的 HAP 在晶格参数上有所不同,这一结论为上述推理提供了佐证。

　　虽然溶解沉淀是分步进行的,但实际上是一个连续的过程。如果在到达无变点时 HAP 都结晶出来并与溶液达到平衡,那么先形成的 HAP 一定在不断调整其组成,使钙缺陷愈来愈多。如果没有这个调整组成的过程,那么 HAP 中将存在组成梯度,最后形成的 HAP 含有的 Ca 缺陷最多。因此某一给定组成 HAP 要么是不完全水解产物,要么具有平衡态的组成。虽然 $CaHPO_4 \cdot 2H_2O$ 的溶解是一致溶解,但一致溶解与其水解行为并不吻合。完全水解可在高的液-固比条件下得以实现,实验表明,可得到不同组成的 HAP。水解之初得到的 HAP 具有图 2.28 上 c 点的平衡相组成。尽管此时得到的材料尚不是化学计量的,但已相当接近了。连续水解将导致 HAP 平均组成向低钙磷比方向发展,这就是为什么用均相沉淀水解法合成高钙磷比的 HAP 需在很稀的体系中实现的原因。

Francis 和 Webb[78] 发现了 $CaHPO_4 \cdot 2H_2O$ 和 HAP 晶体间的紧密联系。他们发现，HAP 和 $CaHPO_4 \cdot 2H_2O$ 相应的低米勒指数晶面，如 (010) 和 (110) 面上钙离子空间位置有很好的对应性，检查 HAP 和 $CaHPO_4$ 的空间关系确能发现异质外延。依靠 $CaHPO_4$ 水解合成 HAP 时还取决于 $CaHPO_4$ 的表面积，由试剂 $CaHPO_4$ 晶体直接水解时 $CaHPO_4$ 比表面积较小，因而未见明显 HAP 结晶。虽然水解前 $CaHPO_4$ 被研磨过，但其比表面积还远未达到水解产生 HAP 的要求。此外，比表面积太小时，$CaHPO_4$ 表面形成的 HAP 也阻碍了水解的进一步进行。

以上讨论的不一致溶解、异质外延只是想为反映结晶机理、组成关系提供解释。

溶液中固体颗粒的生长是一种复相化学反应，也是一个相变过程。一般来说，相变过程可以分为两种方式：一种是当新旧两相在结构上差异很小时，转变时的变化程度也极微小，在体系大面积的范围内所发生的转变是同时进行的，并可以看成在空间中发生连续的变化，体系内的原子同时进入不稳定的状态。另一种是代表大多数的相变过程，它要求在体系中将出现两相的界面，依靠相界面逐步向旧区域内推移而使得新相不断长大。所以这个过程分为成核与长大两个阶段。一般成核过程主要考虑热力学条件，而长大过程则主要考虑动力学条件。

相变过程是一个自发进行的过程，因此它是一个降低体系自由能的过程。A 相转变为 B 相的趋势的大小可用相变驱动力 ΔG 来量度，即体系始态的自由能与终态自由能的差值。由溶液内结晶出一个晶相原子的相变驱动力为

$$\Delta G = kT\sigma \tag{2-20}$$

式中，σ 为过饱和度。在溶液中颗粒生长的过程中，自由能的变化为

$$\Delta G = \Delta G^0 + RT\ln Q \tag{2-21}$$

其中

$$\Delta G^0 = RT\ln K \tag{2-22}$$

$$Q = [\alpha]^{-1} \tag{2-23}$$

式中，ΔG^0 为生长过程中自由能的变化；K 为平衡常数；$[\alpha]$ 为组分 A 在过饱和溶液中的实际活度，代入式 (2-21) 得

$$\Delta G = RT\ln([\alpha]_e/[\alpha]) \tag{2-24}$$

式中，$[\alpha]_e$ 是组分 A 在饱和溶液中的平衡活度。若活度系数 $\gamma = 1$ 或在一定范围内 γ 和浓度无关，则式 (2-24) 中活度可用摩尔浓度代替，因此，式 (2-24) 中 $[\alpha]_e/[\alpha]$ 可用 C^*/C 代替。C^* 和 C 分别是溶液在一定温度下的饱和浓度和实际浓度，所以有

$$\Delta G = RT\ln(C^*/C) = -RT\ln S \tag{2-25}$$

式中，S 为过饱和比 C/C^*，在过饱和溶液中 $S > 1$，生长晶体的过程是自由能降低的过程。这一过程是自动进行的，溶液的过饱和是结晶过程的驱动力。S 越大，自

由能降低也越多,晶体生长的驱动力也越大。从式(2-25)也可看出,温度也影响着自由能差值的变化。温度越高,体系自由能降低幅度越大,反应驱动力大,反应越快。在水热法制备磷灰石纳米粒子过程中温度高,同时沉淀剂逐渐水解,引起体系pH升高,C^* 随之降低,而 C 的下降速率较缓慢,结果是 S 变大,也使反应驱动力增大。达到磷灰石晶核形成的临界值时,体系析出晶核。

用均相沉淀法制备 HAP 晶体时,S 由体系实际的钙离子浓度[Ca^{2+}]、磷酸根离子浓度[PO_4^{3-}]和氢氧根浓度(pH)决定。随着 pH 的降低,HAP 的溶解度迅速提高。在 pH>4.2 时,HAP 是稳定相。溶液对几种盐都过饱和时,析出晶体的顺序由动力学条件决定。根据 Ostward 规则:热力学上最稳定的相最后生成,溶液中必然存在固相转化[79]。在均相沉淀法合成羟基磷灰石时,溶液中先析出 ACP,然后向 HAP 转化。

2.5　羟基磷灰石纳米粒子形成动力学

纳米粒子从溶液中生长包括许多阶段,笼统地来说,可分成两个阶段:第一阶段是结晶物质向生长界面的扩散过程;第二阶段是聚集在生长界面的结晶物质进入晶格结点的反应过程。晶体生长时,假若整体溶液的浓度为 C,在相同的条件下,该溶液的饱和浓度为 C^*,而晶体生长界面处的浓度为 C_1,显然当晶体生长时,溶液浓度大小的顺序为 $C > C_1 > C^*$。根据 Nernst 的扩散层理论,当晶体生长时,包括生长界面的溶液形成厚度为 δ 的扩散层,在此层内的溶液浓度发生急剧的变化,由浓度 C 下降到 C_1,仅存在着扩散作用,晶体生长的驱动力如图 2.29 所示。若结晶物质在溶液中的扩散系数为 D_L,根据 Fick 扩散第一定律,在单位时间内由整体溶液扩散到扩散层单位面积上的物质质量应为

$$\mathrm{d}m/\mathrm{d}t = (D_L/\delta) \cdot (C - C_1) \tag{2-26}$$

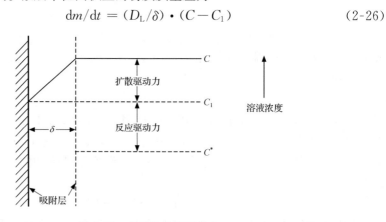

图 2.29　晶体生长的驱动力

C_1 与 C^* 之差越大,结晶物质进入晶格结点的反应速率也越大,即进入晶格结点的反应速率与 $(C_1 - C^*)$ 之差成比例,这样在单位时间内,作为一级界面反应的单位面积上发生反应的物质质量为

$$\mathrm{d}m/\mathrm{d}t = k(C_1 - C^*) \tag{2-27}$$

式中,k 为反应常数。

当颗粒生长处于恒稳态时,结晶物质的扩散速率和反应速率应当相等,这就意味着式(2-26)和式(2-27)中 $\mathrm{d}m/\mathrm{d}t$ 值相等,那么

$$\frac{D_{\mathrm{L}}}{\delta}(C - C_1) = k(C_1 - C^*) \tag{2-28}$$

由式(2-28)可求得

$$C_1 = \frac{(D_{\mathrm{L}}/\delta)C + kC^*}{k + D_{\mathrm{L}}/\delta} \tag{2-29}$$

将式(2-29)的 C_1 值代入式(2-27)可求得

$$\frac{\mathrm{d}m}{\mathrm{d}t} = \frac{k(D_{\mathrm{L}}/\delta)}{k + D_{\mathrm{L}}/\delta}(C - C^*) \tag{2-30}$$

令

$$\frac{k(D_{\mathrm{L}}/\delta)}{k + D_{\mathrm{L}}/\delta} = q$$

若晶体的密度为 ρ,由式(2-30)可求得颗粒生长速率的表达式:

$$R = \frac{1}{\rho} \cdot \frac{\mathrm{d}m}{\mathrm{d}t} = \frac{q}{\rho}(C - C^*) = \frac{q}{\rho}\Delta C \tag{2-31}$$

式中,q 为结晶物质的供应系数;$\Delta C = C - C^*$,为溶液的过饱和度。由式(2-31)可以看出,晶体的生长速率 R 的大小取决于 ΔC 与 q 值的积,而 q 值又依赖于反应速率常数 k、扩散系数 D_{L} 与扩散层厚度 δ。从供应系数 q 的定义中又可看出:①当生长界面的反应速率非常快时,即 $k \gg D_{\mathrm{L}}/\delta$ 时,晶体生长速率 $R \approx D_{\mathrm{L}}/\delta$,这就说明结晶物质的扩散过程是限制生长速率 R 的主要因素。②当扩散速率比反应速率快得多时,即 $D_{\mathrm{L}}/\delta \gg k$ 时,晶体生长速率 $R \approx k$,这就意味着生长界面反应过程起到限制生长速率 R 的作用。用均相沉淀法合成羟基磷灰石纳米粒子时,高声强的超声波的作用使得晶核形成阶段扩散速率比反应速率快,界面反应控制着 HAP 颗粒生长速率,反应结束时,溶液的过饱和度很低,磷灰石晶核长大的驱动力变小,进一步的水解驱动力变成扩散控制。实现了磷灰石纳米粒子平均粒径和粒径分布的动力学控制。用水热反应法合成磷灰石纳米粒子时,反应初期依靠维持低的过饱和度使 C 与 C^* 差值即 ΔC 较小来控制成核速率,前驱体的生长速率由扩散过程控制,而在 HAP 长大阶段,溶液的过饱和度较低,水解驱动力由扩散控制。由扩散控制的磷灰石形成及长大驱动力使体系内部晶核的形成和晶粒的长大同时进行,所以用水热反应法合成磷灰石纳米粒子时,可以控制粒子的平均粒径而难以实现粒径分布的有效控制。

HAP 是具有组成 $Ca_{(10-x)}(HPO_4)_x(PO_4)_{(6-x)}(OH)_{(2-x)}$ ($x<1$) 的缺钙型羟基磷灰石,相对标准化学计量的羟基磷灰石 $Ca_{10}(PO_4)_6(OH)_2$ 来说,它在结构中存在较多的 Ca 空位和部分 OH 空位,连着 6 个 O 原子的 Ca 空位是一个较强的吸附位置,它从溶液中吸附 Ca^{2+};连着 3 个 O 原子的 Ca 空位是一个较弱的吸附位置,一部分被 Ca^{2+} 填充,另一部分则以空位的形式一直存在于 HAP 晶格中。OH 空位连着的是带两个正电荷的 Ca(2) 离子,这一位置吸附 PO_4^{3-}、OH^- 及 CO_3^{2-} 基团,由于 Ca^{2+}、PO_4^{3-}、OH^- 是 HAP 构晶离子,它们与 HAP 亲和力大,与 HAP 表面接触发生反应进入晶格格点,对 Ca^{2+} 的吸附使 HAP 表面 ζ 电位上升从而加强了 HAP 对 PO_4^{3-}、OH^- 等的吸附。同样,对 PO_4^{3-}、OH^- 等的吸附使 HAP 表面 ζ 电位下降从而加强了 HAP 对 Ca^{2+} 等的吸附。这种协同吸附作用使 HAP 得以向标准化学计量转化并长大,而各面族的生长速率的差异使它们显露的概率各异,最终使晶体具有一定形貌。简单地说,在新的质点向晶体上黏附时,由于羟基磷灰石晶须的 a、b 面面网密度小,对质点的引力大,质点容易黏附,该晶面的生长速率快;而 c 面面网密度大,对质点的引力小,质点黏附困难,故而该晶面生长慢。这意味着 a、b 面将优先生长,而 c 面生长落后,从而使晶须最终表现为沿 c 轴方向生长。

参 考 文 献

[1] Deptula A, Lada W, Olczak T, et al. Preparation of spherical powders of hydroxyapatite by sol-gel process. J Non-Cryst Solids, 1992, 147~148:537~541

[2] Lim G K, Wang J, Ng S C, et al. Nanosized hydroxyapatite powders from microemulsions and emulsions stabilized by a biodegradable surfactant. J Mater Chem, 1999, 9:1635~1639

[3] 任卫. 反相微乳液法制备纳米羟基磷灰石的研究:[博士论文]. 武汉:武汉理工大学, 2003

[4] Gellermann C, Storch W, Wolter H. Systhesis and characterization of the organic surface modifications of monodisperse colloiclal silica. J Sol-Gel Sci Tech, 1997, 8: 173~176

[5] Meulenkamp E A. Synthesis and growth of ZnO nanoparticles. J Phys Chem B, 1998, 102:5566~5572

[6] Wang Y F, Yan Y H, Dai H L, et al. Preparation of hydroxyapatite fibers by homogeneous precipitation method. J Wuhan Univ Technol, 2002, 17(3):39~41

[7] Wang Y F, Yan Y H, Li M J, et al. Electronic microscopy analysis of HAP single crystals prepared by hydrothermal method. T Nonferr Metal Soc, 2003, 13(1):69~72

[8] 王友法,闫玉华,梁飞等. 水热条件下针状羟基磷灰石单晶体的均相合成. 硅酸盐通报, 2001, 20(2):30~34

[9] Zhang H Q, Li S P, Yan Y H. Dissolution behavior of hydroxyapatite powder in hydrothermal solution. Ceram Internat, 2001, 27(4):451~454

[10] Zhang H Q, Li S P. Morphology and formation mechanism of hydroxyapatite coating by hydrothermal method on CaO-SiO2-B2O3-Na2O glass. Bio-med Mater Eng, 2001, 10(3~4):205~212

[11] Zhang H Q, Li S P. Preparation and properties of hydroxyapatite coating on glass surface by hydrothermal method. Glass Technol, 2001, 42(33):97~100

[12] Nancollas G H, Wefel J S. The effect of stannous fluoride and stannous chloride on the crystallization of

dicalcium phosphate dihydrate at constant pH. J Crystal Growth,1994,23:169～176

[13] Brown W E,Schroeder L W,Ferris J S. Interlayering of crystalline octacalcium phosphate and hydroxyapatite. J Phy Chem,1979,83(11):1385～1388

[14] Maniatis C,Paschalakis P,Vynies D H,et al. Effect of proteoglycans on hydroxyapatite growth *in vitro*: the role of hyaluronan. Biochem Biophys Acta,1993,1158(2):129～136

[15] Daskalakis Z J,Paradiso G O,Christensen B K,et al. The influence of α-latoglobulin on the growth and dissolution kinetics of hydroxyapatite. Int J Prosthodontics,1999,11:610～619

[16] Tanaka H,Nuno Y,Irie S,et al. Adsorption mechanism of polylysine on hydroxyapatite and its effect on dissolution properties of hydroxyapatite. Talanta,1992,39(8):893～898

[17] Li S,Zhang S,Chen W,et al. Effects of hydroxyapatite ultrafine powder on colony formation and cytoskeletons of MGc-803 cell. Bioceramics,1996,9:225～227

[18] 张士成,李世普,袁润章. 磷灰石超微粉对骨癌 Os-732 细胞形态的影响. 武汉工业大学学报,1996,18(1):12～15

[19] Wang Y F,Yan Y H,Cao X Y,et al. Preparation and characterization of strontium-containing HAP sol and studies on its effects on cancer and normal cells. Key Eng Mater,2005,288～289:537～540

[20] 闫玉华,刘翠秀,陈闻杰. 具有抑癌作用的 HAP-sol 的稳定性研究. 武汉工业大学学报,1998,20(1):45

[21] 冯凌云,李世普,陈闻杰. 羟基磷灰石溶胶对 W-256 癌肉瘤细胞和艾氏腹水瘤细胞增殖的影响. 中国有色金属学报,1999,9(3):651～655

[22] Hu S,Yan Y H,Wang Y F. Apoptosis of cancer cells induced by HAP nanoparticles. J Wuhan Univ Technol,2005,20(4):13～15

[23] 张士成. 羟基磷灰石超微粉对癌细胞作用初探:[博士论文]. 武汉:武汉工业大学,1996

[24] Chen J,Cao X Y,Li S P,et al. The influence of nano-apatite on *c-myc* and *p53* gene in the hepatocellular carcinoma. J Wuhan Univ Technol,2005,20(2):57～59

[25] Yin M Z,Han Y C,Bauer I,et al. Effect of hydroxyapatite nanoparticles on the ultrastructure and function of hepatocellular carcinoma cells *in vitro*. Biomed Mater,2006,1:38～41

[26] Han Y C,Li S P,Wang X Y,et al. Influence of apatite nanoparticles on cancer cells. Nanoscience,2006,11(2):102～106

[27] 张园,袁媛,刘昌胜. 纳米羟基磷灰石悬浮液稳定性能的研究. 中国生物医学工程学报,2008,27(1):208～111

[28] 袁媛,唐胜利,洪华等. 纳米羟基磷灰石的制备及其抗肿瘤活性的研究. 中国生物医学工程学报,2005,24(1):26～30

[29] 刘昌胜. 纳米羟基磷灰石的合成与生物学性质的研究. 大连大学学报,2004,25(2):42～44

[30] 杨孔,魏杰,王朝元等. 纳米羟基磷灰石/聚合物生物复合材料体内外生物活性研究. 科学通报,2006,51(14):1640～1643

[31] 王欣宇,韩颖超,李世普. 自燃烧法制备纳米羟基磷灰石粉的机理探讨及影响因素. 硅酸盐学报,2002,30(5):564～568

[32] 黎大兵,胡建东,连建设等. 纳米粉体$(CeO_2)_{0.9-x}(GdO_{1.5})_x(Sm_2O_3)_{0.1}$的溶胶-凝胶低温燃烧合成. 硅酸盐学报,2001,29(4):340～343

[33] 张明福,赫晓东,韩杰才等. 自燃烧法合成$BaNd_2Ti_5O_{14}$的凝胶化及热处理研究. 无机材料学报,2000,15(5):879～883

[34] 徐志刚,程福祥,周彪等. CoFe₂O₄ 纳米材料的燃烧法合成及磁性研究. 科学通报,2000,45 (17):1837~1841

[35] 谢平波,张慰萍,尹民等. 纳米 Ln₂O₃:Eu(Ln=Gd,Y)荧光粉的燃烧法合成及其光致发光性质. 无机 材料学报,1998,13(1):53~58

[36] 丁子上,翁文剑,杨娟. 化学络合法在溶胶-凝胶过程中的应用. 硅酸盐学报,1995,23(5):571~579

[37] 尹邦跃,王零森,樊毅等. 乙二醇在络合物溶胶-凝胶法中的应用研究. 硅酸盐学报,1999,27 (3):337~341

[38] 李汶霞,殷声. 低温燃烧合成陶瓷微粉. 硅酸盐学报,1999,27(1):71~78

[39] 李汶霞,殷声. 燃烧合成中的有机物. 材料导报,2000,14(5):45~48

[40] 施尔畏,夏长泰,王步国等. 水热法的应用与发展. 无机材料学报,1996,11(2):193~206

[41] Aoki H,Kato K,Shiba M. Synthesis of hydroxyapatite under hydrothermal conditions. J Dent Apparatus Mater,1972,13(27):170~176

[42] Hattori T,Iwadate Y. Hydrothermal preparation of calcium hydroxyapatite powders. J Am Ceram Soc, 1990,73(6):1803~1805

[43] 杭州大学化学系. 分析化学手册,第一分册. 北京:化学工业出版社,1997:35~49

[44] Nancollas G H,Tomazic B. Growth of calcium phosphate on hydroxyapatite crystals,effect of supersaturation and ionic medium. J Phy Chem,1974,79:2218~2225

[45] Boskey A L,Posner A S. Formation of hydroxyapatite at low supersaturation. J Phy Chem,1976,80(1): 40~45

[46] Hoar T P,Schulman J H. Transparent water-in-oil dispersions:the oleopathic hydro-micelle. Nature, 1943,152:102,103

[47] Schulman J H,Stoeckenius M,Prince L M. Mechanism of formation and structure of micro emulsions by electron microscopy. J Phys Chem,1959,63:1677~1680

[48] Prince L M. Microemulsions,Theory and Practice. New York:Academic Press,1977

[49] Chen S H,Rajagopalan R. Micellar Solutions and Microemulsions: Structure,Dynamics and Statistical Thermodynamics. Berlin:Springer,1990

[50] 任卫,李世普,王友法等. 超细羟基磷灰石颗粒的反相微乳液合成. 硅酸盐通报,2002,21(6):27~31

[51] 任卫,李世普,王友法. 微乳液法制备纳米羟基磷灰石的机理. 材料研究学报,2004,18(3):257~264

[52] Boutnnet M,Kizling J,Stenius P,et al. The preparation of monodisperse colloidal metal particles from microemulsions. Colloids Surf,1982,5:209~225

[53] Boutonnet M,Texter J. Electrochemistry in Colloid and Dispersions. New York:VCM Publ,1992

[54] Boutonnet M,Kizling J,Touroude R,et al. Monodispersed colloidal metal particles from nonaqueous solutions:catalytic behaviour in hydrogenolysis and isomerization of hydrocarbons of supported platinum particles. Catal Lett,1991,9:347~354

[55] Pileni M P. Reverse micelles as microreactors. J Phys Chem,1993,97(27):6961~6973

[56] Kortan A R,Hull R,Bawendi M G. Nucleation and growth of CdSe on ZnS quantum crystallite seeds and vice versa,in inverse micelle media. J Am Chem Soc,1990,112:1327

[57] Lopez-Quintela M A,Rivas J. Chemical reactions in microemulsions:a powerful method to obtain ultrafine particles. J Colloid Interf Sci,1993,158:446~451

[58] Pillai V,Kumar P,Multani M S,et al. Structure and magnetic properties of nanoparticles of barium ferrite synthesized using microemulsion processing. Colloid Surface A,1993,80:69~75

[59] Pileni M P. Nanosized particles made in colloidal assemblies. Langmuir,1997,13: 3266~3276

[60] Gelbart W M,BenShaul A,Roux D,et al. Microemulsions and Monolayers. New York:Springer-Verlag, 1994

[61] Shah D O,Tamjeedi A,Falco J W,et al. Interfacial instability and spontaneous formation of microemulsions. AIChE J,1972,18:1116

[62] Hamman S D. The dependence of the free energy of micelle formation on aggregation number and critical micelle concentration. Aust J Chem,1978,31:919

[63] Hiemenz P C. Principles of Surface and Colloid Chemistry. New York:Marcel Dekker,1986

[64] Pileni M P. Water in oil colloidal droplets used as microreactors. Adv In Colloid Inter Sci,1993,46:139~163

[65] Levy L,Hochepied J F,Pileni M P. Control of the size and composition of three dimensionally diluted magnetic semiconductor clusters. J Phys Chem,1996,100:18322~18326

[66] Hirai T,Sato H,Komasawa I. Mechanism of formation of titanium dioxide ultrafine particles in reverse micelles by hydrolysis of titanium tetrabutoxide. Ind Eng Chem Res,1993,32:3014~3019

[67] Michell J D,Ninham B W. Micelles,vesicles and microemulsions. J Chem Soc Faraday Trans,1981,77: 601~629

[68] Peri J B. The state of solution of aerosol OT in nonaqueous solvents. J Colloid Interface Sci,1969,29(1): 6~15

[69] Bourrel M,Schechter R S. Microemulsion and Related Systems: Fomulation,Solvency and Physical Properties. New York:Marcel Dekker,Inc,1988

[70] 崔正刚,殷福珊. 微乳液化技术及应用. 北京:中国轻工业出版社,1999

[71] Kim M W,Dozier W D. Transport properties of microemulsions. In:Chen S H,Rajagopalan R. Micellar Solutions and Microemulsions-Structure, Dynamics and Statistical Thermodynamics. Berlin: Springer, 1990. 291

[72] Knono K,Kitahara A. Micelle formation of oil-soluble surfactants in nonaqueous solutions: effect of molecular structure of surfactants. J Colloid Interf Sci,1971,35:636~642

[73] Tamamusbi B, Watanabe N. The formation of molecular aggregation structures in ternary system: AOT/water/isooctane. J Colloid Polymer Sci,1980,258:174~178

[74] Van Wazer J R. Phosphorus and its compounds. Chemistry,1958,1:515~518

[75] Young R A,Brown W E. Structures of biological minerals. In:Nancollas G W. Biological Mineralization and Demineralization. Berlin: Springer-Verlag,1982:104~111

[76] Avnimelech Y,Moreno E C,Brown W E. Solubility and surface properties of pinely divided hydroxyapatite. J Res Natl Bur Stand,Sect A,1973,77:149~155

[77] Skinner H C W. Phase relationships in the CaO-P_2O_5-H_2O system from 300℃ to 600℃ at 2kb H_2O pressure. Am J Sci,1974,273:545~560

[78] Francis M D,Webb N C. Hydroxyapatite formation from a hydrated calcium monohydrogen phosphate precursor. Calcif Tissue Res,1971,6:33~42

[79] 王夔. 生物无机化学. 北京:清华大学出版社,1990

第3章 羟基磷灰石纳米粒子的掺杂与改性研究

3.1 本章内容简介

羟基磷灰石的掺杂与改性是优化其性能的有效手段。本章着重介绍了羟基磷灰石掺杂和改性的两种主要途径:阳离子掺杂和阴离子替代。阳离子掺杂包括锶离子、铕离子、铽离子和镧离子掺杂。其中,锶离子掺杂的目的是通过锶离子的掺入改变钙羟基磷灰石的晶体形貌、提高磷灰石纳米粒子的活性,同时利用锶存在多种放射性同位素且它们的半衰期的高度可选择性,在检测磷灰石纳米粒子的药物代谢动力学及纳米粒子与细胞的相互作用的动态观察中以及其他各种生物学性能检测时非常方便,将锶离子掺入晶格标记磷灰石纳米粒子比外接标记物的方法要可靠、准确得多。铕离子、铽离子掺杂是基于铕和铽的荧光特性,综合考虑各种制备技术的优势和可行性,选取化学沉淀法来制备铕掺杂、铽掺杂羟基磷灰石纳米材料,并对其荧光特性进行了表征与分析。掺铕磷灰石纳米粒子在 393.3nm 激发时,可得到最大发射波长为 618nm 的荧光光谱,荧光显微镜下可看到明显的红色荧光。掺铽磷灰石纳米粒子在 270nm 激发时,可得到最大发射波长为 547.4nm 的荧光光谱,荧光显微镜下可看到明显的绿色荧光。将镧掺入羟基磷灰石中,取代部分钙的位置,则是为了取得性能的某些改进。阴离子替代主要讨论了氯离子、氟离子和碳酸根离子部分替代。氯离子对羟基磷灰石微晶形貌的影响主要通过置换 HAP 中的部分碳酸根离子来实现;部分置换后,所得到的晶体晶胞参数 a、b 变大,c 则相应缩小;晶格发生畸变,晶体发生膨胀,晶体生长能增加,使得沿 c 轴方向的晶体生长速率减慢,最终导致 HAP 产物的形貌由针状变为片状。采用 $Ca(NO_3)_2 \cdot 4H_2O\text{-}P_2O_5\text{-}NH_4F\text{-}$乙醇体系,可在低温 600℃下制备出含氟量不同的氟磷灰石(FHA)纳米粒子。掺氟羟基磷灰石中氟含量对晶体结构的影响将使得 FHA 的化学性能和生物学性能有所改善。随着含氟量的增加,FHA 主晶相的衍射峰强度呈先增强后减弱的趋势;FHA 晶体的晶格参数、晶面间距(300)和粒度都随之减少。碳酸根离子替代则是基于人体硬组织磷灰石中均不同程度地含有部分碳酸根,碳酸根离子的掺入提高了磷灰石纳米粒子的生物活性。本章还通过红外吸收光谱研究了两类碳酸根离子替代,即碳酸根离子对磷酸根离子的替代和碳酸根离子对羟基的取代。

3.2　磷灰石纳米粒子的阳离子掺杂

3.2.1　锶离子掺杂

1. 锶的生物学特性[1]

锶(Sr)是一种与钙同族的碱土金属元素,原子序号为38,相对分子质量为87.62。天然羟基磷灰石层岩中锶的含量约为23g/kg,食物中为0.3~5.1mg/kg。锶的天然同位素都是稳定性同位素,其中^{88}Sr的丰度最高(82.58%)(表3.1)。由人工核反应产生的锶的放射性同位素痕量地存在于环境中(表3.2),其中^{90}Sr的半衰期长达29年。锶同位素在生物学、医学方面应用广泛。例如,利用锶的亲骨性可以采用放射性锶同位素^{90}Sr、^{89}Sr治疗骨癌和癌症骨转移引起的骨痛,放射性同位素^{85}Sr和稳定性同位素^{88}Sr常被用作研究骨形成与代谢的示踪剂。

表 3.1　锶的天然同位素

同位素	相对原子质量	天然丰度/%
^{84}Sr	83.913	0.56
^{86}Sr	85.909	9.86
^{87}Sr	86.909	7.00
^{88}Sr	87.906	82.58

表 3.2　锶的放射性同位素

同位素	相对原子质量	半衰期
^{80}Sr	79.925	1.77h
^{81}Sr	80.923	22.3 月
^{82}Sr	81.918	25.36d
^{83}Sr	82.918	1.350d
^{85}Sr	84.913	64.85d
^{89}Sr	88.907	50.52d
^{90}Sr	89.908	29.1a
^{91}Sr	90.910	9.5h
^{92}Sr	91.911	2.71h

锶与钙的元素性质相近,因而它们具有很多相似的生物学特性。人们很早就认识到锶是一种亲骨性元素(bone-searching element),锶和钙在胃肠中的吸收机

制相近。近年来,人们结合实际应用背景对痕量的放射性锶同位素、大剂量或低剂量的非放射性锶同位素在大鼠、猴、人体内的摄入和代谢进行了研究,加强了对锶的生物效应和生理、药理作用的了解。

1) 锶的体内代谢

(1) 锶的吸收。锶和钙一样主要通过胃肠吸收进入血液循环。锶在小肠的吸收机制与钙类似,存在主动转运和被动扩散两种吸收方式[2]。动物试验表明,给大鼠每日服用剂量达 770mg/kg 的 Sr^{2+},则小肠钙的绝对吸收值和相对吸收值及钙在体内的半衰期均显著降低,而每日服用剂量低于 153mg/kg 的 Sr^{2+} 则不影响钙的吸收[3]。证明低剂量的锶并不影响钙的吸收,这是由于钙的主动跨膜运输效率高于锶。除了通过胃肠吸收锶外,还可通过呼吸道及皮肤进入人体[4]。

(2) 锶在体内的分布。人体吸收的锶元素 99% 存在于骨中[5]。与骨结合的这部分锶中有 0.65% 的锶可以溶解于细胞外液中,使骨锶与血锶不断进行交换,浓度处于动态平衡之中。人一次性口服 2.5mmol $SrCl_2$ 后,血浆中 Sr^{2+} 浓度半衰期为 37~58h,在 1~2 周达到稳定水平[6]。大鼠连续口服锶盐后,血浆锶在 10d 内达到稳定水平。有研究表明人静脉注射放射性同位素[85]Sr 的血浆半衰期为 50d[7]。

(3) 锶的排泄。锶与钙具有相同的肠胃吸收机理,并且都在骨中浓集,主要的排泄途径都是随尿液排出体外。锶的放射性同位素[89]Sr 用于放射医学的临床研究表明,96% 的血浆锶通过肾脏排泄。幼儿对锶的排泄能力弱于成年人[8]。这和儿童锶的总摄取效率达到 90%,远远高于老年人的 10% 的数据相一致[9]。肾和小肠细胞的生物膜对钙的主动跨膜运输效率都高于锶,因而在低剂量下锶对正常的钙吸收和排泄没有不利影响。

2) 锶在骨骼中的代谢

目前人们了解到亲骨性微量元素锶主要通过以下三种机制被骨骼吸收和释放[10]:①同格化导致骨矿体积的增加;②破骨细胞对骨矿物质的吸收与同格化是生长期骨骼塑建(modeling)的主要方式,成年时期持续的低水平的吸收与同格化的重建(remodeling)过程保持骨骼的健康并按功能适应原则实现骨骼的结构修复(restructure);③表面置换与扩散置换,人体骨骼中 0.65% 的骨锶为可交换锶,在骨表面发生血锶和骨锶的快速交换。

(1) 锶掺入骨骼的过程和在骨骼中的分布。MacDonald 等[11]给大鼠和小鼠口服 $SrCl_2$ 溶液,发现第一天腿骨中 Ca^{2+}/Sr^{2+} 值迅速下降,而随后的 6~8 周 Ca^{2+}/Sr^{2+} 值的下降则变得非常缓慢。据此推测被人体吸收的锶按照两种不同的机理掺入骨骼:初始的快速掺入方式,依赖于成骨细胞的活性,在达到饱和后 Sr^{2+} 与骨钙进行离子交换而与骨性蛋白相结合;后期的慢速掺入方式,Sr^{2+} 与 Ca^{2+} 发生交换掺入骨矿结晶的晶格中。前者发生在新骨,而后者发生于旧骨。Sr^{2+} 的离子半径(0.112nm)略大于 Ca^{2+} 的离子半径(0.099nm),掺入骨骼中的锶在羟基磷灰石中形成置换型固溶体。在最高剂量下(每日 255mg/kg),羟基磷灰石晶体中只有不超出十分之一的钙原子被锶取代[12]。这一研究结果表明,骨中钙被锶代替后对骨骼矿化没有不利影响。

(2)骨骼中锶的清除。骨中锶的清除分三种不同的过程和机制:可溶性锶的溶解;在羟基磷灰石晶体中的锶被钙所取代;破骨细胞的吸收。骨矿中锶的消除不服从一阶动力学,没有确切意义上的半衰期,而且大大慢于体内锶的排泄速率[13]。锶的初始代谢速率是很快的,快速代谢期代谢的锶是结晶表面的锶而非通过离子取代掺入骨矿结晶中的锶。最终骨锶的代谢是非常缓慢的非线性过程,估计在人体内半衰期为三年。一些能够影响破骨细胞吸收的药物会影响锶的排泄速率。例如,氯屈膦酸盐能显著降低锶的排出,而 $1\alpha,25$-二羟基 VD_3 则引起锶排出的增加[14]。推测这是因为氯屈膦酸盐降低了骨吸收,而 $1\alpha,25$-二羟基 VD_3 使骨吸收增加,最终表现在锶的排除快慢上。钙的主动跨膜运输效率高于锶,肾和肠细胞的生物膜对钙和锶的这种差别对待是毋庸置疑的。

(3)锶对骨矿代谢的作用。锶能通过钙通道进入细胞,在细胞内与有关的钙结合位点结合,从而影响细胞内和骨矿化过程中钙介导的生化过程,在骨矿代谢的多个环节产生影响。组织学上发现,锶存在于钙化骨的位置是在临近类骨质的钙化前沿的新骨,因而锶会对骨矿化过程产生影响。

锶对骨骼的作用与剂量大小密切相关。大剂量的锶会使骨矿代谢发生异常。高锶饮食的大鼠骨骼中的非胶原蛋白明显增加,而这些非胶原蛋白如骨桥蛋白及涎蛋白可改变骨矿化。锶对骨质矿化的不利影响还可通过不依赖于细胞的纯理化过程而发生,Sr^{2+} 通过离子交换取代骨矿结晶中的 Ca^{2+} 后,造成晶格网络的微小扭曲,影响结晶生长和骨骼的结构与强度;同时会增加骨矿的溶解[15]。

低剂量锶对骨骼有益。细胞和组织培养的体外研究均表明锶能增强成骨细胞的复制,增加成骨细胞的数量,刺激骨形成[16];同时还能降低破骨细胞的活性,减少破骨细胞的数量,降低骨吸收的速率[17]。低剂量的锶盐(316~634mg/kg)能够刺激骨形成并使骨吸收下降,在保持正常矿化的同时使松质骨体积增加,使类骨质和成骨细胞表面积增加,骨形成位点增多,同时骨的机械性能良好。长期(2 年)动物试验的结果表明,锶能增加骨量,提高骨强度。研究未发现对矿化过程和骨矿化的不利作用。锶盐具有拆偶联作用,在保持骨形成的同时抑制骨吸收[18]。锶对骨的上述有益作用也被临床研究所证实[19,20]。

运用低剂量的锶治疗骨质疏松和关节炎的研究在医学界引起广泛的兴趣。法国施维雅公司正在进行治疗骨质疏松的新药雷诺锶盐的Ⅲ期临床试验。临床前研究以及正在进行的临床研究都证明雷诺锶盐有望成为目前所缺少的具有促成骨作用的骨质疏松症的治疗药物。

对锶盐的有关生理作用、药理作用和药代动力学的研究,早期侧重于锶盐的自然摄入和有害摄入情况下生理和病理作用;在放射性锶盐治疗骨癌和骨痛的临床应用中,人们通过药理、药代的研究进一步掌握了比较丰富的锶的生理作用特性,但仍以毒理和病理为侧重点。近年来发现低剂量的锶对骨细胞的作用有利于骨质疏松症的治疗,使人们开始重新审视锶盐的医疗应用价值。临床前研究和临床研究都表明,低剂量的锶可以产生明显的治疗效果,同时没有不良作用,为锶盐进入临床应用提供了依据。

本研究中掺锶的目的除了通过 Sr^{2+} 的掺入改变钙羟基磷灰石的晶体形貌、提高磷灰石纳米粒子的活性外,还可利用锶存在多种放射性同位素且它们的半衰期从 1.77h 到 29a 不等的高度可选择性,这使磷灰石纳米粒子的药物代谢动力学研究、纳米粒子与细胞的相互作用的动态观察以及其他各种生物学性能检测变得非常方便,由掺入晶格的 Sr^{2+} 标记磷灰石纳米粒子比起其他添加标记物的方法要准确可靠得多。

2. 掺锶磷灰石纳米粒子溶胶的制备

合成掺锶磷灰石纳米粒子的原料—水磷酸二氢钙晶体和氢氧化钙饱和溶液的制备方法与制备羟基磷灰石时相同,参见 2.3.1 节。

1) 0.0200mol/L 的氢氧化锶溶液的制备

在三次蒸馏水中加入准确称量的分析纯 $Sr(OH)_2$ 粉末,于 $50\sim60℃$ 下充分搅拌溶解,得到澄清溶液。所得澄清溶液于室温下密封保存待用。为保证准确的 n_{Ca}/n_{Sr} 及 $(n_{Ca}+n_{Sr})/n_P$,使用前必须准确标定 $Sr(OH)_2$ 溶液中 Sr^{2+} 的离子浓度。

2) 掺锶磷灰石纳米粒子溶胶的制备

为了将锶元素掺入羟基磷灰石晶格,首先要探讨设计思想在理论上的可行性。本研究将锶以类质同晶取代的方式部分取代羟基磷灰石中的钙。结构基元的数量比例、大小比例和极化性质相似的晶体应具有相似的结构。在这种情况下,结构基元的相互取代是可能的,可使代换后的晶体保持原有的结构形式。由不同结构单元相互代换构成的具有相同结构形式的晶体称为类质同象的晶体或称固溶体。两种晶体形成固溶体的条件为:①具有相似的化学式;②相应离子具有相同的电荷符号;③离子的大小和极化不超过限定范围。

根据固溶体置换规则,相互代换的结构单元的半径差值不超过 15% 的能形成连续型固溶体;而相互代换的结构单元的半径差值为 15%～25% 的则形成有限型固溶体。

钙元素和锶元素的主要性能示于表 3.3。

表 3.3　钙元素和锶元素的主要性能

元素	原子序数	相对原子质量	原子半径/nm	离子半径/nm	摩尔体积/(cm³/mol)
Ca	20	40.08	0.1973	0.099	25.9
Sr	38	87.62	0.2151	0.112	33.3

元素	电负性	外围电子排布式	元素周期表上位置	第一电离能/(kJ/mol)	主要氧化数
Ca	1.01	$4s^2$	第四周期 ⅡA 族	593	+2
Sr	1.00	$5s^2$	第五周期 ⅡA 族	552	+2

由于 Ca^{2+}、Sr^{2+} 离子半径差 $(0.112-0.099)/0.099\times100\%=13.1\%<15\%$,因此对于具有组成 $M_{10}(PO_4)_6X_2$ 的磷灰石(其中 M 代表正二价金属离子,如 Ca^{2+}、Mg^{2+}、Sr^{2+} 等;X 代表 F^-、OH^-、CO_3^{2-}、Cl^- 等)来说,钙、锶可以相互取代形成连续型固溶体。为避免重复,这里仅以 10%Sr-AP 为例,讨论其纳米粒子溶胶的合成。

经过反复试验证实,10%Sr-AP 纳米粒子溶胶可以通过类似于羟基磷灰石纳米粒子溶胶的合成方法制备,以均相沉淀法为例,利用 $Ca(H_2PO_4)_2 \cdot H_2O$ 晶体、饱和 $Ca(OH)_2$ 溶液和 0.0200mol/L 的 $Sr(OH)_2$ 标准溶液可以制备 10%Sr-AP 纳米粒子溶胶。其反应方程式为

$$3Ca(H_2PO_4)_2 \cdot H_2O + 6Ca(OH)_2 + Sr(OH)_2 = Ca_9Sr(PO_4)_6(OH)_2 + 15H_2O$$

$$(3-1)$$

根据以上反应方程式计算所需的 $Ca(H_2PO_4)_2 \cdot H_2O$ 晶体的质量及 $Ca(OH)_2$ 溶液和 $Sr(OH)_2$ 溶液的体积。将 $Ca(H_2PO_4)_2 \cdot H_2O$ 晶体溶于三次蒸馏水,于温度 60～80℃时在快速磁力搅拌条件下加入 $Ca(OH)_2$ 饱和溶液和氢氧化锶溶液 $[(n_{Ca}+n_{Sr})/n_P$ 为 1.67$]$,反应结束后加入适量的溶胶稳定剂,用超声波分散,首次超声作用 5～15min,然后每隔 1h 作用一次,每次作用 1～5min,分散 4～5 次直至溶胶稳定。消毒后使用。

3. 锶磷灰石纳米粒子溶胶的制备

合成锶羟基磷灰石 $Sr_{10}(PO_4)_6(OH)_2$ 是为了研究磷灰石抑制肝癌细胞增殖的抑制机理。考虑到纳米粒子在体内的代谢情况及锶作为一种微量元素存于体内的应用背景,在本研究中锶磷灰石纳米粒子的研究仅限于纳米粒子的合成、部分性能的表征及体外抑癌效果研究。

锶磷灰石的合成采用酸碱中和反应法,反应方程式为

$$10Sr(OH)_2 + 6H_3PO_4 \Longrightarrow Sr_{10}(PO_4)_6(OH)_2 + 18H_2O \qquad (3\text{-}2)$$

1）0.0020mol/L 的氢氧化锶溶液的制备

制备方法见 3.2.1 节中的 2。

2）锶磷灰石纳米粒子溶胶的制备

同羟基磷灰石纳米颗粒的制备一样，合成锶羟基磷灰石纳米颗粒也是在稀溶液中进行。在已标定浓度的稀氢氧化锶溶液（Sr^{2+} 的离子浓度为 0.002 mol/L）中滴加 0.0012mol/L 的磷酸，在滴加的过程中始终辅以超声分散。磷酸滴加完毕后终止超声分散，溶胶体系置于室温下磁力搅拌 24h 后加入稳定剂，并用探头式超声波发生器分散 5～15min，然后间隔 1h 分散 1～5min，分散 4～5 次直至溶胶稳定。

3）锶磷灰石纳米粉末的制备

制备锶磷灰石纳米粒子粉末也是用于 XRD、FT-IR、电子探针能谱等测试分析。

将未添加稳定剂的锶磷灰石纳米粒子溶胶置于冰箱中冷冻成冰后在冷冻干燥机中冷冻干燥，获取锶磷灰石纳米粉末。冷冻干燥条件：真空度为 8～20Pa，温度为 -44.6～-51.4℃。

利用均相共沉淀法、水热反应法和酸碱中和法制备出含锶磷灰石和锶磷灰石[$Sr_{10}(PO_4)_6(OH)_2$]三种磷灰石纳米粒子溶胶。其中合成两种化学组成的锶掺杂磷灰石：$Ca_9Sr(PO_4)_6(OH)_2$ 和 $Ca_8Sr_2(PO_4)_6(OH)_2$。红外光谱研究发现随着 Sr^{2+} 对 Ca^{2+} 的取代量的增加，OH^- 在高波数的伸缩振动光谱的谱带强度减弱，同时谱带向高波数方向漂移，漂移幅度也存在规律性。随着磷灰石中阳离子的离子半径的增加，磷灰石中氢键 OH⋯O 的键长增加，导致 OH^- 红外吸收谱带的波数上升。锶离子在磷灰石中的掺入对[PO_4]四面体的 P—O 键也产生影响。Sr^{2+} 的掺入影响了[PO_4]四面体的排列取向以及 P—O 键的键长，这种影响最终导致三种磷灰石纳米粒子理化及生物学性能的差异。在制备出锶磷灰石[$Sr_{10}(PO_4)_6(OH)_2$]和含锶磷灰石[$Ca_9Sr(PO_4)_6(OH)_2$ 和 $Ca_8Sr_2(PO_4)_6(OH)_2$]纳米粒子的基础上，研究了 Sr^{2+} 的掺入对晶格参数、结晶形貌、结晶度和晶粒尺寸的影响。对晶格参数的影响方面：掺锶磷灰石[$Ca_{(1-x)}Sr_x$]$_{10}(PO_4)_6(OH)_2$ 的晶格参数 a 和 c 随着锶离子的掺入量 x 值的增大而呈线性增大。Sr^{2+} 的掺入使得 Sr^{2+} 占据 Ca^{2+} 位置，从而引起 a、c 轴晶格常数的线性变化。对结晶形貌的影响方面：随着锶的掺入，磷灰石颗粒形貌趋向于短棒状或片状。对结晶度的影响方面：磷灰石的 XRD 图谱上衍射峰随着锶的掺入而弱化和宽化，反映了粒子的结晶程度随着锶的掺入而降低。在颗粒尺寸和尺寸分布方面：锶磷灰石纳米粒子的分布范围相对较宽，利用光子相关光谱法测定粒子分布时出现双峰或多峰的情况，显示掺锶磷灰石粒子中存在部分粒径较大的颗粒。

3.2.2　铕离子掺杂

　　铕(Eu)是镧系元素中标记抗原抗体应用最广的元素。当 Eu^{3+} 与有机配位体形成配合物时,产生分子内和分子间能量传递,使 Eu^{3+} 的荧光强度显著增强,Stokes 位移达 278nm,很容易对激发光和发射光进行波长分辨,排除激发光干扰。铕不仅荧光强度高,而且半衰期也很长,^{152}Eu 半衰期为 13.516 年,^{150}Eu 的半衰期达 36.9 年。一般的荧光基团如罗丹明、异硫氰酸荧光素(FITC)荧光衰变时间很短,只有 $1\sim100$ns;样品中蛋白质的自身荧光也很短,为 $1\sim10$ns。相比之下,铕螯合物的荧光衰变时间比后两者要长 $5\sim6$ 个数量级。这样,用时间分辨荧光仪测量铕螯合物的荧光时,在脉冲光源激发之后,可以适当地延迟一段时间,待血清容器、样品管和其他成分的短半衰期荧光衰变后再测量,这时就只存在 Eu^{3+} 标记物的特异性荧光,此即所谓的时间分辨荧光免疫分析法(time resolved fluoroimmunoassay,TRFIA)。铕螯合物激发光谱带较宽,强度最大激发波长为 $300\sim500$nm,可通过增加激发能提高灵敏度,而发射光谱带很窄,甚至不到 10nm,可采用只允许发射荧光通过的滤光片,进一步降低本底荧光。铕的三价离子 Eu^{3+} 与 Ca^{2+} 的半径及性质相似,与氧的配位能力较强,以离子键结合的化合物稳定性较高,同时 Eu^{3+} 具有 4f 电子,能产生一系列的光磁效应,被广泛应用于生物技术领域。

　　使用针对被测物上不同抗原决定簇的两个单克隆抗体,一个用铕标记,另一个包被固相载体,经过免疫反应形成免疫复合物后,再将 Eu^{3+} 从复合物上完全解离下来,在 Eu^{3+} 的增强液中与另一种螯合剂结合,在协同剂的作用下,形成一个 Eu^{3+} 包裹于其内部的微胶囊,它在激发光作用下能发射出很强的荧光信号,样品中的抗原浓度越高,固相抗体结合的铕标记抗原量就越少,反之亦然,故固相抗体上的荧光信号强度与样品中的抗原浓度成反比。该法已用于检测癌胚抗原(CEA)[21]、免疫球蛋白(IgG)[22]等。在免疫分析中,常需要同时测定两种或两种以上的待测物,为达到此目的,需用不同的稀土离子分别标记多种抗原,用于双标记的元素组合主要有铕和铽[23]。铕标记 DNA 探针在点杂交、夹心法以及液态杂交等分析形式中较为常用,如应用铕标记的链霉亲和素生物素探针,可制备高灵敏度荧光标记物,检测丙型肝炎病毒 HCV[24]。利用 PCR 和 Eu、Tb 等稀土元素标记探针检测凝血因子 V Leiden 点突变,可获得良好的效果[25,26]。铕标记技术检测细胞功能,是铕标记的一种新的应用,它利用 Eu^{3+} 代替了 ^{51}Cr 作为细胞标记物,灵敏度高,特异性好,测量时间短,重复性好且标记靶细胞稳定,运用 Eu^{3+} 和 Tb^{3+} 同时检测 NK 细胞的细胞毒性,步骤简单,整个分析可在一日内结束[27]。

　　本节从羟基磷灰石纳米粒子的应用特性和铕的荧光特性出发,综合考虑各种制备技术的优势和可行性,选取了化学沉淀法来制备铕掺杂羟基磷灰石纳米材料,并对其进行了表征与分析。

1. 掺杂羟基磷灰石荧光纳米粒子的制备

称取一定量的分析纯 Eu_2O_3 溶解于一定量的浓硝酸溶液中,加热使溶液中的溶剂慢慢挥发,然后加入一定量的纯净水加热挥发得到纯净的硝酸铕,再加入纯净水转移至容量瓶中定容得到硝酸铕标准溶液。

称取不同剂量的硝酸铕和硝酸钙,按 $(Ca^{2+}+Eu^{3+})/P$ 值为 1.67 加入到磷酸二氢钙溶液中,在温度 37℃ 下用浓氨水调节 pH 到 10,剧烈搅拌 1h 后,超声 30min 后陈化 36h,用滤纸过滤并反复用去离子水清洗至 pH 7,静置数天后用 FD-4 型冷冻干燥机冷冻干燥得到铕掺杂磷灰石荧光纳米粒子粉末,其中一部分粉末干燥后进行差示扫描量热、扫描电子显微镜与 X 射线衍射测试分析;另一部分粉末加水稀释后加入分散剂超声稳定后形成胶体,分别对胶体进行粒径大小与分布测试,形貌及分散特性的检测,荧光吸收与发射波长及强度测定。

2. 掺杂羟基磷灰石荧光纳米粒子的表征

分别用综合热分析仪在氮气气氛、0~800℃ 条件下对样品的热性质进行表征。升温速率为 10℃/min,采用日本 RIGAKU 公司 X 射线衍射仪(XRD),采用 Cu 靶 Kα 辐射,工作电流 20mA,电压为 40kV,扫描速率为 4°/min,步长为 0.020°/步,对样品的组成、结晶程度进行表征;用扫描电子显微镜对粒子进行形貌分析;用激光粒度仪对光强度统计的纳米粒子粒径分布和平均粒径分析,7132-型相关处理器,APD 检测器,激光波长为 633nm,散射角度为 90°;用 JEM 2100F 高分辨透射电镜对样品进行形貌观察和晶格结构测定,制样时将胶体适当稀释后用超声振动分散 10min,滴加到覆盖有碳膜的专用铜网上,在空气中干燥后进行 TEM 观察;用 970CRT 荧光分光光度计对胶体荧光性能分析,狭缝宽度为 10nm,灵敏度为 2;用荧光显微镜及其配套的成像系统 40 倍对胶体荧光纳米材料形态进行初步分析。

1) TG-DSC 分析

冷冻干燥后纳米粒子的 TG-DSC 分析结果如图 3.1 所示。由 DSC 曲线可以看出,在 71.7℃ 附近有一个吸热峰,是样品脱除物理吸附的水分和醇产生的,说明纳米粒子有很高的表面能;冷冻干燥后吸附了空气中的水蒸气从而在 71.7℃ 附近出现吸热峰,TG 曲线显示样品在此温度失重达 5%;269℃ 附近的放热峰是硝酸盐热分解放出的热量;在 343.8℃ 处的放热峰是磷酸盐分子失去结构水造成的,TG 曲线显示样品在这个温度段失重很小,不超过 1%,这个放热峰的形态相对较宽,这也说明结构水不易失去;580.6℃ 以后几乎无失重现象,此时的放热峰可能是由 HAP 的进一步晶化和残余反应物的分解所致。

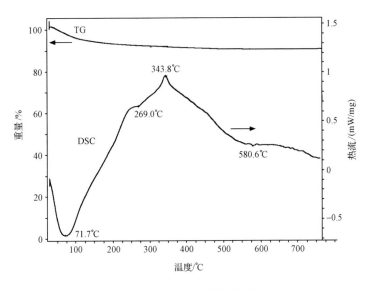

图 3.1　TG-DSC 分析曲线

2）XRD 分析

图 3.2 是纳米粒子在 600℃煅烧后的衍射图谱,纳米粒子中固相物质主要成分为羟基磷灰石,同时从较宽的衍射峰和较低的衍射强度可知,颗粒尺寸小,羟基磷灰石结晶程度低。图谱的三大主衍射峰对应的晶面间距 d 值分别为 2.8104Å、2.7239Å 和 3.4373Å,与 JCPDS 编制的 PDF 羟基磷灰石卡片中的三大主峰对应的 d 值 2.814Å[(211)晶面,相对衍射强度 100]、2.7227Å[(300)晶面,相对衍射强度 58]和 3.4405Å[(002)晶面,相对衍射强度 31]较吻合,对照图 3.2 还可以发现其相对强度也有比较好的吻合,在入射波长(Cu 靶 Kα 线)为 0.154 06nm 的条件下衍射峰对应的衍射角 26°的位置都吻合得很好。不过衍射峰的相对强度值与 PDF 卡片值略有出入,这种差别可能是掺铕羟基磷灰石的纳米化所致,同时,晶体的晶面间距与羟基磷灰石不一致,Eu^{3+} 的掺入改变了晶体的晶格参数。

3）形貌分析

图 3.3(a)是铕掺杂羟基磷灰石纳米粒子在 600℃煅烧后经过 10 000 倍放大后的 SEM 图像,由图可知,粉末表面经过放大后表面比较粗糙,可以明显看到由于粉末在 600℃煅烧后堆积比较紧密,其中粒子粒径小于 100 nm,形状不太规则,粒度分布不太均匀。图 3.3(b)是所制备的纳米粒子在 600℃煅烧后加入分散剂分散后的 TEM 照片,从图上可以看出铕掺杂羟基磷灰石纳米粒子通过超声分散后,尺寸均匀,呈棒状,长约 40nm,宽约 20nm。该图也说明,分散后可清晰地看到纳米级的粉体,粒子形状基本以短棒状为主,由于纳米粒子表面能非常大,以及制备

过程中 600℃煅烧的影响,很多颗粒重叠在一起形成团聚,图中黑色重叠物实际上是聚集在一起的纳米颗粒。

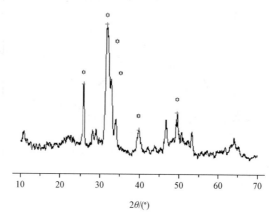

图 3.2　铕掺杂羟基磷灰石纳米粒子 XRD 图

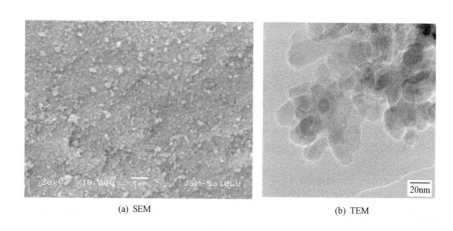

(a) SEM　　　　　　　　　　　　　　(b) TEM

图 3.3　铕掺杂羟基磷灰石纳米粒子的形貌

4) 荧光显微分析

图 3.4 是纳米复合粒子在 600℃煅烧并经分散成胶后荧光显微镜下观察到的图像。当用荧光显微镜激发并用 WG 滤片过滤时,在显微镜下可看到红色的荧光颗粒,形状大小不规则。涂在玻片上的胶体中的水挥发后,大多数纳米粉体颗粒表面活性很大,容易使颗粒表面原子扩散到相邻颗粒表面并与其对应的原子结合,形成比较稳定的化学键,从而容易团聚,因此在荧光显微镜下可看到微米级的团聚体,这与 TEM 观察到的现象一致。

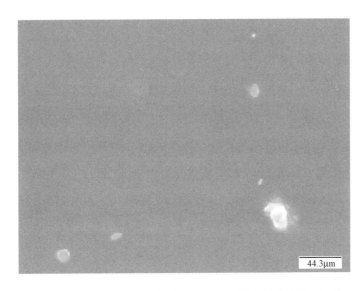

图 3.4　荧光显微镜下观察到的 Eu/HAP 纳米复合粒子团聚体

3. 铕掺杂 HAP 纳米粒子性能影响因素分析

热处理温度对铕掺杂 HAP 纳米粒子结晶情况的影响

图 3.5 是依据差热分析确定的不同温度煅烧后样品的 XRD 谱图,从图中首先可以看出,随着煅烧温度从 250～600℃ 不断升高,样品的 XRD 衍射峰与 HAP 特征衍射峰一致,都是六方晶系结构,没有出现含铕化合物的衍射峰,说明在该掺杂条件下铕在复合体系中没有形成新的物相,铕原子在 HAP 晶格中形成了固溶体。由图 3.5 还可以看出,从 250～300℃ 是一个明显变化点,在 250℃ 以前的较低温度下,晶粒尺寸很小,晶格缺陷较多,表面活性高,因此晶粒生长活化能较低,晶粒长大主要通过粒子间吸附而接触,然后邻近晶粒通过表面扩散进行填充,促进生长,所以 250℃ 的样品 XRD 特征峰较少,衍射强度较弱;当温度高于 250℃ 时,半高宽明显变窄,衍射峰强度加强,表明颗粒迅速长大,晶格发育趋于完整和稳定,晶格缺陷也逐渐减少;当焙烧温度在 300℃ 以上时,样品衍射峰的强度增强并不明显,衍射峰半高宽也相近,衍射强度无显著变化,因此在 300～600℃ 无法确定样品的相变规律。由于 343.8℃ 附近显著的放热峰以及 1% 的失重,但是 580℃ 以后无明显放热峰和失重,因此,600℃ 将是制备铕掺杂 HAP 纳米粒子优先考虑的温度。

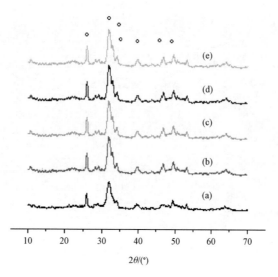

图 3.5　Eu/HAP 纳米复合粒子随温度变化的 XRD 谱图

(a) 250℃；(b) 300℃；(c) 400℃；(d) 500℃；(e) 600℃

1）铕含量对铕掺杂 HAP 纳米粒子结晶情况的影响

图 3.6 是不同含量铕掺杂 HAP 纳米粒子样品在 600℃的 XRD 谱图，从图中可以看出，不同含量铕掺杂样品的 XRD 衍射峰与 HAP 特征衍射峰相一致，没有出现含铕化合物的衍射峰，说明铕含量在 0.25%～4%的不同掺杂浓度下，复合体

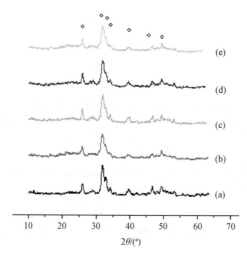

图 3.6　Eu/HAP 纳米复合粒子随铕含量变化的 XRD 谱图

(a) 0.25%；(b) 0.5%；(c) 1%；(d) 2%；(e) 4%

系中没有新的物相形成,体系维持六方晶系结构,铕的加入对 HAP 晶型无明显影响,形成了铕掺杂 HAP 固溶体。但是通过 XRD 图像还是可以看出,随铕含量的增加,衍射峰的半高宽越来越窄,依据 Sherrer 公式可知粒径越来越大,因此随铕含量的增加粒径有逐步增大的趋势。同时还可以发现随着铕含量的增大,在(112)和(300)晶面方向的衍射峰变弱,因此铕的加入虽然可形成固溶体,但是却减弱了羟基磷灰石晶体的形成。因此,综合考虑粒径、结晶性能以及荧光性质的影响,本工艺选择铕含量在 1% 为合理的掺杂量。

2) 分散时间对胶体形成的影响

表 3.4 是超声功率在 350W 条件下溶液体系目测结果,由于采用大功率超声波进行超声时,易引起体系温度升高,使颗粒碰撞概率增加,可能会加剧团聚,故超声功率选用 350W。由表可知,在前 40min,在加入了分散剂的铕掺杂 HAP 纳米粒子体系中,由于作用时间太短,超声的分散作用不充分,因此体系很难透明,但是在超声 80min 以后开始透明,说明此时已经形成了相对稳定的均分散胶体体系。从粒子形成过程的热力学和动力学看,超声波的高声强引起的空化现象和效应实现了高速分散,高速分散作用消除了羟基磷灰石晶核周围的高浓度梯度,限制了粒子的长大;除了分散作用外,高声强的超声波还具有破碎作用,纳米粒子间的软团聚由于超声空化作用而被破坏,粒子被均匀分散。由于持续超声时间过久产生的热效应可使体系过热,颗粒碰撞概率增加,晶粒生长快,可能会引起粒子的二次长大,影响体系的稳定性,因此选择 80min 为合理的超声时间。

表 3.4　Eu/HAP 随超声时间的变化

超声时间/min	10	20	40	80	160
现象	浑浊	浑浊	半透明	透明	蓝色透明

3) 铕含量对铕掺杂 HAP 纳米粒子粒径的影响

从图 3.7 中可以看出,随着铕加入量的增加,复合颗粒的粒径逐渐增加。根据DLVO 理论[28],如果溶胶中由于羟基磷灰石表面吸附而含有少量硝酸铕电解质时,可使紧密层中反粒子浓度增加,溶液中的离子强度增大,扩散层变薄从而压缩了 HAP 表面的双电层厚度,故 ζ 电势的绝对值减小,甚至变为零或相反的值,因此随着铕含量的不断增加,粒径逐步变大。另外如果铕加入羟基磷灰石晶体中形成固溶体,则依据图 3.7 分析可知,随铕含量的增加,掺杂粒子粒径变大,从而导致在胶体溶液中平均粒径变大。

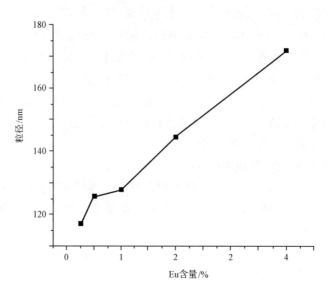

图 3.7　平均粒径随 Eu 含量变化曲线

4. 铕掺杂 HAP 纳米粒子荧光性能研究

1) 荧光光谱分析

图 3.8 是掺杂 1‰ Eu^{3+} 的羟基磷灰石纳米晶粒的激发光谱（监控波长为618nm）和发射光谱（激发波长为393nm）。激发谱包含了 Eu^{3+} 的特征峰，掺杂 1‰ Eu^{3+} 的羟基磷灰石纳米晶粒在 $567\sim698$nm 有尖锐的发射峰，光谱被分成四个不同的部分：$567\sim582$nm、$582\sim618$nm、$618\sim652$nm 和 $652\sim698$nm，它们分别代表了 $^5D_0\rightarrow{}^7F_1$、$^5D_0\rightarrow{}^7F_2$、$^5D_0\rightarrow{}^7F_3$、$^5D_0\rightarrow{}^7F_4$ 跃迁。其中在 618nm 附近（属于 $^5D_0\rightarrow{}^7F_2$跃迁），出现了两个分裂峰613.8nm 与 617.6nm，说明 Eu^{3+} 可能在 HAP 晶格中处于不同的格位。通常 $^5D_0\rightarrow{}^7F_2$ 跃迁对于化学环境微小的改变是非常敏感的，$^5D_0\rightarrow{}^7F_2$ 跃迁的强度受 Eu^{3+} 所处的对称中心影响很大。相反，$^5D_0\rightarrow{}^7F_1$ 是磁偶极跃迁的，对于所处的周围环境相对不敏感。因此 Eu^{3+} 在纳米晶体中所处的对称中心可以通过 $^5D_0\rightarrow{}^7F_1$ 与 $^5D_0\rightarrow{}^7F_2$ 之间发射峰的积分强度比值的变化来判定，当 Eu^{3+} 处在反演对称中心时，$^5D_0\rightarrow{}^7F_1$ 的磁偶极跃迁占主导地位，其转变的发射峰最强，而 $^5D_0\rightarrow{}^7F_2$ 转变的发射峰弱；相反，当 Eu^{3+} 不在反演对称中心或者稍微偏离反演中心时，$^5D_0\rightarrow{}^7F_2$ 转变的发射峰最强，而 $^5D_0\rightarrow{}^7F_1$ 转变的发射峰较弱。由图可见，对应于 $^5D_0\rightarrow{}^7F_2$ 的磁偶极跃迁的 617.6nm 的发射峰强度最大，故 Eu^{3+} 偏离反演对称中心[29]。

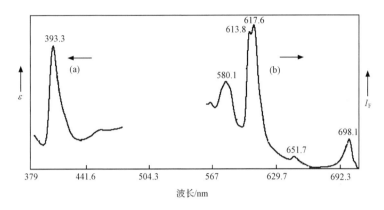

图 3.8　Eu/HAP 纳米粒子溶胶的激发光谱(a)与发射光谱(b)图

2) 高分辨透射电子显微镜分析

图 3.9(a)是使用高分辨透射电子显微镜对粉末进行观察的结果,可以明显看出同一晶粒中存在一维原子排列、二维晶格排列及非晶排列三个区域,图 3.9(b)中箭头所指方向规则排列的晶面平均间距分别为 0.347 nm 和 0.280nm,与粉末衍射所得到的值相比较,可知前者为标准值 $d = 0.344$nm 的(002)晶面,后者为标准值 $d = 0.2817$nm 的(211)晶面。通过颗粒计算公式计算还可以得出晶胞参数 a 为 0.9349nm,c 为 0.6940nm,因此 Eu^{3+} 的加入影响了羟基磷灰石的晶胞参数,a 轴、b 轴变短,而 c 轴变长,说明 Eu^{3+} 与羟基磷灰石在结构上形成了固溶体,由于 Eu^{3+} 半径小于 Ca^{2+} 半径,因此固溶体 Eu^{3+} 优先选择 HAP 的 Ca(1)位置[30],并不是仅仅覆盖在羟基磷灰石颗粒的表面。同时,图像中可以观察到非晶和一定数量的一维排列的原子分布,这些一维排列的原子呈平行分布,说明在该方向上晶体生长比较规则,从颗粒形貌上则反映为在某一方向上长程有序生长的组织,这正对应形貌观察的结果。图 3.9 (b)是对图 3.9(a)中的方框区域进行去除噪声干扰后的 Fourier 转换图,可见晶格排列中存在刃形位错和螺旋位错等缺陷,因为即使是在排列较为整齐的晶面图中,原子的排列也存在着缺陷。

3) 荧光机理探讨

无机化合物的发光包括三个过程:吸收、能量传递至发光中心、发光中心发光,这三个过程缺一不可。无机化合物多由结合在一起的阴离子和阳离子组成,阳离子在晶体结构中占据固定的晶格位置,正电荷总量等于晶格另外位置的阴离子电荷总量。为了得到无机荧光体,可用一个具有光学活性的稀土阳离子来取代晶格内的阳离子。稀土离子在化合物中通常失去两个 6s 电子和一个 4f 电子而呈三价状态,三价稀土离子在晶体中的电子跃迁有如下两种情况:一种是 f→f 电子跃迁,来自组态内能级的跃迁。由于 4f 壳层电子被 5s5p 壳层的 8 个电子包围,因此周

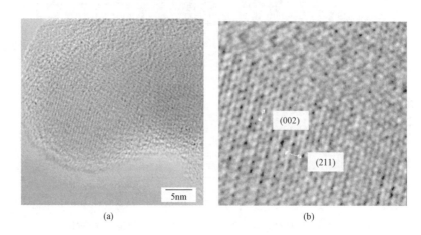

图 3.9　Eu/HAP 纳米复合粒子的 HRTEM 图(a)及其 Fourier 转换图(b)

围环境(如材料基质的晶体场)对 f→f 跃迁产生的谱线位置影响小,只是对不同能级跃迁概率有影响,可以认为,晶体中稀土离子的能级和自由离子的近似,f→f 跃迁的发光光谱均为线光谱。另一类是 f→d 跃迁,来自组态间能级的跃迁,这种跃迁的 4f 电子激发到 5d 轨道上而裸露在原子外层,此电子由 4f5d 轨道向 4f 轨道跃迁产生的光谱受到晶体场的强烈影响,使 5d 态不再是分立的能级,而成为能带,从这个能带到 4f 能级的跃迁也就成为带谱,其总发射强度比 f→f 跃迁引起的谱线强。

晶体场理论认为[31],当稀土离子掺入到晶体中,受到周围晶格离子的影响时,其能级不同于自由离子的情况。这个影响主要来自周围离子产生的静电场,通常称为晶体场。晶体场使离子的能级劈裂和跃迁概率发生变化。稀土离子在固体中形成典型的分立发光中心。在分立发光中心,参与发光跃迁的电子是形成中心离子本身的电子,电子的跃迁发生在离子本身的能级之间。中心的发光性质主要取决于离子本身,而基质晶格的影响是次要的。稀土离子的 4f 电子能量比 5s、5p 轨道高,但是 5s、5p 轨道在 4f 轨道的外面,因而 5s、5p 轨道上的电子对晶体场起屏蔽作用,使 4f 电子受到晶体场的影响大大减小。稀土离子 4f 电子受到晶体场的作用远远小于电子之间的库仑作用,也远远小于 4f 电子的自旋-轨道作用。考虑到电子之间的库仑作用和自旋-轨道作用,4f 电子能级用 $^{2J+1}L_J$ 表示。晶体场将使具有总角动量量子数 J 的能级分裂,分裂的形式和大小取决于晶体场的强度和对称性。稀土离子 4f 能级的这种分裂,对周围环境(配位情况、晶场强度、对称性)非常敏感,可作为探针来研究晶体、非晶态材料、有机分子和生物分子中稀土离子所在局部环境的结构。$^{2J+1}L_J$ 能级重心在不同的晶体中大致相同,稀土离子 4f 电子发光有特征性,因而很容易根据谱线位置辨认是哪种稀土离子在发光。

高分辨透射电镜分析表明,虽然 Eu^{3+} 的加入影响了羟基磷灰石的晶格参数,但是由于 Eu^{3+} 半径(0.095nm)与 Ca^{2+} 半径(0.099nm)接近,因此羟基磷灰石在结构上形成了铕掺杂固溶体,同时晶格排列中存在刃形位错和螺旋位错等缺陷。由于 Eu^{3+} 在 HAP 晶格中处于不同的格位,因此不同的晶体场使离子的能级劈裂和跃迁概率发生变化从而使其 618nm 发射峰分裂为 613.8nm 与 617nm 两个峰[图 3.8(b)]。

3.2.3　铽离子掺杂

铽属于重稀土,在稀土元素中位居第 14 位,它具有像其他稀土金属一样的化学活泼性,能与许多非金属发生化学反应,并与金属元素形成合金或金属间化合物。化学反应中可呈正三价和正四价,其氧化物分子式通常写成 Tb_4O_7,相当于两个 TbO 和一个 Tb_2O_3。铽的应用大多涉及技术密集型和知识密集型尖端技术领域,经济效益显著,有着诱人的发展前景。

Tb^{3+} 可以发出波长为 545nm 的绿光,几乎所有的稀土绿色荧光粉都用铽作激活剂。铽激活剂可用来制作铽铝磁光晶体荧光粉[32],在新型半导体照明用荧光粉中,利用蓝光发光二极管作为激发光源,产生的荧光与该激发光混色产生纯白色光。铽的有机配合物在紫外线照射下能发射出强烈的绿色荧光,可用作薄膜电致发光材料[33,34]。铽用作高性能钕铁硼永磁材料的改性添加剂[35],可提高钕铁硼永磁材料的矫顽力和使用温度,它是铽的主要消费领域之一。

铽的荧光特性还被用作荧光探针。稀土离子荧光探针 Tb^{3+} 可作为研究生物大分子的探针,中心离子 Tb^{3+} 与生物大分子配体配位时,会选择结合部位,主要是具有带负电荷氧配位基团的位置(蛋白质分子中的羧酸根及羰基富集区,核酸分子中的磷酸根区)。李枝等[36]研究了脱氧核糖核酸(DNA)与 Tb^{3+} 的相互作用,发现DNA 能增敏 Tb^{3+} 的特征荧光,且热变性 DNA 对 Tb^{3+} 的光增敏作用比正常 DNA 强几十倍,Tb^{3+} 可测定脱氧核糖核酸,确定人血清中 DNA 的回收率。Tb^{3+} 可与某些有机小分子配位体形成络合物荧光探针,由于配位体本身性质、中心离子-配位体成键及溶剂等因素影响,它们的化学性质产生变化,络合物的激发态寿命达毫秒数量级,且发出很强的离子荧光。铽-EDTA-槲皮素在碱性条件下生成三元络合物,在紫外光照射下发生分子内能量传递,槲皮素能敏化 Tb^{3+} 的发光,该原理已成功应用于未经处理的血清、尿液中槲皮素含量的测定[37]。水杨酸等芳香羧酸类螯合剂与 Tb^{3+} 之间可产生能量传递发出强的荧光,常作为荧光探针和时间分辨荧光免疫分析技术的标记试剂[38]。含有穴醚、联吡啶的笼形化合物,含有邻菲罗啉的大环化合物和杯芳烃等超分子配体与稀土离子的络合能力强,能强化 Tb^{3+} 的发光能力[39],这类配体的稀土络合物在免疫分析技术与核酸杂交技术中有广泛的应用前景。

总之,铽的许多优异特性使其成为许多功能材料不可缺少的组成元素,在一些应用领域处于无可取代的地位。本节从羟基磷灰石纳米粒子的应用特性和铽的荧光特性出发,综合考虑各种制备技术的优势和可行性,选取了溶胶-凝胶法来制备铽掺杂羟基磷灰石纳米材料,并对其进行了表征与分析。

1. 铽掺杂羟基磷灰石荧光纳米粒子的制备

称取一定量分析纯的 Tb_4O_7 溶解于一定量的浓硝酸溶液中,加热使溶液中的溶剂慢慢挥发,然后加入一定量的纯净水加热挥发得到纯净的硝酸铽,再加入纯净水转移至容量瓶中定容得到硝酸铽标准溶液。

称取一定量的硝酸铽和硝酸钙加到去离子水中,依据硝酸盐加入量的 1.5 倍加入柠檬酸,按(Ca^{2+} ＋ Tb^{3+})/P 值等于 1.67 将磷酸二氢钙加入柠檬酸溶液中,用浓硝酸调节 pH 到 1,在 80℃以上加热并剧烈搅拌,待溶液呈黏稠状,放入 120℃的烘箱中,12h 后形成干凝胶;一部分干凝胶用于 TG-DSC 测试、XRD 分析,另一部分干凝胶在 200℃以上的马弗炉中燃烧后用研钵研细,然后在 700℃煅烧得到铽掺杂羟基磷灰石荧光粒子粉末,粉末加水稀释后,加入分散剂超声形成稳定胶体,分别进行粒径大小与分布测试、形貌及分散特性的检测、荧光激发波长和发射波长及强度的测定。

分别用综合热分析仪对样品的组成进行表征,分析气氛为氮气,分析温度为 0～700℃,升温速度为 10℃/min;采用 Cu 靶 Kα 辐射,工作电流 20mA,电压为 40kV,扫描速率为 4°/min,步长为 0.020°/步,对样品的组成、结晶程度进行表征;用扫描电子显微镜对粒子进行形貌分析;用激光粒度仪对光强度统计的纳米粒径分布和平均粒径分析,仪器有 7132-型相关处理器和 APD 检测器,激光波长为 633nm,散射角度为 90°;用 JEM 2100F 高分辨透射电镜对样品进行形貌观察和晶格结构测定,制样时将胶体溶液适当稀释后用超声振动分散 10min,滴加到覆盖有碳膜的专用铜网上,在空气中干燥后进行 TEM 观察;用 970CRT 荧光分光光度计对胶体荧光性能分析,狭缝宽度为 10nm,灵敏度为 2;用荧光显微镜及其配套的成像系统 40 倍对胶体荧光纳米材料形态学进行初步分析。其工艺路线见图 3.10。

2. 铽掺杂羟基磷灰石荧光纳米粒子的表征

1) TG-DSC 分析

干凝胶粉末的 TG-DSC 分析结果如图 3.11 所示。由 DSC 曲线可以看出,在 122.3℃附近有一个吸热峰,是样品脱除物理吸附的水分产生的,TG 曲线显示样品在这个温度上失重达 35%,由于干凝胶粉末有很强的吸水性,因此在 122.3℃附近失重比较多;188.5℃附近较强的放热峰是柠檬酸热分解和失去结晶水放出的热量,TG 曲线显示样品在这个温度段失重达 38%,由于在 188.5℃之前柠檬酸盐很少分解,因此在多孔的干凝胶中还含有大量的水分子,所以这个阶段失重也较严重;在 355.3℃ 附近的放热峰与残余柠檬酸及柠檬酸盐分解燃烧有关,TG 曲线显示样品在这个温度段失重达 20%;500℃ 以后失重不明显,仅为 4%,此时失重主要由磷酸盐受热生成焦磷酸盐失去气体质量引起,700℃ 左右的放热峰及质量损失可能是由 HAP 的进一步晶化和残余反应物的分解所致。

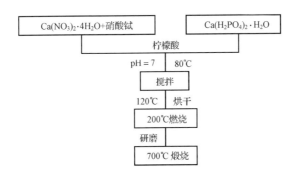

图 3.10 铒掺杂羟基磷灰石纳米粒子制备工艺

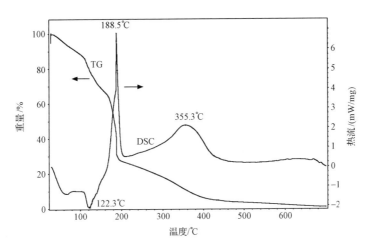

图 3.11 TG-DSC 分析曲线

2)XRD 分析

图 3.12 是依据 TG-DSC 分析在 700℃ 附近温度煅烧得到铒掺杂 HAP 粉末的 XRD 衍射图像。由图可知,在 25.9°、32°、40°、50° 附近都有羟基磷灰石(002)、(211)、(130)、(222)和(213)晶面衍射的特征峰,其中三大主衍射峰对应的晶面间距 d 值分别为 2.8156Å、2.7223Å 和 3.4452 Å,与标准羟基磷灰石的三大主峰对应的 d 值 2.814Å(211)晶面、2.7227Å(300)晶面和 3.4405Å(002)晶面有相对准

确的符合,因此该粒子主要成分为羟基磷灰石。此外,在 17.02°与 30.1°附近可见 β-TCP 的衍射峰,在 28.9°附近有 α-Ca₂P₂O₇ 的衍射峰,这一点与用自燃烧法所得的结果一致[40],但是没有发现含铽化合物的衍射峰。可能是 Tb^{3+} 和 Ca^{2+} 半径接近,形成了铽掺杂羟基磷灰石固溶体,所以晶相以羟基磷灰石为主,同样铽的加入使得产品中出现了缺钙磷灰石 β-TCP 与 α-Ca₂P₂O₇,因此铽的掺杂对羟基磷灰石结晶的形成有影响。

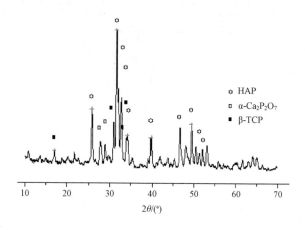

图 3.12　铽掺杂 HAP 粉末的 XRD 图

3) 形貌分析

图 3.13(a)是铽掺杂 HAP 纳米粒子 700℃煅烧后部分粉末经过 10 000 倍放大之后的 SEM 图像,由图可知,纳米粒子经过放大后表面比较粗糙,由于较大的表面能和加热过程中有机物的分解,因此形成多孔状的纳米粒子团聚体,通过某些样品间清晰的裂纹可知,这种海绵状的团聚体结合很疏松,团聚体易于变形。图中粒子的粒径小于 100nm,粒子形状接近椭球形,粒度分布比较均匀。图 3.13(b)是所制备纳米粒子在 700℃煅烧并加入分散剂分散后的 TEM 照片,从图上可以看出铽掺杂 HAP 纳米粒子通过超声分散后,分散均匀,呈椭球形,直径大约为 28nm,无明显团聚现象。该图也说明,当超声分散后可清晰地看到分散均匀的纳米级粉体,由于纳米粒子表面能非常大,以及制备过程中 700℃煅烧的影响,部分颗粒还聚集在一起。除此之外,无论是采用 SEM 扫描还是通过 TEM 分析,都可以清楚地看到呈球形的铽掺杂 HAP 纳米粒子,因此与化学沉淀法比较起来,溶胶-凝胶法具有防止团聚的优点,溶胶-凝胶法是一种适宜制备高度分散荧光纳米粒子的方法。

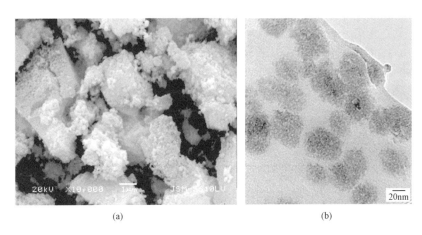

(a)　　　　　　　　　　　　　　　(b)

图 3.13　Tb³⁺ 掺杂 HAP 纳米粒子的 SEM(a)及 TEM(b)照片

4）荧光显微镜分析

从图 3.14 可看到，当用荧光显微镜激发光源激发并用 WB 滤片过滤时，可看到颜色相对较弱的黄绿色颗粒，图中荧光颗粒大小不一，而且形状不太规则。由于涂敷在玻片上的胶体中的水分挥发后，大多数纳米粉体颗粒表面能很高，容易使颗粒表面原子扩散到相邻颗粒表面并与其对应的原子结合，形成比较稳定的化学键，从而容易形成团聚体。在荧光显微镜下可清楚看到微米级的团聚体。虽然颗粒亮度不是特别强，但是由于颗粒相对较小，因此在生物标记方面具有较好的应用前景。

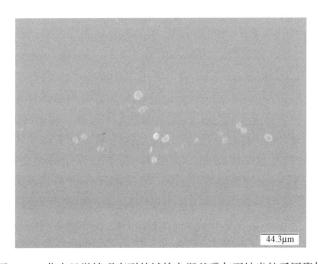

图 3.14　荧光显微镜观察到的铽掺杂羟基磷灰石纳米粒子团聚体

5) 铽掺杂羟基磷灰石荧光纳米粒子的荧光性能研究

a. 荧光光谱分析

图 3.15 是铽掺杂羟基磷灰石纳米粒子在铽含量为 4% 时的激发和发射光谱图，由图可知，以 270nm 激发，主要发射峰在 488.2nm、547.5nm、590nm 和 621nm，它们分别属于 Tb^{3+} 的 $^5D_4 \rightarrow {}^7F_J (J = 6, 5, 4, 3)$ 跃迁发射，其中 $^5D_4 \rightarrow {}^7F_5$ 的跃迁发射最强，对应发射峰值 547.5nm，所以在紫外光激发下发绿光。发射峰中第二个强峰峰值为 488.2nm，该峰值对应于 Tb^{3+} 的 $^5D_4 \rightarrow {}^7F_6$。

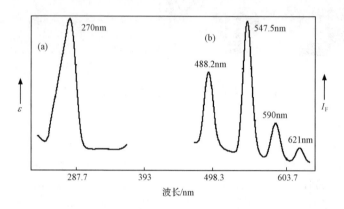

图 3.15　Tb/HAP 纳米颗粒激发光谱(a)与发射光谱(b)图

b. 高分辨透射电子显微镜分析

图 3.16(a)是使用高分辨透射电子显微镜对粉末进行观察的结果，可以清楚地看出同一晶粒中存在一维原子排列、二维晶格排列 2 个区域，图 3.16(b)中箭头所指方向规则排列的晶面平均间距分别为 0.347nm 和 0.281nm。与粉末衍射所得到的值相比较，可以知道前者为标准值 $d = 0.344$ 的(002)晶面；后者为标准值 $d = 0.2817nm$ 的(211)晶面，即实际值与理论值相差很小。同时，图像中可以观察到一定数量的一维排列的原子呈平行分布，说明在该方向上晶体生长比较规则，从颗粒形貌上则反映为在某一方向上长程有序生长的组织，这正对应形貌观察的结果。图 3.16 (b)所示是对图 3.16(a)中的方框区域进行去除噪声干扰后的 Fourier 转换图，从图中可见晶格排列较为整齐，看不到原子排列的明显缺陷，但是图 3.6(b)中二维排列比较模糊，可能由于该纳米复合物是通过溶胶-凝胶法加入了有机物和 700℃ 煅烧影响晶格的形成引起的。通过颗粒计算公式还可以得出晶胞参数 a 为 0.9389nm，c 为 0.6940nm，因此 Tb^{3+} 的加入影响了羟基磷灰石的晶胞参数，a 轴与羟基磷灰石标准接近，但是 c 轴变长，说明 Tb^{3+} 与羟基磷灰石在结构上形成了固溶体，由于 Tb^{3+} 半径小于 Ca^{2+} 半径，因此固溶体中 Tb^{3+} 优先选择 HAP 的 Ca(1)位置，并不是仅仅覆盖在羟基磷灰石颗粒的表面。

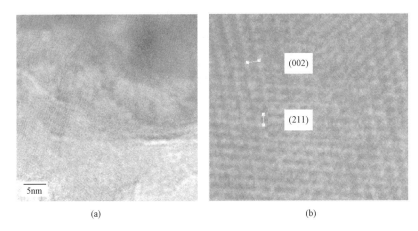

图 3.16　Tb/HAP 纳米复合粒子的 HRTEM 图(a)及其 Fourier 转换图(b)

3. Tb/HAP 纳米粒子结晶情况的影响因素分析

1) 温度的影响

图 3.17 是根据图 3.11 TG-DSC 中峰的温度点,对燃烧物进行煅烧后样品测定的 XRD 谱图,从图中可以看出,随着煅烧温度的升高,衍射峰逐步增强,干凝胶由非晶态变成结晶态,逐步生成了主晶相为 HAP 的铽掺杂纳米粒子。在 300℃、400℃、500℃等三个温度附近,煅烧的样品的衍射峰强度很弱,样品结晶度很低,主要以无定形态为主,直到 600℃附近才出现羟基磷灰石的衍射峰,这一点与王欣宇等[40]用自燃烧法制备的单组分的羟基磷灰石在大于 390℃时就可以出现弱的衍射峰有所不同,但是与图 3.11 中干凝胶在这些温度段失重比较一致,原因可能是在形成溶胶的过程中,与 Ca^{2+} 比较起来,Tb^{3+} 更易与柠檬酸形成稳定的络合物而且难以分解,其反应式应为

$$C_6H_8O_7 + Tb^{3+} \longrightarrow C_6H_5O_7Tb + 3H^+ \tag{3-3}$$

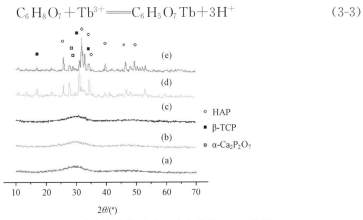

○ HAP
■ β-TCP
□ α-Ca₂P₂O₇

图 3.17　Tb/HAP 纳米复合粒子随温度变化的 XRD 谱图

(a) 300℃；(b) 400℃；(c) 500℃；(d) 600℃；(e) 700℃

与 Ca^{2+} 比较起来,由于 Tb^{3+} 可以提供更多的阳离子,因此,结合更牢固,加热时相对需要更高的温度。600℃煅烧的样品的衍射峰强度进一步增强,可以看到羟基磷灰石的主要特征峰,同时还可以发现比较明显的 β-TCP 特征衍射峰,其中 β-TCP可能由非晶态的 ACP 经过高温焙烧得到[41],同时还可以发现存在 α-$Ca_2P_2O_7$ 特征衍射峰;700℃煅烧的样品的衍射峰强度进一步增强,此时样品以羟基磷灰石为主晶相,同时还可以发现 α-$Ca_2P_2O_7$ 和 β-TCP 特征衍射峰,因此在700℃的条件下以 HAP、β-TCP 和 α-$Ca_2P_2O_7$ 的形式存在,这一点与自燃烧法类似[40]。

所以在 600℃以上可能按下列反应式进行反应:

$$9Ca(NO_3)_2 + 5C_6H_8O_7 =\!=\!= 30CO_2 + 9N_2 + 20H_2O + 9CaO \qquad (3\text{-}4)$$

$$2(NH_4)_2HPO_4 =\!=\!= 4NH_3 + P_2O_5 + 3H_2O \qquad (3\text{-}5)$$

$$2CaO + P_2O_5 =\!=\!= \alpha\text{-}Ca_2P_2O_7 \qquad (3\text{-}6)$$

在大于 700℃时:

$$P_2O_7^{4-} + 2OH^- =\!=\!= 2PO_4^{3-} + H_2O \qquad (3\text{-}7)$$

所以在温度高于 600℃时,在衍射图中出现了 β-TCP 和 α-$Ca_2P_2O_7$ 特征峰。另外在不同温度下的 XRD 分析中,没有出现含铽化合物的衍射峰,说明在该掺杂浓度下没有形成含铽化合物的新相。从图分析可知,温度升高有利于羟基磷灰石的生成,由于考虑到 Tb^{3+} 掺杂在羟基磷灰石中温度升高可能导致形成 Tb^{4+},因此加热温度控制在 700℃,产物组成是含有 β-TCP 和 α-$Ca_2P_2O_7$ 的铽掺杂羟基磷灰石。图中没有看到含铽化合物的新相,所以可能是由于 Tb^{3+} 半径与 Ca^{2+} 相近,铽原子固溶在羟基磷灰石晶格中。

2)铽含量的影响

由图 3.18 可知,在 700℃煅烧 12h 后,随着铽含量的升高,衍射峰逐步从焦磷酸钙和 β-TCP 状态向以 HAP 为主晶相的铽掺杂纳米粒子过渡,当铽含量低于 2%时,几乎所有样品中都出现了 α-$Ca_2P_2O_7$ 和 β-TCP 的衍射峰,当铽含量低于 0.5%时,最强峰为 β-TCP,当铽含量高于 0.5%时,主晶相以 HAP 为主,同时随着铽含量的增加,β-TCP 衍射峰和 α-$Ca_2P_2O_7$ 衍射峰的强度逐步减弱。

出现这种现象的原因可能是当 Tb^{3+} 参与反应后,由于其阳离子电荷比 Ca^{2+} 多,在形成溶胶的过程中更易与柠檬酸形成稳定的络合物,由于其强烈的络合效应,在 120℃的烘干过程中可防止由于硝酸迅速挥发导致产生如反应式(3-4)所产生的氧化钙,因此形成缺钙磷灰石 β-TCP 和 α-$Ca_2P_2O_7$ 的量必然减少,故随着铽含量的增加,复合粒子向以 HAP 为主晶相的纳米粒子过渡。实际上 Doat 等[42]在合成铕掺杂羟基磷灰石时,用 EDAX 分析也发现了类似的情况,即随着铕含量的增加,$Ca_2P_2O_7$ 的量出现逐步减少的趋势。所以当 Tb^{3+} 进入 HAP 晶格中后,可抑制 β-TCP 和 α-$Ca_2P_2O_7$ 等的形成。

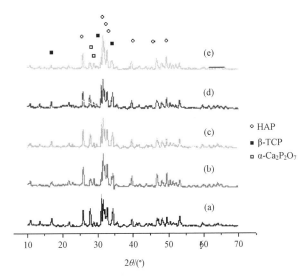

图 3.18　铽掺杂纳米复合粒子随铽含量变化的 X 射线衍射图

(a) 0.25%；(b) 0.5%；(c) 1%；(d) 2%；(e) 4%

3）pH 对凝胶形成的影响

取水体积为 40～50mL 的溶液，调节 pH，研究结果如表 3.5 所示，当 pH 为 0～1 时，溶胶为澄清透明状，但是当 pH 大于 1 时，虽然在 27℃可以生成稳定的溶胶，在加热至 80℃时，溶胶易变为浑浊状态，自燃烧产物聚结成块。这是因为，柠檬酸是很强的络合剂，在极强的酸性条件下能够和金属离子络合，但是当酸性太强 pH 小于 0 时，柠檬酸的电离受抑，阻碍了柠檬酸根离子与金属钙离子的络合，随着溶剂的挥发，金属钙盐重新析出形成沉淀；但是当酸性相对较弱如 pH 为 1～3.6 时，由于反应温度太高，硝酸挥发过快，因此易出现浑浊状态，很难形成透明凝胶；当 pH 大于 3.6 时，溶胶和凝胶均呈浑浊。这是因为，在此 pH 条件下，钙离子与磷酸根离子形成磷酸氢钙沉淀而析出。由此可见，精确控制 pH 的范围，可以实现充分络合和完全燃烧。

表 3.5　铽掺杂羟基磷灰石随 pH 不同的变化情况

温度/℃	pH				
	0～1	1～2	2～3	3～3.6	>3.6
27	溶胶	溶胶	溶胶	溶胶	溶胶
80	溶胶	沉淀	沉淀	沉淀	沉淀

4）水含量对铽掺杂 HAP 纳米粒子形成的影响

由表 3.6 可以看出，在 80℃当 H_2O 的体积为 40～50mL 时，溶胶为澄清透明状。说明金属钙离子与柠檬酸络合效果好,并且形成的凝胶也为透明状。该透明凝胶在200℃燃烧,得到的产物为蓬松状,整体呈现出一个蘑菇状锥体。与此相比,当水的体积更大时,溶液中虽然一定程度上也发生络合反应,但由于金属钙离子与柠檬酸根离子碰撞的机会相对较少,导致仍有部分组分未能完全反应,随着加热时间的延长,溶液中的硝酸严重挥发,使 pH 变大,并随水分的蒸发,会有白色沉淀析出,导致凝胶成半透明状。此半透明凝胶燃烧后,得到的底物聚结成块,贴在烧杯底部,燃烧时不易形成结晶较好的铽掺杂纳米粒子,并且粒径的大小也不均匀。

表 3.6　铽掺杂羟基磷灰石随 H_2O 含量的变化情况

温度	体积				
	20mL H_2O	30mL H_2O	40mL H_2O	50mL H_2O	60mL H_2O
27℃	溶胶	溶胶	溶胶	溶胶	溶胶
80℃	溶胶迅速沉淀	浑浊	透明凝胶	透明凝胶	浑浊

5) 铽含量对铽掺杂 HAP 纳米粒子粒径的影响

从图 3.19 中可以看出,随着铽加入量的增加,纳米粒子的粒径逐渐增加,而且在铽含量在 1%～2% 有一个明显的突变点,所以铽含量在 1% 应是一个比较合理的点。根据 DLVO 理论[28],如果溶胶中由于羟基磷灰石表面吸附而含有少量硝酸铽电解质时,可使紧密层中反离子浓度增加,溶液中离子强度的增大,扩散层变薄导致 HAP 表面的双电层厚度被压缩,从而 ζ 电势的绝对值减小,甚至变为零或相反的值,因此随着铽含量的不断增加,粒径逐步变大。

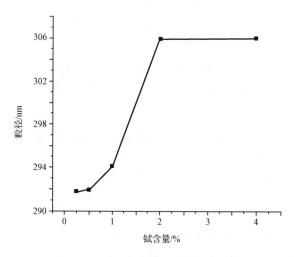

图 3.19　平均粒径随铽含量变化曲线

6）荧光机理探讨

以上研究结果分析表明，由于 Tb^{3+} 的掺杂导致形成了铽掺杂的羟基磷灰石纳米粒子固溶体，使羟基磷灰石晶体发生晶格畸变。这种畸变是导致羟基磷灰石在 270nm 区域激发能发射出 488.2nm、547.5nm、590nm 和 621nm 等发射峰的重要因素。当没有掺杂铽时，羟基磷灰石晶体由于没有发光基质，因此不具有荧光性质，当铽掺杂羟基磷灰石后，得到了一个具有光学活性的铽阳离子来取代晶格内的钙阳离子的无机荧光体。从晶相结构分析，由于 Tb^{3+} 半径（0.0923nm）和 Ca^{2+} 半径（0.099nm）比较接近，形成了固溶体，适当的铽掺杂没能使羟基磷灰石晶格发生明显的变化，因此有关铽掺杂复合体的荧光性能可按稀土发光理论进行分析。稀土元素具有未充满的 4f 壳层，同时，4f 电子被外层的 5s 及 5p 电子屏蔽，使稀土离子周围的配位体对它的库仑作用弱于其自旋-轨道相互作用，故其能级与自由态的三价离子相似，呈分立结构，这使稀土元素具有很好的发光性质，其特征荧光谱线为线状谱[43]。

铽原子的电子构型为 $4f^9 6s^2$，当铽原子失去 4 个电子后核外电子排布变成 $4f^7$ 半充满状态，所以四价离子是不发光的，对铽的发光有猝灭作用。但是当 Tb 原子失去三个电子后核外电子排布变成 $4f^8$（半充满加一个电子），Tb^{3+} 的 4f 壳层电子易放出一个电子成为稳定的 $4f^7 5d^1$ 组态，此过程即 5d→4f 跃迁过程，它有两种情况：一是从 5d 态逐步衰减到 f 组态的激发态，然后再跃迁到基态或较低能态而产生荧光；另一种是从 5d 直接辐射跃迁到 4f 产生荧光。Tb^{3+} 的发光属于第一种跃迁，如图 3.20 所示，它受激发跃迁至 $4f^7 5d^1$ 态，然后衰减至 f^8 组态

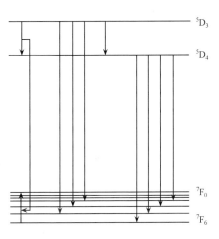

图 3.20　Tb^{3+} 能级分布及跃迁

的 $^5D_3$ 或 $^5D_4$，再辐射至基态产生荧光，Tb^{3+} 的发光主要来自于 $^5D_4 \rightarrow {}^7F_J (J=6,5,0)$ 的跃迁，其中 488.2nm 的发射峰来自于 $^5D_4 \rightarrow {}^7F_6$ 的跃迁；位于 547.5nm 的最强发射峰是来自 $^5D_4 \rightarrow {}^7F_5$ 的跃迁；590nm 和 621nm 的发射峰则分别来自 $^5D_4 \rightarrow {}^7F_4$ 和 $^5D_4 \rightarrow {}^7F_3$ 的跃迁。这些跃迁能量恰好位于可见光范围；而且其跃迁能量适中，很容易和被掺杂材料的最低激发态能级相匹配，Tb^{3+} 的基态能级为 $^7F_J (J=0,1,2,3,4,5,6)$，由于受外层满电子壳层轨道的屏蔽作用，周围晶体场对 4f 电子的影响较小，因此 Tb^{3+} 掺杂的羟基磷灰石纳米粒子中呈现出从电子激发态 $^5D_4$ 和 $^5D_3$ 跃迁到基态 ^7F_J 的线状光谱，其中 $^5D_3 \rightarrow {}^7F_J$ 跃迁以发蓝光为主，$^5D_4 \rightarrow {}^7F_J$ 跃迁以绿光为主。

3.2.4　镧离子掺杂

HAP 具有优良的生物活性和体内骨传导性,因其化学成分与骨组织和牙齿硬组织的无机成分相似,而成为一种广泛应用的骨修复材料。而人体硬组织无机成分除含有基本的钙磷元素外,还含有其他的阳离子,如 Na^+、Sr^{2+}、La^{3+} 等[44]。由于 La^{3+} 的离子半径(0.1016nm)与 Ca^{2+}(0.099nm)十分接近,因此将 La 掺入 HAP 中,取代部分 Ca^{2+} 的位置,以期取得性能的某些改进是一种可行的办法。有学者发现掺入 La^{3+} 后,HAP 能提高硬组织抵御酸的能力[45,46],La^{3+} 在牙齿矿化方面有一定的作用,并能有效地阻止牙釉质的脱矿,防止龋齿的发生[47],比 F^- 有着更广阔的开发前景。另外,随着纳米科技的不断发展,HAP 纳米粒子(n-HAP)因其易于制备和成型、无毒、不致过敏反应等良好的生物相容性而引起广泛的关注[48]。有报道称,HAP 的晶粒大小影响其修复牙釉质的能力,大小为 20nm 的 n-HAP 具有最优的牙损伤修复水平[49]。

目前,国内外关于将 La/HAP 和纳米制备技术结合起来合成镧掺杂 HAP 纳米粒子(n-La/HAP)的研究报道较少。在将 La 掺入 n-HAP 的同时,维持 HAP 的晶格稳定,并保证其晶粒粒径分布在纳米尺度内是一个技术难题。本研究采取溶胶-凝胶法结合冷冻干燥合成了 n-La/HAP。溶胶-凝胶法属于液相合成[50],反应过程相对简单,能有效地避免固相合成时,因 La 掺入 HAP,从而对 HAP 晶格产生影响,使 La^{3+} 更易进入 HAP 晶格,取代部分 Ca^{2+} 的位置;同时冷冻干燥法可以保证在生成 n-La/HAP 粉末的过程中,维持其粒径大小在纳米尺度内。

1. La/HAP 荧光纳米粒子的制备

将过量的分析纯 $Ca(OH)_2$ 粉末溶于去离子水,在 4℃下制备 $Ca(OH)_2$ 饱和溶液。实验时,将一定量的自制 $Ca(H_2PO_4)_2 \cdot H_2O$ 粉末溶于去离子水,反复搅拌直至完全溶解后,按照 La/(Ca＋La)＝0.1 和(La＋Ca)/P＝1.67 的比例,加入定量的饱和氢氧化钙溶液和分析纯硝酸镧粉末,加入微量肝素钠作为分散剂,通过 $NH_3 \cdot H_2O$ 调节 pH＝9.8,在室温下不断搅拌制备纳米 La/HAP 溶胶,并在 3～5d 内利用超声乳化强化处理机每天超声分散 1～2 次保持溶胶的稳定。待溶胶稳定后,在－70℃下冷冻 24h,取出后冷冻干燥,并用去离子水多次离心除去未完全反应的离子,干燥得到 n-La/HAP 粉末。同时以饱和氢氧化钙溶液和磷酸二氢钙为原料用同样的方法,制备纯的 n-HAP 粉末,便于与 n-La/HAP 进行结构和性能的比较。

2. La/HAP 荧光纳米粒子的表征

通过 X 射线衍射,分析比对 n-HAP 粉末和 n-La/HAP 粉末的晶体结构。通过全谱直读感耦等离子体原子发射光谱检测 n-La/HAP 粉末中 Ca、P 和 La 元素的组成和比例。通过傅里叶变换红外光谱仪分析 n-La/HAP 粉末的各离子组成。最后通过透射电子显微镜观察分析 n-La/HAP 的微观形貌和结构。

1）XRD 分析和 ICP 分析

图 3.21 和图 3.22 分别是 n-HAP 和 n-La/HAP 在 600℃ 和 750℃ 下烧成 2.5h 的 XRD 图谱。比较图 3.21 和图 3.22 可以看出，掺镧后，n-HAP 晶体结构并没有发生很大的改变。在相同烧成温度下，n-La/HAP 粉末的 XRD 谱线主峰的强度较高，峰形更加尖锐，与 n-HAP 粉末相比较，n-La/HAP 粉末的结晶度更好；同种材料，在 750℃ 下烧成的粉末衍射峰更加尖锐和明显，其结晶度要高于在 600℃ 下烧成的粉末。同时在 750℃ 烧成的 n-La/HAP 粉末出现了部分α-TCP 相。

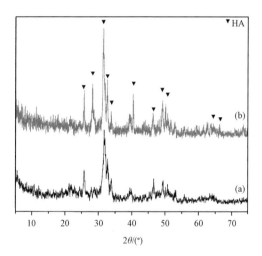

图 3.21　n-HAP(a)和 n-La/HAP(b)在 600℃ 烧成 2.5h 的 XRD 图谱

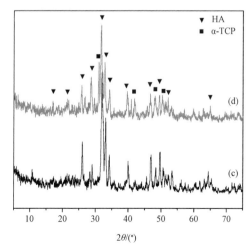

图 3.22　n-HAP(c)和 n-La/HAP(d)在 750℃ 烧成 2.5h 的 XRD 图谱

表 3.7 列出了 n-HAP 和 n-La/HAP 粉末分别在 600℃和 750℃下烧成后的晶胞参数的大小。比较同等烧成温度下 n-HAP 和 n-La/HAP 粉末的晶胞参数的大小,不难发现 n-La/HAP 粉末的晶体 a 轴和 c 轴参数均略大于 n-HAP 粉末,这是由于 La^{3+} 半径大于 Ca^{2+} 半径,La^{3+} 进入晶格后,使 HAP 的晶格变大。另外,当烧成温度由 600℃升至 750℃时,n-La/HAP 粉末的晶格体积趋近于 n-La/HAP 粉末,这可能是由 La^{3+} 和 PO_4^{3-} 或 OH^- 发生极化使晶格空间变小造成的。

表 3.7　n-HAP 和 n-La/HAP 粉末分别在 600℃和 750℃下烧成 2.5h 的晶胞参数

晶胞参数	a	b	c	d
$a/\text{Å}$	9.4524	9.4901	9.3802	9.4328
$c/\text{Å}$	6.8151	6.9159	6.8302	6.8446

注:a. 在 600℃烧成 2.5h 的 n-HAP;b. 在 600℃烧成 2.5h 的 n-La/HAP;c. 在 750℃烧成 2.5h 的 n-HAP;d. 在 750℃烧成 2.5h 的 n-La/HAP。

表 3.8 列出了 n-La/HAP 粉末中 Ca、P 和 La 元素的质量分数,通过计算将其转换为元素的摩尔比,可以得到在未经过烧成的 n-La/HAP 粉末中,$(La+Ca)/P=1.58$,$La/(Ca+La)=0.097$。由于测试前粉末已经用去离子水多次离心,排除了未反应的离子的干扰,可以认为加入的 La 元素基本上全部参与反应、进入晶格。

表 3.8　ICP 分析 n-La/HAP 粉末的 Ca、P 和 La 元素的质量分数

元素	Ca	P	La
质量分数/%	17.45	9.447	6.569

通过 XRD 和 ICP 分析得出通过溶胶-凝胶法,可以使 La 元素有效进入晶格,增大晶格体积,但不影响晶格的稳定性。

2) FT-IR 分析[51]

从 n-La/HAP 粉末的 FT-IR 分析图谱(图 3.23)可以看到波数为 467cm^{-1}、563cm^{-1}、609cm^{-1} 和 1050cm^{-1} 处的吸收峰为 PO_4^{3-} 的特征谱带,876cm^{-1} 对应于 HPO_4^{2-} 的特征谱带。1380cm^{-1} 和 2410cm^{-1} 处的峰对应于从环境中吸收的 CO_2。吸收峰 1450cm^{-1} 是 CO_3^{2-} 的吸收谱带。3420cm^{-1} 和 1640cm^{-1} 分别对应于 H_2O 中 O—H 的收缩振动和弯曲振动。另外,吸收峰 1240cm^{-1} 是由引入的微量 N 元素引起的 C—N 伸缩振动和 N—H 弯曲振动造成的。从 FT-IR 谱线上,3750cm^{-1} 和 640cm^{-1} 处没有发现明显的 OH^- 吸收峰,这可能是由于 La^{3+} 进入晶格后,取代了 Ca^{2+} 的位置,引入了多余的正电荷,为了维持晶体的电荷平衡,OH^- 转化为 O^{2-} 以平衡电荷。总之,FT-IR 结果表明,La 元素的引入不影响晶格整体的结构稳定性,为了平衡电荷,OH^- 部分转化为 O^{2-}。

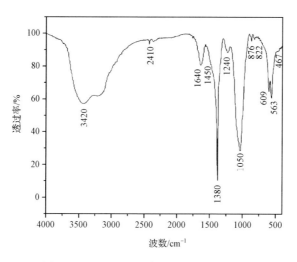

图 3.23　n-La/HAP 粉末的红外光谱分析

3）TEM 分析

从图 3.24 可以观察到 n-La/HAP 的微观形貌。在透射电子显微镜下，n-La/HAP 晶体粒子粒径较小，但粒子表面能较大，易于团聚。晶体颗粒呈棒状，尺寸分布较窄，为 20～40nm。

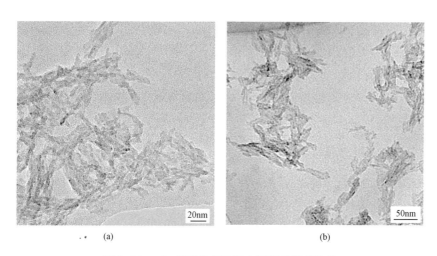

图 3.24　n-La/HAP 在透射电镜下的微观结构

通过溶胶-凝胶法并辅助以冷冻干燥，可以得到呈棒状的粒径尺度均一的 n-La/HAP 粉末，粒径为 20～40nm。当按照 La/(Ca+La)=0.1 和 (La+Ca)/P=1.67 的比例制备 n-La/HAP 时，绝大部分 La 能够进入 HAP 晶格，占据晶体中 Ca 元素位置，使晶格体积变大，但不影响晶格整体的稳定性。因此，溶胶-凝胶结合冷冻干燥法合成 n-La/HAP 是一种简单易行而且有效的方法,n-La/HAP 粉末能充分发挥 La 和纳米材料的特殊性能,有望成为新一代的硬组织填充和修复材料,特别在龋齿的防治领域有着很好的应用前景。

3.3　磷灰石纳米粒子的阴离子替代

3.3.1　氯离子替代

在本研究所用到的试剂均为分析纯试剂。溶剂为三重蒸馏、去除 CO_2 的去离子水。KH_2PO_4 溶液用在 105℃ 下干燥后的 KH_2PO_4 晶体配制而成;$CaCl_2$ 溶液用经二次重结晶的 $CaCl_2$ 晶体配制而成;$Ca(NO_3)_2$ 置于冰箱中储存。Ca^{2+} 的浓度用 EDTA 标定,PO_4^{3-} 的浓度用可见光分光光度法测定。

在本实验中,合成 HAP 的反应分别在含 Cl^- 与不含 Cl^- 的两种溶液系统中进行,其所涉及的化学方程式分别为

$$10CaCl_2+6Na_2HPO_4+2H_2O \!=\!\!=\! Ca_{10}(PO_4)_6(OH)_2+12NaCl+8HCl \tag{3-8}$$

和

$$10Ca(NO_3)_2+6(NH_4)_2HPO_4+2H_2O \!=\!\!=\! Ca_{10}(PO_4)_6(OH)_2$$
$$+12NH_4NO_3+8HNO_3 \tag{3-9}$$

含 Ca^{2+} 和 PO_4^{3-} 的稳定过饱和溶液的配制:

在一个 2000mL 的容量瓶中,加入等体积(250mL) $1.0×10^{-3}$ mol/L 磷酸氢二钾和磷酸二氢钾缓冲溶液,加少量水稀释,调整溶液 pH 至 7.4,加入 500mL $1.66×10^{-3}$ mol/L $CaCl_2$ 溶液,用去离子水稀释至刻度。振荡数次后,放置 1h,稳定后使用。

1. HAP 晶种材料的制备

将等体积(250mL)的 $Ca(OH)_2$ ($5×10^{-3}$ mol/L)与 H_3PO_4 ($3×10^{-3}$ mol/L)缓慢混合,并迅速搅拌,反应在 60℃、通 N_2 的条件下进行,所生成的固相悬浊液回流48h。最后将所生成的沉淀用去离子水和丙酮清洗数次,以去除残余离子,在真空干燥箱中干燥,干燥后的产物储存在充 N_2 的玻璃瓶中。将所制备出的晶种材料用 X 射线衍射、红外光谱测定其性能和结构,以进一步确定其成分及性能。

2. Cl^- 掺杂 HAP 的制备

晶体生长反应在超级恒温器,N_2 氛围下进行。稳足过饱和溶液用强力玻璃搅拌棒搅拌,转速为 250r/min。

反应过程中,溶液的 pH 用玻璃甘汞电极测量。在每次测量溶液 pH 前后,电极用 NBS 标准缓冲溶液进行标定。随着晶种材料的加入,晶体生长过程随即发生,溶液的 pH 也相应发生变化。此时,用 pH 计监测溶液 pH 的变化,并用 0.05mol/L 的 KOH 溶液调整溶液的 pH,使 pH 保持恒定。晶体生长过程发生后,间隔取样,每次吸取溶液 5.00mL,用 0.2μm 的微孔滤膜过滤。分析滤液中 Ca^{2+}、PO_4^{3-} 浓度,溶液中 Ca^{2+} 浓度用原子吸收光谱来测量,PO_4^{3-} 浓度用可见光分光光度法测量。通过对溶液中 Ca^{2+}、PO_4^{3-} 浓度的测量,绘出晶体生长速率曲线及所生成的固相的钙磷比。将固相用去离子水和丙酮清洗数次,之后在 80℃ 下的真空干燥炉中进行干燥。干燥后的粉末储存在充 N_2 的小玻璃瓶中以备分析测试用。用溶解实验法测定所生成的固相的钙磷比,用 X 射线衍射仪、红外光谱仪和扫描电镜等对分离出的固相的物相组成、微观结构、表面形貌进行分析,以确定其微观结构及性能。

为了进一步考察溶液中 Cl^- 对 HAP 晶体生长及结晶形貌的影响,从而找出最适合 Cl^- 掺杂 HAP 晶体生长的 Cl^- 浓度环境,在此安排了在不同浓度 Cl^- 条件下 HAP 晶体生长实验(表 3.9)。

表 3.9　不同 Cl^- 浓度的影响实验安排表

实验编号	a	b	c	d
Cl^- 浓度/(mol/L)	0.01	0.15	0.5	1.0

研究结果显示,不同浓度的 KCl 溶液对 HAP 晶体生长过程及结晶形貌有非常明显的影响,KCl 溶液的浓度对晶体生长过程的影响见图 3.25。

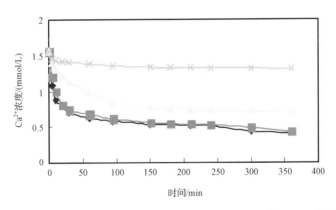

×:1.0mol/L NaCl;　:0.5mol/L NaCl;　■:0.15mol/L NaCl;　◆:0.01mol/L NaCl

图 3.25　不同浓度 Cl^- 条件下晶体生长曲线

溶液中 Cl^- 浓度的增大,一方面降低了所生成的颗粒的团聚性;另一方面,Cl^-

的增大降低了溶液中晶格离子的活度系数,从而使得溶液的过饱和度逐渐变小,因此溶液中前驱体出现的种类越来越少,出现的时间越来越短。由图 3.25 可以看出,当溶液中 Cl^- 的浓度达到 1mol/L 时,由于过饱和度较低,此时的稳态过饱和溶液只对 HAP 过饱和,当晶体生成过程经过一个简短的诱导期以后,所生长的晶体为 HAP,没有前驱体出现,晶体生长曲线没有出现弯曲现象。用扫描电镜观察在高浓度 Cl^-(大于 0.5mol/L)的环境条件下所制得的晶体的形貌,发现在高浓度 Cl^- 存在的条件下,也得不到片状 HAP 晶体,这说明 Cl^- 并不是影响 HAP 片状晶体形成的唯一原因,前驱体 OCP 的出现对 HAP 的结晶形貌也起着非常重要的作用。

可以看出,溶液中 Cl^- 的存在及前驱体 OCP 的出现对 HAP 晶体生长过程以及产物的结晶形貌有很明显的影响。在此将 Cl^- 和 OCP 对 HAP 晶体生长、结晶形貌的影响归纳如下:

(1) NaCl 作为一种电解质加入到反应悬浊液体系中时,会诱导体系中颗粒的凝聚。这种诱导作用与电解质对胶体的凝聚作用相类似。

(2) NaCl 电解质的加入降低了溶液中构晶离子的活度系数,从而降低了溶液的过饱和度,使晶体生长速率相应降低。

(3) 溶液中 Cl^- 的存在对晶体生长过程中钙磷酸盐前驱体的出现和存在也有影响。一方面,Fowler 等[52]的研究结果表明,溶液中 F^- 的存在有利于 HAP 前驱体向 HAP 迅速转化,而 Cl^- 的影响作用与 F^- 正好相反。由于所生成的前驱体有大的比表面积,Cl^- 被吸附在前驱体的表面,并占据晶格的缺陷位置,减缓了前驱体向 HAP 的转化。另一方面,Cl^- 的出现降低了溶液的过饱和度,从而减少了晶体生长过程中前驱体的出现。当 Cl^- 浓度达到某一数值时,晶体生长过程中没有前驱体的出现,但也得不到片状的 HAP 晶体。

(4) 当溶液中不存在 Cl^- 及生长过程中不出现前驱体 OCP 时,不能得到片状 HAP 晶体。

溶液中 Cl^- 的存在和晶体生长过程中前驱体 OCP 的出现对 HAP 的结晶形貌起着决定性的影响。下面分别从不同的角度就 Cl^- 和前驱体 OCP 的影响进行阐述。

3. Cl^- 对 HAP 结晶形貌的影响机理

在研究过程中发现,Cl^- 对 HAP 结晶形貌的影响,主要通过在 HAP 晶体表面的吸附以及与 HAP 中 OH^- 的相互交换来实现的,这一点与 F^- 置换 HAP 中的 OH^- 生成氟磷灰石,使 HAP 的晶体结构、晶胞参数发生变化的影响作用相似。为了将 Cl^- 置换 OH^- 后 HAP 的晶体结构、晶胞参数发生变化的原因阐述清楚,在此将氟磷灰石(FAP)、HAP、氯磷灰石(ClAP)的晶体结构进行对照比较,寻找它们的异同点,以便寻找出 Cl^- 的影响机理来。

严格意义上讲,ClAP 并不是六方晶系晶体。Prener[53] 在高温(1000℃以上)熔融状态下制备出了 ClAP,并测定其晶体性能,发现当由 HAP 转变为 ClAP 时,晶体的对称性降低,由六方晶系变为单斜晶系。而且,ClAP 的晶胞参数 a、b 及晶胞体积变大,这表明 ClAP 不及 HAP 稳定。从结构上可以认为,Cl^- 取代 HAP 中的 OH^- 而生成 ClAP。由于 Cl^- 的半径比 OH^- 大,作用力也不及 OH^- 强,因此当它取代 HAP 中的 OH^- 而形成 ClAP 时,对 Ca^{2+} 所组成的三角平面产生的作用力要相对弱一些,这样使得晶胞参数 a、b 较 HAP 明显增大,c 轴则相应缩小,晶胞体积也随 a、b 的变大而变大。由于在晶体结构及晶胞参数上的变化,ClAP 的结晶形貌也相应发生变化,由针状变为片状。

根据以上的分析,HAP、ClAP、FAP 三者结构非常相似,图 3.26 显示了HAP、ClAP、FAP 晶体结构中 X(OH、Cl、F)在钙三角形中的位置[54]。

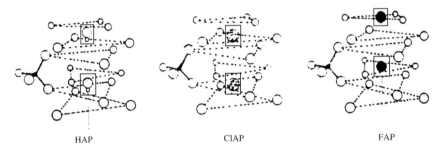

HAP　　　　　　　ClAP　　　　　　　FAP

图 3.26　X 在钙三角形中的位置

在图 3.26 中,X 分别代表 OH、Cl 和 F,它们在晶体中的位置分别为:O 在 $z=0.20$ 或 $z=0.30$ 和 $z=0.70$ 或 $z=0.80$ 处;H 在 $z=0.06$ 或 $z=0.44$ 和 $z=0.56$ 或 $z=0.94$ 处;Cl 在 $z=0$ 和 $z=0.44$ 处;F 在 $z=0.25$ 和 $z=0.75$ 处。

表 3.10 显示了 F^-、Cl^- 置换 HAP 中的 OH^- 以后,对 HAP 晶体结构、晶胞参数等微观性质的影响[55]。表 3.7 所显示的数据表明,由于 Cl^- 半径比 F^-、OH^- 要大,对 Ca^{2+} 的作用力也不及 F^-、OH^- 强,因此 Cl^- 置换 OH^- 以后,a、b 轴变大,体积膨胀,对 HAP 晶体生长习性、结晶形貌都产生影响。

表 3.10　FAP、HAP、ClAP 的晶体结构数据表

参数	FAP	HAP	ClAP
X(F^-、OH^-、Cl^-)的半径/nm	0.133	0.153	0.181
Ca—X 的距离/nm	0.229	0.289	0.280
晶格参数(±0.05pm)			
a 轴/nm	0.9375	0.9422	0.9647
c 轴/nm	0.6880	0.6882	0.6771
晶胞体积/nm³	0.523	0.530	0.545

通过对 HAP、FAP、ClAP 晶体结构进行对比,可以推断,在晶体生长过程中 Cl⁻ 对 HAP 的结晶形貌的影响,主要是通过 Cl⁻ 对 HAP 中的 OH⁻ 的置换来实现的。一方面,Cl⁻ 置换 HAP 中的 OH⁻ 后,a、b 轴变大,c 轴则相应缩短;另一方面,由于在 HAP 晶体结构中平行于(001)面的晶面内正电荷分布较多,溶液中的 Cl⁻ 较多地吸附于 HAP 的(001)面,当 Cl⁻ 置换 OH⁻ 后,晶格发生畸变,晶体的体积发生膨胀,晶体生长能增加,使得沿 c 轴方向的晶体生长速率减慢,由于两者的共同影响,最终导致 HAP 产物的形貌由针状变为片状。图 3.27 绘出了 Cl⁻ 在 HAP 表面的可能作用机制。

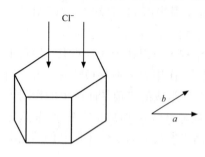

图 3.27　Cl⁻ 在 HAP 表面的
可能作用机制
Cl⁻ 在(001)面吸附,
晶体沿 a、b 轴方向生长

为了验证 Cl⁻ 的存在,用化学分析方法对所生成的片状 HAP 微晶成分进行分析。分析结果表明,所生成的片状 HAP 微晶中存在微量 Cl⁻(≤1‰),这表明晶体生长过程中溶液中的 Cl⁻ 参与到了 HAP 的晶体结构中,并对 HAP 的结晶形貌产生影响。为了进一步弄清楚溶液中的 Cl⁻ 浓度与其对 OH⁻ 置换量的关系以及置换后对 HAP 晶胞参数的影响,在此设计了一组高浓度 Cl⁻ 存在的条件下 HAP 晶体生长实验。其实验安排如表 3.11 所示。

表 3.11　高浓度 Cl⁻ 存在下 HAP 晶体生长实验

实验编号	A	B	C	D	E	F
Cl⁻ 浓度/(mol/L)	0.5	1	2	3	4	5

考虑到 Cl⁻ 对溶液过饱和度的影响,将反应溶液 Ca^{2+} 和 PO_4^{3-} 初始浓度也相应提高至 10^{-2} mol/L 级,并用化学分析方法对所生成的晶体中 Cl⁻ 含量进行分析,分析结果表明:在水溶液状态下,Cl⁻ 对 OH⁻ 的置换量与溶液中 Cl⁻ 浓度相关,随溶液中 Cl⁻ 浓度的增大,置换量也相应增大,但当置换量达到 40% 时,即使增大溶液中 Cl⁻ 浓度,置换反应也不再发生。这可能是因为 Cl⁻ 置换 HAP 中的 OH⁻ 后,晶体的体积发生膨胀,因此置换过程是一个热力学能升高的过程,所以 Cl⁻ 对 OH⁻ 的置换并不容易发生。当置换反应在水溶液中进行时,Cl⁻ 并不能完全置换 HAP 中的 OH⁻,置换量有一定的限制,置换后产物的化学式可能为 $Cl_x(OH)_{1-x}AP(x≤1‰)$。Cl⁻ 对 OH⁻ 的置换量与溶液中 Cl⁻ 浓度的关系见图 3.28。

图 3.29、图 3.30 反映了 Cl⁻ 置换量的大小与晶体晶胞参数的关系,图中所显示的数据表明,生成的新晶体 $Cl_x(OH)_{1-x}AP$ 的晶胞参数与 Cl⁻ 对 OH⁻ 的置换量密切相关,Cl⁻ 对 OH⁻ 的置换量越大,晶胞参数 a、b 越大,相应 c 轴缩小量也越大。

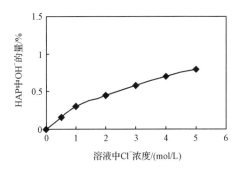

图 3.28　Cl⁻ 浓度与 HAP 中 OH⁻ 的置换量关系

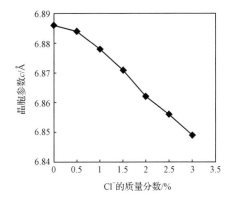

图 3.29　Cl⁻ 的质量分数与 *c* 轴的关系

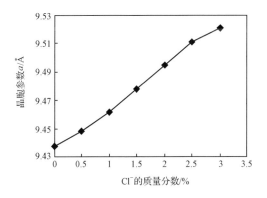

图 3.30　Cl⁻ 的质量分数与 *a* 轴的关系

通过以上分析可以得出以下结论：

(1) Cl^- 对 HAP 微晶形貌的影响主要通过部分置换 HAP 中的 OH^- 来实现。

(2) Cl^- 部分置换 HAP 中的 OH^- 后,一方面,使得晶体晶胞参数 a、b 变大,c 则相应缩小;另一方面,由于平行于(001)面的晶面内正电荷(Ca^{2+})分布较多,溶液中的 Cl^- 较多地吸附于 HAP 的(001)面,当 Cl^- 置换 OH^- 后,晶格发生畸变,晶体的体积发生膨胀,晶体生长能增加,使得沿 c 轴方向的晶体生长速率减慢,由于两者的共同影响,最终导致 HAP 产物的形貌由针状变为片状。

(3) 所生成的晶体中含微量 Cl^-,其化学式可能为 $Cl_x(OH)_{1-x}AP$。

Cl^- 影响机理模型的局限性:Cl^- 机理模型通过对 FAP、HAP、ClAP 的晶体结构、晶胞参数等数据的对照,从微观的角度较好地解释了溶液中 Cl^- 使 HAP 形貌发生变化的根本原因,并对所生成的 HAP 晶体化学式进行了预测,指出所生成的晶体为 $Cl_x(OH)_{1-x}AP$。然而,这种机理模型无法解释当溶液中 Cl^- 浓度高,对 HAP 中 OH^- 的置换量大时,却得不到片状羟基磷灰石微晶的实验结果。由此可见,对 HAP 结晶形貌的影响,除了 Cl^- 外,还有其他因素。

3.3.2 氟离子替代[56]

含氟羟基磷灰石(FHA)是磷灰石异质同晶体中的一种,它与羟基磷灰石的不同之处在于氟部分取代了羟基沿平行于 c 轴方向排列的位置。部分氟离子(F^-)取代羟基(OH^-)可以改善磷灰石的溶解性,从而显著提高涂层在生理液中的稳定性,促进骨细胞增殖,提高磷酸钙在成骨过程中的生物矿化和骨组织中磷灰石晶体的形成。FHA 作为活性涂层可以改善金属植入体临床应用中现存的不足,作为口腔材料可以减少细菌的黏附,在酸性溶液中溶解度小,可以提高牙釉的抗酸能力,并且还可以利用 F^- 的抑菌作用来防止龋齿[47~60],因而 FHA 材料的制备成为近年来生物材料领域中的研究热点。本研究采用溶胶-凝胶工艺,在低温下制备了 FHA 粉体,并研究了引氟量对晶格常数及粒度等的影响。

1. 含氟羟基磷灰石纳米粒子的制备

首先将一定量分析纯 $Ca(NO_3)_2 \cdot 4H_2O$ 和 P_2O_5 分别溶于无水乙醇中(为了充分醇解,后者需在室温下回流 24 h),并配制 NH_4F 的甲醇溶液(0.1mol/L);通过不同摩尔比来控制引氟量(表 3.12),按 $n_{Ca}/n_P = 1.67$(摩尔比)将上述 3 种溶液混合并充分搅拌;溶胶经陈化、充分干燥(80℃)后可得蓬松状的干凝胶,之后于 600℃保温 1h,烧成并随炉冷却,最终得到不同引氟量的 FHA 粉体。粉体经研磨后,采用 X 射线粉末衍射仪(RIGAKU, D/max 2000 PC 型)对粉体进行物相和晶体结构分析。衍射条件为:Cu 靶 Kα 射线,Ds、Rs、SS 分别为 1°、0.3mm、1°,步长为 0.02°/步,扫描速率为 10°/min,石墨单色器,功率为 40kV×40mA。

2. FHA 纳米粒子的表征

1）物相分析

不同引氟量时样品的 XRD 图谱（图 3.31）分析表明，采用 $Ca(NO_3)_2 \cdot 4H_2O$-P_2O_5-NH_4F-乙醇体系，利用溶胶-凝胶法在引氟量 $0 \sim 0.20$（n_F/n_{Ca}）范围内（表 3.12）均能合成含 FHA 主晶相。当引氟量逐渐增加时，FHA 晶相的主衍射峰强度有明显的增强，说明在同一情况下，结晶程度和含量随着引氟量增加得到改善，从图中还可以看出，FHA 的衍射峰要比 HAP 的尖锐，说明 F^- 对 OH^- 的取代，使得 FHA 晶体结晶度提高。但是，当引氟量达到一定量，即为 HA0.6F 试样时，其强度下降，这可能是由 F^- 取代 OH^- 造成的，这将从后述的 FHA 形成机理分析中得到解释。另外，由于没有出现 CaF_2 相，说明 NH_4F 的加入对 $Ca(NO_3)_2 \cdot 4H_2O$-P_2O_5-NH_4F-乙醇体系形成磷灰石无明显影响。XRD 图谱中也存在微量的 $CaCO_3$ 和 $Ca_3(PO_4)_2$ 相，这将最终导致 FHA 是缺钙型磷灰石。

表 3.12　不同 n_F/n_{Ca} 的溶胶体系

试样编号	n_F/n_{Ca}	试样编号	n_F/n_{Ca}	试样编号	n_F/n_{Ca}
HA	0.0	HA0.2F	0.04	HA0.4F	0.08
HA0.6F	0.12	HA0.8F	0.16	HA1.0F	0.20

2）晶格参数变化

衍射角为 $25° \sim 36°$ 的 XRD 放大图谱（图 3.32）显示，随着 NH_4F 加入量的增加，FHA（300）晶面的衍射角逐渐向右偏移，根据布拉格衍射方程[61] $2d\sin\theta = k\lambda$ 可知，a 轴的晶格参数随引氟量的增加是逐渐减少的，而在（002）晶面，即 c 轴没有明显的变化。表 3.13 列出了 FHA 沿（300）晶面的晶面间距及对应样品的粒度，与 XRD 衍射图谱一致，晶面间距和样品粒度都随引氟量的增加而逐渐减少。

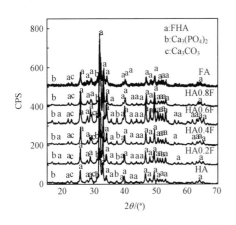
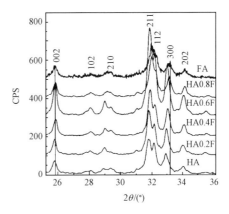

图 3.31　不同引氟量时粉体的 XRD 图谱　　图 3.32　不同引氟量时样品 a 轴与 c 轴的变化

表 3.13   不同引氟量试样在(300)方向的晶面间距和样品粒度

试样编号	晶面间距 d/Å	粒度/nm	试样编号	晶面间距 d/Å	粒度/nm
HA	2.8133	20.2	HA0.6F	2.7980	15.8
HA0.2F	2.8117	17.4	HA0.8F	2.7979	14.0
HA0.4F	2.8048	16.3	HA1.0F	2.7894	13.2

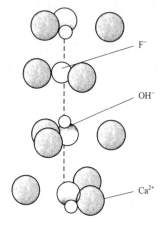

图 3.33 F^- 和 OH^- 及 Ca^{2+} 在
FHA 晶体结构中的排布示意图

3) FHA 的晶体结构

图 3.33 为 FHA 晶体结构示意图,图中直观地给出了 F^- 和 OH^- 及 Ca^{2+} 的排布。实际上,F^- 取代 OH^- 是随机的,并不是只发生在两个 OH^- 之间的位置,也存在连续取代的现象。这里只给出 F^- 取代一种 OH^- 位置的情况,并从晶体结构上分析了引氟量对晶格参数的影响原因。主要有两方面原因:①F^- 比羟基基团要小,F^- 为 0.133nm,而 OH^- 为 0.153nm[62],因此通过氟取代量的增加,其晶格参数会相应减少;②通过 F^- 和 OH^- 在 FHA 的晶体结构中的排布图还可以看出,由于氟的电负性较氧原子要大,对羟基基团中氢原子的吸引力大,使得 $OH\cdots F\cdots OH$ 氢键键能增强,从而使得 FHA 晶格参数发生变化。

3. FHA 纳米粒子的形成机理分析

目前羟基磷灰石的形成机理还不完善,磷酸八钙(OCP)转变为羟基磷灰石的层生长机理应用较为广泛,OCP 作为前驱体可以在表面水解生成与其结构相似特性的羟基磷灰石。而 F^- 容易与 OCP 发生反应,并对 OCP 的水解过程起促进作用,加速 OCP 向 HAP 的转化[63]。因此,加入氟后,磷灰石的生成量明显提高,而结晶程度也得到改善。这就解释了物相分析中 XRD 衍射峰随着引氟量的增加而增强的现象,但是引氟量一定后,特别是在样品 HA0.6F 时,强度又下降,这需要从 F^- 取代 OH^- 来解释。

虽然含氟羟基磷灰石的形成机理尚未完全建立,根据 Hidekazu 等[64]的理论,F^- 取代 OH^- 分两步进行:①在低氟浓度时,氟磷灰石在羟基磷灰石表面通过吸附 F^- 形成,然后是 F^- 和 OH^- 的交换,最后形成 $OH\cdots F$ 氢键。②在高氟浓度时,羟基磷灰石的表面溶解形成 CaF_2,然后转变为 FHA[式(3-10)~式(3-12)]。可以看出,在高氟浓度,由于反应过程较为复杂,由多步反应控制最终产物的生成量,

CaF_2 的分解极其缓慢,导致释放出 F^- 的速率减小,影响最终 FHA 的形成速率。正是基于这样的原因,导致 HA0.6F 后的样品的衍射峰明显下降,而对于低氟浓度和高氟浓度界限的确定还需进一步研究。

$$Ca_{10}(PO_4)_6(OH)_2 + 20F^- \Longrightarrow 10CaF_2 + 6PO_4^{3-} + 2OH^- \qquad (3-10)$$

$$CaF_2 \Longrightarrow Ca^{2+} + 2F^- \qquad (3-11)$$

$$10Ca^{2+} + 6PO_4^{3-} + 2F^- \Longrightarrow Ca_{10}(PO_4)_6F_2 \qquad (3-12)$$

$CaCO_3$ 的生成可能是因为溶胶体系处于空气中、热处理温度不足以使其完全分解所致。而 $Ca_3(PO_4)_2$ 相的存在可以根据 Liljensten 等[65]关于羟基磷灰石的分解理论来解释:

$$Ca_{10}(PO_4)_6(OH)_2 \xrightarrow{800℃} Ca_{10}(PO_4)_6(OH)_{2-2x}O_x + x\,H_2O \qquad (3-13)$$

$$Ca_{10}(PO_4)_6(OH)_{2-2x}O_x \xrightarrow{1220℃} 3Ca_3(PO_4)_2 + CaO + (1-x)\,H_2O$$

$$(3-14)$$

虽然对粉体只在 600℃ 热处理,由于本研究采用溶胶-凝胶法制备的粉体为纳米结构,颗粒粒径非常小,相变驱动力高,扩散距离短,因此相变温度可能下降很多,并且在实验中也提供了一定的保温时间,为体系提供了足够的相变能,使得磷灰石在烧结的过程中有分解的现象。

引氟量对晶体结构的影响将使得 FHA 的化学性能和生物学性能有所改变,在组分上对羟基磷灰石的化学性能和生物学性能的优化是一大突破,下一步应当重点研究引氟量对 FHA 在化学性能和生物学性能的影响,对扩大羟基磷灰石在生物学方面的应用起到推动作用。

总之,采用 $Ca(NO_3)_2 \cdot 4H_2O\text{-}P_2O_5\text{-}NH_4F$-乙醇体系,可在低温 600℃ 下制备出不同引氟量的纳米 FHA 粉体,随着引氟量的增加,FHA 主晶相的衍射峰强度呈先增强后减弱的趋势;FHA 晶体的晶格参数、晶面间距(300)和粒度都随之减少。

3.3.3　碳酸根离子替代

天然矿羟基磷灰石和骨骼牙齿中都含有部分 CO_3^{2-},如牙釉质含 3% ~ 4% 的 CO_3^{2-},天然碳酸磷灰石中 CO_3^{2-} 通常替换 PO_4^{3-}。红外光谱是分析 CO_3^{2-} 在磷灰石结构中具体位置的最佳表征方法。

在羟基磷灰石中 CO_3^{2-} 存在两类替换,即 A 型:CO_3^{2-} 替代 OH^-;B 型:CO_3^{2-} 替代 PO_4^{3-}。这两种替换在红外光谱图上表现不同,替代类型不同,CO_3^{2-} 所处的谱带位置也不同:A 型替换 CO_3^{2-} 所处的谱带位置为 884cm^{-1}、1465cm^{-1}、1534cm^{-1};B 型替换 CO_3^{2-} 所处的谱带位置为 864cm^{-1}、1430cm^{-1}、1455cm^{-1}。Roy 和 Elliot[66]认为 A 型替代对羟基磷灰石晶格参数有影响,a 轴拉长而 c 轴减

小,$a=9.476$Å,$c=6.86$Å,而 B 型替代则无明显影响,因而在既有 A 型替换又有 B 型替换的磷灰石中不能通过晶格常数来确定 CO_3^{2-} 的总含量。CO_3^{2-} 替代 PO_4^{3-} 的可能结构分子式可表示为 $Ca_{9.9}\square_{0.1}(PO_4)_{5.8}(CO_3)_{0.2}(OH)_2$,这类取代存在 Ca^{2+} 空位以保证电价平衡。Labarthe 等[67]认为 CO_3^{2-} 基团取代 PO_4^{3-} 时占据四面体的三个氧原子位置,第四个氧原子位置空缺。实际样品中的替代要复杂得多,很少有单纯的 A 型或 B 型替换。尤其在低温下,一般既有 Ca^{2+} 空位又有 OH^- 空位。虽然两种类型的替换在羟基磷灰石结构中的取向和排位尚不十分清楚,但两种替换有明显的差别,这从它们在红外谱带上有较大的偏移可反映出来。

图 3.34(a)为用氢氧化钙悬浊液与磷酸通过酸碱中和反应制得的羟基磷灰石晶体的红外吸收光谱图。图谱上 OH^- 的谱带特别是 633cm^{-1} 处非常明显,没有明显的 CO_3^{2-} 吸收谱带出现;(b)、(c)、(d)、(e)分别是在 95℃、90℃、85℃、82℃下用均相沉淀法制得的,添加剂均为尿素。在 881cm^{-1}、1417cm^{-1}、1450cm^{-1} 处均有不同程度的吸收谱带出现,证明在用均相沉淀法制备羟基磷灰石时都部分含有 CO_3^{2-},CO_3^{2-} 的两种替换均存在(A 型:881cm^{-1} 处,B 型:1417cm^{-1}、1450cm^{-1} 处)。(b)、(c)、(d)、(e)图谱中 CO_3^{2-} 吸收强度依次增强,630cm^{-1} 处的 OH^- 吸收谱带则逐渐减弱至完全消失(e)。实验证实,在几种温度条件下,只要使用尿素作添加剂都存在 CO_3^{2-} 的替代,但含量与体系温度有直接关系,温度越高则 CO_3^{2-} 含量越低。虽然由于 CO_3^{2-} 的配位和结合方式差异较大,不能完全用 CO_3^{2-} 吸收谱带的强度来量化其含量,但做粗略的半量化是可以的。(b)样是在 95℃下获得的,OH^- 在 630cm^{-1} 处谱带并没有明显的减弱,证明占据 OH^- 位置的 CO_3^{2-} 含量比较低。而 82℃下获得的(e)样 OH^- 在 630cm^{-1} 处谱带消失,表明存在较多的 CO_3^{2-}-OH^- 取代(即 CO_3^{2-} 替代)。从 90℃、85℃ 温度体系中得到的样品的 630cm^{-1} 处吸收谱带的强度介于二者之间,反映出 CO_3^{2-}-OH^- 取代随温度存在顺序变化规律。CO_3^{2-}-PO_4^{3-} 取代随温度变化虽不及 CO_3^{2-}-OH^- 取代明显,但也存在着替代随温度升高而减少的规律。而研究证实添加剂尿素的浓度加大时,CO_3^{2-} 含量并无明显的提高,表明羟基磷灰石晶体中 CO_3^{2-} 含量仅受温度影响,这可能与 CO_2 气体在水中的溶解度随温度升高而降低有关。CO_2 气体主要来源于尿素的水解:

$$(NH_2)_2CO+3H_2O \Longrightarrow 2\,NH_4OH+CO_2 \qquad (3\text{-}15)$$

CO_3^{2-} 含量并未因尿素的增加而提高,可以理解为实验条件下 CO_2 气体在水中的溶解度均达到了饱和(CO_2 常压 20℃溶解度为 0.1688g/100gH_2O,60℃溶解度为 0.0576g/100gH_2O)。

所有样品红外光谱图中 OH^- 在 3570cm^{-1} 处的吸收谱带强度并没有因制备条件的差异而表现出明显的不同,可能与谱带附近存在较宽的结构水的吸收谱带有关。

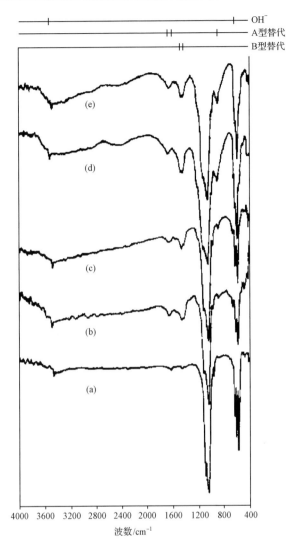

图 3.34　样品的红外吸收光谱图

中和法:(a);均相沉淀法:(b) 95℃,(c) 90℃,(d) 85℃,(e) 82℃

3.4　羟基磷灰石纳米粒子的改性研究

3.4.1　四环素改性羟基磷灰石纳米粒子的制备研究

四环素(tetracycline,TC)类抗生素是临床上广泛应用的广谱抗生素,它们在结构上的差异仅显示于 C_5、C_6 或 C_7 位上有不同取代基。尽管这些类似物具有不同药代动力学性质,但结构上的变化对它们的抗微生物活性没有显著影响,因此已广泛用作抗菌消炎药,用于治疗人、动物甚至某些植物和昆虫类的感染。在临床应用中发现它有一个突出的特点,在人体中可以和血液中 Ca^{2+} 紧密结合并随着骨骼的生长或再生沉积到骨骼或牙齿中,沉积于骨组织并掺入到新生骨中,且对骨骼的钙化和生长有促进作用。四环素沉积于骨的机理大致为:由于四环素具有较强的形成金属配合物的能力,它能与 HAP 中的 Ca^{2+} 络合[68],而 HAP 的特别适合的空间结构确保了它们之间强大的吸附力。

四环素族化合物由四个环组成,可看成四并苯或萘并萘的衍生物,其化学性质显两性,与酸、碱都能成盐,在碱中容易降解,药用其盐酸盐,其结构式如图 3.35 所示。

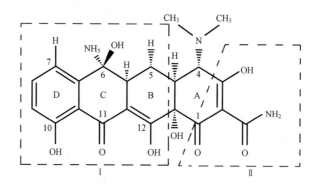

图 3.35　四环素结构式

盐酸四环素有两个双键系统,在紫外光下产生荧光,而它的酸或碱降解产物具有强烈的荧光,碱降解产物与碱土金属离子形成有强烈荧光的配合物[69]。它的 C_{11} 和 C_{12} 上的 β-二酮系统,可以和多数金属离子尤其是稀土金属生成具有特征荧光的金属配合物[70],因而具有荧光标记物的功能。它本身能在紫外光的照射下呈现荧光,因此它既可以作为诊断、治疗肿瘤的一种重要荧光探针也可以作为运载工具,带上放射性核素可诊断和治疗骨肿瘤及其他骨组织的病变[71]。黄祖云和张宗显[72]通过四环素标记牛清血红蛋白 BSA,结果发现四环素族化合物是一族良好的荧光标记物,在四环素族结构中,D 环酚羟基的邻或对位作为反应活性部位,用 Mannich 反应与 BSA 偶联反应产物仍保留 β-二酮配合位点。

四环素的紫外-可见吸收光谱在 275nm 和 380nm 左右显示两个强吸收峰,从分子结构上看,它们都有两个独立的共轭体系,这两个共轭体系都是含有酮基的不饱和体系。根据许金钧的经验规则[73],可以大致计算出这两个共轭体系的最大吸收波长。将共轭体系Ⅰ看作不饱和烯酮体系,将苯环作延伸双键处理,同时考虑成 α 环的取代,则最大吸收波长为

$\lambda_{\max} = 215\text{nm} + 2 \times 30\text{nm}(\text{延伸双键}) + 2 \times 5\text{nm}(\text{环外双键}) + 2 \times 10\text{nm}(\alpha \text{取代烷基})$
$\qquad + 2 \times 12\text{nm}(\beta \text{取代烷基}) + 2 \times 30\text{nm}(\beta \text{取代羟基}) - 8\text{nm}(\text{溶剂校正}) = 381\text{nm}$

共轭体系 II 为 β-二酮体系,将其中的酰胺基作延伸双键处理,则:

$\lambda_{\max} = 215\text{nm} + 30\text{nm}(\text{延伸双键}) + 12\text{nm}(\beta \text{取代烷基})$
$\qquad + 30\text{nm}(\beta \text{取代羟基}) - 8\text{nm}(\text{溶剂校正}) = 279\text{nm}$

比较四环素族吸收光谱中 275nm 和 380nm 左右的两处强吸收,可认为 275nm 处的吸收为共轭体系 II 吸光所致,而 380nm 处的吸收为共轭体系 I 吸光所致。

本研究从羟基磷灰石纳米粒子的应用特性和四环素的荧光特性出发,综合考虑各种制备技术的优势和可行性,选取了化学沉淀法来制备四环素改性羟基磷灰石纳米粒子,并对其进行了表征与分析。

1. 四环素改性羟基磷灰石纳米粒子的制备

在 $Ca(OH)_2$ 饱和溶液中加入适量的 $Ca(H_2PO_4)_2 \cdot H_2O$,保证钙磷摩尔比略大于 1.67,连续磁力搅拌,于 80~90℃水中反应 15min,然后常温搅拌 30min 得白色胶状沉淀,超声分散即得到羟基磷灰石纳米粒子悬浮液,称取不同剂量的分析纯盐酸四环素加入羟基磷灰石纳米粒子悬浮液中,剧烈搅拌 1h 后,超声 30min 并陈化 36h 后,冷冻干燥得到四环素/羟基磷灰石(TC-HAP)纳米复合粒子粉末。一部分粉末进行红外光谱与 X 射线衍射测试分析。另一部分粉末加水稀释后加入分散剂超声稳定后形成胶体,分别进行粒径大小与分布测试、形貌及分散特性的检测、荧光波长及强度测定。

2. 四环素改性羟基磷灰石纳米粒子的表征

1) 红外光谱分析

图 3.36 中 604cm^{-1} 和 1040cm^{-1} 是 PO_4^{3-} 的振动吸收峰,871cm^{-1} 对应 HPO_4^{2-} 的吸收峰,628 cm^{-1} 和 3430cm^{-1} 为 HAP 中典型的 OH^- 的弯曲和伸缩振动吸收峰,分别对应于吸附水和缔合水,以及四环素环上没有参与反应的 OH^- 官能团,1260cm^{-1} 与 1420cm^{-1} 是—CH_3 与—CH_2 的弯曲振动峰,1450cm^{-1} 和 1638cm^{-1} 是 CO_3^{2-} 的吸收峰,可能是四环素中羧基的特征峰和制备过程中吸收空气中的 CO_2 造成的。—CH_3 与—CH_2 的弯曲振动峰的出现和 1450cm^{-1} 到 1638 cm^{-1} 处羧基峰的出现说明粒子中存在四环素,由于 Ca^{2+} 很容易与 HAP 结合,因此,四环素与 HAP 以化学键的形式结合。从吸收峰主要源于羟基磷灰石的官能团可以说明四环素的加入对羟基磷灰石晶相影响不大,物质组成以羟基磷灰石为主。

2) XRD 分析

从 XRD 图 3.37 中可以看出,在 25.9°、32°、40°、50°衍射角附近都有羟基磷灰石(002)、(211)、(130)、(222)和(213)晶面衍射的特征峰,在 25.9°(002)晶面处峰形保持尖锐,这意味着 TC 没有改变 HAP 沿 c 轴(002)面择优取向生长;在 31.7°附近仅(211)晶面强度较大,而(112)、(300)不明显,表明 HAP 的结晶状况较弱,其他位置均无杂峰出现,峰的位置、强度相似,说明合成的产物基本以 HAP 为主。由于四环素与 HAP 表面的 Ca^{2+} 以化学键结合,形成 TC-Ca^{2+} 复合物,该复合物进一步与饱和的 PO_4^{3-} 反应,阻碍 HAP 晶体的形成,导致结晶度降低,但是沿 a 轴方向的表面积大于 c 轴方向的表面积[24],因而对应的 Ca^{2+} 量少,从而难以改变 HAP 沿(002)晶面的择优取向。

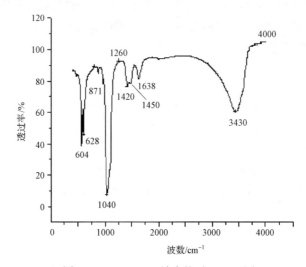

图 3.36　TC-HAP 纳米粒子 FT-IR 图

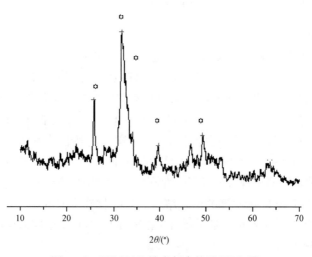

图 3.37　TC-HAP 纳米复合粒子 XRD 图

3) 形貌分析

图 3.38(a)是纳米粒子经过 10 000 倍放大之后的 SEM 图像。由图可知,粒子表面经过放大后表面比较粗糙,粒子表面的粒径小于 100nm,形状不规则,粒度分布不均匀,由于较大的表面能,纳米粒子团聚在一起,同时看不到明显的有机包裹物,因此,四环素参与了羟基磷灰石沉淀结晶的过程。图 3.38(b)是所制备复合粒子冷冻干燥后用分散剂分散的 TEM 照片,从图上可以看出 HAP 复合粒子通过超声分散后,分散比较均匀,呈长棒状,长约 80nm,宽 20nm。该图也说明,分散后可清晰看到所有粒子都是纳米级的,粒子形状基本以长条形为主,由于纳米粒子表面能非常大,以及制备过程中 80℃以上加热的影响,因此,部分颗粒还聚集在一起。

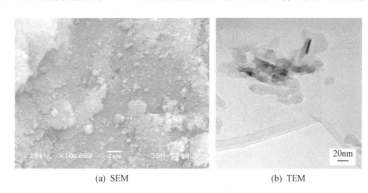

(a) SEM　　　　　　　　(b) TEM

图 3.38　TC-HAP 纳米复合粒子的形貌

4) 荧光显微镜分析

将一定量的荧光纳米粒子加入水中,分散成为胶体后,涂于玻片上进行荧光成像,在荧光显微镜下激发并用 WB 滤片过滤后可观察到很强的黄色荧光颗粒。从图 3.39 可看到,荧光颗粒呈短棒状。由于涂在玻片上的胶体中水挥发后粉末聚积,纳米级的荧光颗粒变大,达到微米级,表面原子扩散键理论[74]认为大多数液相合成的纳米粉体颗粒表面活性很大,容易使颗粒表面原子扩散到相邻颗粒表面并与其对应的原子结合,形成比较稳定的化学键,从而容易团聚,因此,在荧光显微镜下可看到微米级的团聚颗粒。

5) 荧光光谱表征

图 3.40 为四环素浓度为 5×10^{-5} mol/L 时磷灰石荧光纳米粒子(TC-HAP)经分散剂分散成溶胶后的激发光谱(监控波长为 530nm)和发射光谱(激发波长为 384nm),激发光谱中的特征峰 530.1nm、384 nm 为四环素共轭体系 I 中 $\pi \rightarrow \pi^*$ 跃迁。盐酸四环素的两个双键系统,在紫外光照射下产生荧光,而它的酸或碱降解产物也具有强烈的荧光,碱降解产物与碱土金属离子形成有强烈荧光的配合物。而 HAP 特别适合的空间结构和表面 Ca^{2+} 提供了四环素与 HAP 强烈吸附的可能,所

以四环素中羟基与羰基同 HAP 纳米粒子上的 Ca^{2+} 结合形成刚性的平面,如图 3.41所示,这种结构可为减少分子的振动,使分子与溶剂或其他溶质分子之间的相互作用减少,即可减少能量外部转移的损失,有利于荧光的发射。而且平面结构可以增大分子的吸光截面,增大摩尔消光系数,增强荧光强度。当分子处于刚性平面时,$S_1 \rightarrow S_0$ 内部转换效率一般较低,荧光效率可以提高。

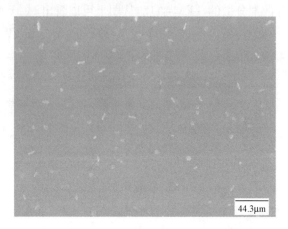

图 3.39　荧光显微镜观察到的 TC-HAP 纳米粒子

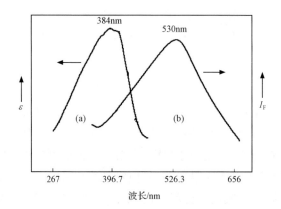

图 3.40　TC-HAP 溶胶的激发光谱(a)与发射光谱(b)图

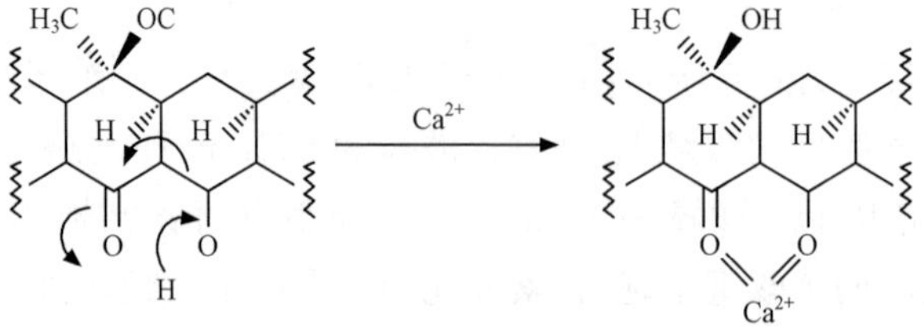

图 3.41　TC 与 HAP 表面 Ca^{2+} 结合示意图

6) 高分辨透射电镜分析

图 3.42 是使用高分辨透射电子显微镜对粉末进行观察的结果,可以明显看出同一晶粒中存在一维原子排列、二维晶格排列两个区域。将图 3.42(a)中箭头所指的区域进一步放大[图 3.41(b)]进行观察,结果发现箭头所指方向规则排列的晶面平均间距分别为 0.268nm 和 0.278nm,与粉末衍射所得到的值相比较,可以知道前者为标准值 $d = 0.272$nm 的(300)晶面;后者为标准值 $d = 0.278$nm 的(211)晶面。由六方晶系计算公式可算得晶胞参数 a 为 0.9423nm,比理论值(0.938nm)稍长;c 为 0.6418nm,比理论值(0.686nm)稍短。这种变化使得晶体沿 c 轴方向的优先生长受到抑制,因此在羟基磷灰石形成的过程中,四环素参与了反应。同时,除了一维原子排列、二维晶格排列以外,图像中可以观察到非晶,由于通过化学沉淀法制备的晶粒温度相对较低,因此结晶程度不高,在透射电镜下经过高温激发后,在图 3.42(a)中留下缺陷,即使在结晶相对完好的二维晶格中,也可以发现某些地方由于缺陷的存在而变得模糊,这可能是由于参与反应的四环素在透射电镜电子束高温照射时部分碳化引起的。

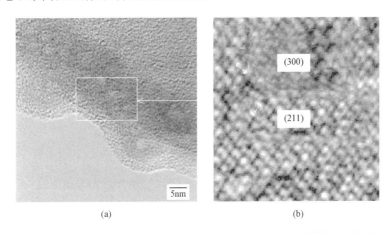

(a)　　　　　　　　　　　　　　　　(b)

图 3.42　TC-HAP 纳米粒子的 HRTEM(a) 及其 Fourier 转换(b) 结果

3. 工艺参数对四环素改性 HAP 纳米粒子的影响研究

1) 温度对纳米复合粒子结晶情况的影响

图 3.43 是在不同温度下制备的样品冷冻干燥后的 XRD 谱图,从图中可以看出,在 15℃时,样品的衍射峰宽度很大,强度很弱,说明样品结晶度很差,在此温度下难以看出此样品的主要成分为羟基磷灰石晶体。与同等温度下制备的单组分羟基磷灰石比较起来,四环素可能影响羟基磷灰石的形成;但是当加热温度超过 15℃时,可以明显看到主晶相为 HAP 的 TC-HAP 纳米复合粒子。37℃、50℃、80℃时虽然都出现了羟基磷灰石的主要特征峰,但是随着温度的升高,衍射峰强度

没有明显变化。虽然 Pang 和 Bao[75]认为在 70℃时是一个突变点,低于此温度时无明显结晶度的变化,高于此温度时可看到特别尖锐的衍射峰,但是本组实验表明四环素的加入还是在一定程度上影响了溶液中羟基磷灰石的结晶,没有出现 Pang 等观察到的现象;同时图中没有发现杂衍射峰,说明温度为 37~80℃时样品基本没有形成新相。按照成核生长理论,成核速率为

$$J = A\exp\left[-\frac{16\pi\sigma^3 M^2}{3(RT)^3 \rho^2 (\ln S)^2}\right] \tag{3-16}$$

式中,J 为成核速率,个/($m^3 \cdot s$);A 为频率因子,个/($m^3 \cdot s$);σ 为液固界面张力,erg/m^2(注:$1erg = 10^{-7}J$);M 为溶质相对分子质量;ρ 为颗粒密度;S 为溶液的过饱和度;T 为热力学温度,K。

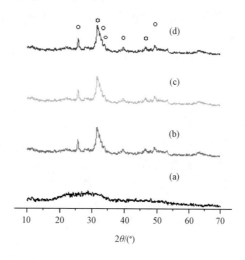

图 3.43　TC-HAP 纳米复合粒子随温度变化的 XRD 谱图
(a) 15℃;(b) 37℃;(c) 50℃;(d) 80℃

从式(3-16)可知,过饱和度越大,温度越高,界面张力越小,生成晶核速率越快。晶核形成以后,溶液在晶核上不断沉淀,晶粒不断长大。在沉淀反应中,晶核形成是在极高过饱和度下完成的,瞬间大量成核迅速降低了溶液中的过饱和度,从而抑制了二次成核及晶核生长。成核速率随着温度下降而下降,这是由于温度的下降导致分子动能迅速下降,体系黏度增加,分子之间碰撞概率降低,成核速率随之降低。但是温度的变化同时也引起过饱和度 S 的变化,随着温度的上升,过饱和度下降。同时分子动能增加,从凝聚态变为分散态的趋势增加,又不利于成核,因此温度对成核速率的影响比较复杂。当温度很低时,虽然过饱和度很大,但是溶质分子的能量很低,所以晶粒的生成速率很小。随着温度的升高,晶粒的生成速率可以达到极大值。继续提高温度,一方面引起过饱和度的下降;另一方面也引起溶

液中分子动能增加很快,不利于形成稳定的晶粒。因此,晶粒的生成速率又趋于下降,过高或过低的温度都不利于成核,所以本工艺选择 80℃ 为反应温度。

　　2）加热时间对纳米复合粒子结晶情况的影响

　　图 3.44 是相同四环素含量样品在 80℃ 下不同加热时间的 XRD 谱图,从图中可以看出,当加热 8min 时,开始出现羟基磷灰石特征衍射峰,而且在 20°～30° 出现的衍射峰较宽,强度较弱,说明在该时间段下 HAP 结晶程度低,随着加热时间的延长,虽然在 15min、30min、60min 后特征峰几乎没有变化,但是与 8min 时比较起来,(002)方向强度更大,同时在(112)、(300)方向的衍射峰也开始出现,此外 40°、50°附近羟基磷灰石(222)和(213)晶面衍射的特征峰越来越明显,因此,羟基磷灰石结晶程度随时间的增加而提高,虽然原则上反应时间越短,粒子粒径越小,分布越窄,但在通常情况下,粒度分布很快进入自保分布形式(即表现为不同时间的粒度分布形状相似,且与初始浓度分布无关),不易控制。实际过程中存在着胶体粒子的老化现象,沉淀产品在母液中静置,由于 Gibbs-Thomson 效应,将发生小粒子溶解消失和大颗粒长大现象,即 Ostwald 熟化。另外,在反应沉淀过程中,首先析出的经常是介稳的固体相态,而后介稳相才转化为更稳定的固体相态,发生二次转化,如由一种水化物转化为另一种水化物,由无定形沉淀转化为晶型产物等。所以保持适当的反应时间可使粒度分布相对变窄,因此,本工艺选择加热时间在 15min 附近为能够出现羟基磷灰石特征峰的时间。

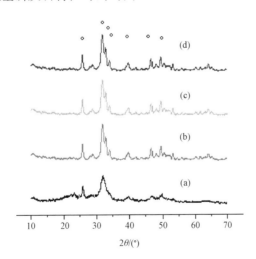

$2\theta/(°)$

图 3.44　TC-HAP 随加热时间变化的 XRD 谱图

(a) 8min；(b) 15min；(c) 30min；(d) 60min

　　3）四环素含量对粒径的影响

　　图 3.45 是四环素浓度从 $C=1.25×10^{-5}$ mol/L 增加为 $2C$、$4C$、$8C$、$16C$ 时的

粒径大小浓度曲线图,从图中可以看出,随着四环素加入量的增加,复合颗粒的粒径逐渐增加。根据 DLVO 理论,当溶胶中外加少量电解质(盐酸四环素)时,可使紧密层中反粒子浓度增加,溶液中的离子强度的增大,扩散层变薄导致 HAP 表面的双电层厚度被压缩,从而 ζ 电势的绝对值减小,甚至变为零或相反的值,因此随着四环素浓度的不断增加,粒径逐步变大。

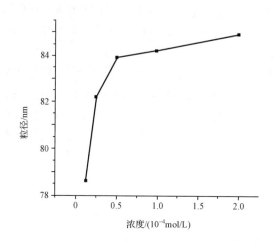

图 3.45　平均粒径随四环素浓度变化关系曲线

4) 四环素含量对荧光强度的影响

通过图 3.46 可以看到,当溶液浓度从 1.25×10^{-5} mol/L 增加到 5×10^{-5} mol/L 时,相对荧光强度逐渐增强。而当溶液浓度高于 5×10^{-5} mol/L 以后,相对荧光强度随着溶液浓度的增加反而降低,即发生浓度猝灭。荧光体相对荧光强度 I 可用式(3-17)表示[76]:

$$I = K\Phi_f I_e (1 - e^{-\varepsilon bC}) \tag{3-17}$$

式中,K 为仪器常数;Φ_f 为荧光体的量子产率;I_e 为激发光强度;ε 为摩尔消光系数;b 为样品池厚度;C 为样品浓度。当溶液浓度很小 $\varepsilon bC < 0.05$ 时,$e^{-\varepsilon bC}$ 近似等于 $1-\varepsilon bC$,因此有 $I = K\Phi_f I_e \varepsilon bC$,此时溶液的相对荧光强度与溶液浓度成正比。由图可见,溶液浓度低于 5×10^{-5} mol/L 时,荧光强度随溶液浓度增加而增加。由式(3-17)可见,当溶液浓度较大 $\varepsilon bC > 0.05$ 时,相对荧光强度与溶液浓度不呈线性关系,当溶液浓度 C 很大时,$e^{-\varepsilon bC}$ 趋近于零,相对荧光强度趋近于极限值 $I = K\Phi_f I_e$。当溶液浓度为 5×10^{-5} mol/L 时,荧光强度最大。随着浓度的增加,四环素复合物分子间的碰撞概率增加,自吸收加剧,基态分子吸收荧光后又重新发出荧光,但荧光量子产率小于 1,发出的荧光强度小于吸收的荧光强度,因此相对荧光强度降低。产生浓度猝灭还有另一个重要原因,即形成了四环素复合物分子的自聚体。四环素的激发态分子与基态分子碰撞，形成自聚体，这种自聚体比四环素单体的荧光强度弱，随溶液浓度增大，自聚体增多，溶液的相对荧光强度降低。

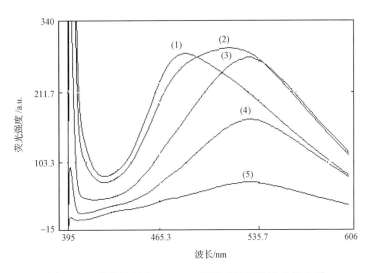

图 3.46　激发波长在 384nm 时 TC-HAP 溶胶发射光谱

(1) [TC]=C=1.25×10⁻⁵mol/L；(2) [TC]=2C；(3) [TC]=4C；(4) [TC]=8C；(5) [TC]=16C

4. 荧光机理探讨

以上研究结果分析表明，由于四环素发光材料在羟基磷灰石制备过程中加入，形成了具有四环素发光基团的 TC-HAP 纳米荧光晶体。这种复合晶体是导致该样品在 384nm 附近能激发出 530.1nm 发射光谱的重要因素。当没有四环素发光基体加入时，羟基磷灰石纳米晶体由于没有发光的基质，因此不可能具有荧光性质。

从晶相结构分析，适量四环素的复合没能使羟基磷灰石晶型发生显著的变化，对羟基磷灰石纳米粒子的大小也无明显影响。当四环素的加入量是 $5×10^{-5}$mol/L 时，由于在该范围内荧光强度达到最优状态，通过晶格以及红外分析，此时四环素与羟基磷灰石之间主要以化学键结合为主，因此在此种条件下四环素改性羟基磷灰石荧光粒子的发光机理可按有机物荧光光谱理论进行分析。通常有机物质的跃迁有两种[77]，一种是 n→π* 跃迁，另一种是 π→π* 跃迁。在极性溶剂下，如果是 n→π* 跃迁，则吸收光谱蓝移，一般向短波方向移动；如果是 π→π* 跃迁，则吸收光谱红移，向长波方向移动。其中激发光谱曲线的最大吸收波长和发射光谱的最大发射波长之间的差，称为 Stokes 位移。

由于芳香族化合物一般以 π→π* 跃迁为主[78]，因此处在基态最低振动能级的四环素改性羟基磷灰石复合粒子受紫外线或可见光照射后，发生 π→π* 跃迁吸收

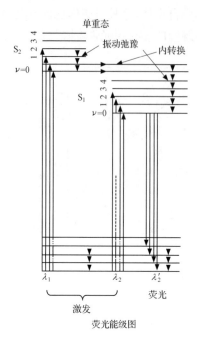

图 3.47　TC-HAP 纳米粒子
发光过程

能量后激发为激发态,由基态 S_0 跃迁到最低激发单重态 S_1、S_2,再经过振动弛豫或内转换很快地释放出能量又重新跃迁回基态以 $S_1 \rightarrow S_0$ 跃迁发射电磁辐射[79],这个过程即为荧光。从分子结构理论来看,处于分子基态单重态的分子轨道上的电子是配对的,而且自旋相反;当其中的一个电子被激发,跃迁至第一激发态单重态或更高激发单重态时,电子自旋方向不变;通过内部转换回到第一激发态的最低振动能级,发射光子回到基态,产生荧光。四环素改性羟基磷灰石荧光纳米粒子的发光过程也按如图 3.47 所示过程进行。荧光物质的结构与其荧光性质之间的关系存在如下的规律:

(1)荧光物质的共轭体系越大,离域电子越容易激发,荧光越容易产生。大部分荧光物质都有芳环或杂环,芳环越大,其荧光峰越移向长波方向,且荧光强度往往也较强。同一共轭环数的芳族化合物,线型环结构的荧光波长比非线型的要长。

(2)荧光效率高的荧光体,其分子多是平面构型且具有一定的刚性。

(3)取代基的性质(尤其是发色基团)对荧光体的荧光特性和强度均有强烈的影响。给电子取代基使荧光加强,属这类基团的有—NH_2、—NHR、—NR_2、—OH、—OR、—CN;吸电子取代基使荧光减弱,属这类取代基的有 $-\overset{\displaystyle O}{\overset{\|}{C}}-$ 、—COOR、$-\overset{\displaystyle O}{\overset{\|}{CH}}$ 、—NO_3 和—N═N—。应注意的是,不论是给电子基团还是吸电子基团的取代,不仅影响荧光体的荧光强度和波长,而且往往使荧光体的激发光谱和发射光谱中的精细振动结构丧失。所以在图 3.41 中,四环素与 HAP 中的 Ca^{2+} 络合,增大了荧光生色团的共轭程度,从而使荧光更易产生。另外四环素与 HAP 中的 Ca^{2+} 络合形成三元环以后,增大了链段的刚性,使得聚合物中两个相邻的生色团不能相互靠近,从而减少荧光猝灭。

3.4.2　表面活性剂改性羟基磷灰石纳米粒子溶胶的分散特性研究

表面活性剂是一类能显著降低溶剂表面张力的物质,它同时具有亲水和亲油的性质。表面活性剂分子由极性亲水基和非极性疏水基两部分构成。前者使分子引入水,后者使分子离开水引入油,这两种基团分别位于分子的两端,造成分子的不对称,因此表面活剂分子是一种既亲水又亲油的分子。分子中的亲油基团一般是烃基,而亲水基团则种类较多。各类表面活性剂性质上的差别除了和亲油的烃基大小、链的形状有关之外,更主要的是取决于亲水基因。表面活性剂溶于水时,凡能离解成离子的称为离子型表面活性剂,不能离解成离子的称为非离子型表面活性剂。离子型表面活性剂按其在水中生成的表面活性离子的种类,又可分为阴离子型、阳离子型和两性表面活性剂。

纳米粒子在溶液中有自发聚集成大颗粒、降低体系能量的趋势,为保持系统的稳定性,需要加入一种物质来防止分散相的聚集,这种物质就是稳定剂。表面活性剂之所以能起到分散稳定作用,原因之一是因为它有润湿、渗透性能,在粒子表面定向吸附,改变了粒子的表面性质,因而防止了粒子的聚集。表面活性剂是两亲性分子,易被吸附于粒子表面,形成定向排列的吸附层。这种带有吸附层的粒子,具有低能表面特征,有效地改变了原粒子表面的润湿性能,从而改变其表面性质。

表面活性剂通过吸附在颗粒表面产生足够高的位垒,使颗粒分散开来,因此表面活性剂的吸附对分散稳定有决定意义。目前的吸附机理大致可分为以下六种:①离子交换吸附——吸附于固体的反离子被同电性的表面活性离子所取代。②离子对吸附——表面活性剂离子吸附于具有相反电荷的未被反离子占据的固体表面位置。③氢键吸附——表面活性剂分子或离子与固体表面极性基团形成氢键而吸附。④π电子极化吸附——吸附剂分子中含有富电子的芳香核与吸附剂表面的强正电性位置相互吸引而发生吸附。⑤London 引力吸附——在各类吸附类型中皆存在,是一种广泛的辅助性吸附。⑥憎水作用吸附——表面活性剂亲油基在水介质中易于相互连接成憎水键。它逃离水的趋势随浓度的增大而增大,当增大到一定程度时,可能与已吸附于表面的其他表面活性剂分子聚集而吸附或以聚集状态吸附于表面。

表面活性剂即稳定剂分散稳定机理除了改变颗粒表面的电性质、增大斥力外,主要还是通过增大高分子吸附层的厚度来增加空间位阻的作用。这显然不符合描述纳米粒子溶胶分散稳定性的经典理论——DLVO 理论,该理论只强调两种相互作用能,即范德华作用能 U_A 和双电层静电排斥作用能 U_R。高分子稳定剂的引入还存在其他作用能,按现代稳定理论颗粒间作用总势能 U_T,用下述作用能的总和来描述[80]:

$$U_T = U_A + U_R + Us + U_{ST} \tag{3-18}$$

式中,U_S 为溶剂化排斥作用能;U_{ST} 为聚合物吸附层的空间排斥作用能。由总势能模型看出,要想使磷灰石纳米粒子溶胶中粒子分散,就必须增强颗粒间的排斥作用力,降低颗粒间引力,提高总势能位垒,阻止颗粒聚集。上述稳定作用往往是通过添加表面活性剂即稳定剂来实现的,主要是因为颗粒表面吸附化学稳定剂,改变了 U_A、U_R、U_S 和 U_{ST},从而极大地增强颗粒间的排斥作用能,所以要使磷灰石纳米粒子溶胶中粒子分散可通过以下三种方式来实现:

(1) 增大 ζ 电位的绝对值,以提高颗粒间静电排斥作用,阻碍粒子之间由于范德华力作用而造成团聚,从而达到对颗粒分散的目的。

(2) 通过稳定剂在颗粒表面形成吸附层,产生并强化位阻效应,使颗粒间产生强位阻排斥力。利用熵斥力原理,吸附于颗粒表面的大分子将颗粒隔开,同时可以阻止水和其他粒子在颗粒上的吸附,从而减少团聚的发生。

(3) 增强颗粒表面对分散介质的润湿性,以提高界面结构化,加大溶剂化膜的强度和厚度,增强溶剂化排斥作用。

1. HAP 纳米粒子在水介质中的分散稳定性实验

本实验以 $Ca(OH)_2$ 和 $Ca(H_2PO_4)_2 \cdot H_2O$ 为原料,制备 HAP 纳米粒子原理及步骤同 2.3.1 节,即采用均相化学沉淀法制备 HAP 纳米粒子溶胶。本节主要研究分散介质 pH、稳定剂或表面改性剂及其相对分子质量等因素对 HAP 纳米粒子粒径及分散稳定性的影响,重点讨论阴离子表面活性剂 PAA-Na(聚丙烯酸钠)对 HAP 纳米粒子溶胶分散稳定性的影响,然后根据粒度和电位的变化来选择最佳的表面活性剂及其用量。并在理论上探讨 HAP 纳米粒子溶胶分散稳定性机理。

1) 稳定剂的筛选

为了使纳米粒子在分散介质中保持均匀分散状态可采用基于以下两种溶胶稳定机制的分散措施:

(1) 在水介质中静电位阻稳定理论。主要体现在 DLVO 双电层理论,该理论揭示了微粒表面所带电荷与稳定性的关系,可通过调节溶液 pH 增加粒子所带电荷,或加入少量电解质或表面活性剂等方法,如加入六偏磷酸钠、多聚磷酸钠等,这些电解质电解后产生的离子对纳米颗粒产生选择性吸附,来增加颗粒表面电荷,提高 ζ 电位的绝对值,使体系总能量增加,从而产生静电排斥作用,实现颗粒的稳定分散。

(2) 静电-空间位阻机理。在水介质中,选用一个既提供空间位阻作用,同时又具有静电排斥作用的聚合物电解质为稳定剂,调节悬浮液的 pH,使纳米颗粒表面吸附的聚合物电解质达到饱和吸附量和最大电离度,从而增加双电层斥力,同时高分子链也起到位阻作用,使粒子均匀稳定地分散。常用的多为高分子聚合物电解质,阴离子型高分子电解质,以稳定剂 A 为代表。羟基磷灰石纳米粒子表面带有负电性,很容易以静电作用吸附稳定剂 A 的长链基团,而使 HAP 纳米粒子的表面带有更多负电荷,其等电点发生偏移,调节 pH,提高 ζ 电位,而使粒子间因斥力而均匀地分开,从而减少团聚。而且纳米粒子在液体介质中由于吸附了一层极性分子,形成了溶剂化层,当颗粒相互靠近时,溶剂化层重叠,便产生排斥力。

　　本研究是要筛选出能显著提高磷灰石纳米粒子溶胶的稳定性并具有良好的血液相容性的稳定剂。除了单从以上溶胶稳定机制来寻找稳定剂,如 pH、静电效应和位阻效应因素,作为静脉注射药物,选用 HAP 纳米粒子溶胶的稳定剂时,应遵循以下原则:① 稳定剂是人体能够吸收代谢的物质,降解产物应该是安全的,用量远远小于 HAP 胶的剂量;②最好不含多聚磷酸基团,不影响 HAP 纳米粒子的溶解度;③不影响 HAP 纳米粒子的生物学性能;④能使溶胶长期稳定;⑤应尽量选择用量小、分散性能高的稳定剂。

　　本研究中筛选出的新稳定剂聚丙烯酸钠具有很多羧基,与稳定剂 A 一样是一种阴离子聚电解质,能溶于水。在水中解离成长链的高聚物阴离子大骨架和直径较小的 Na^+,其相对分子质量从几百至几百万,变化幅度很大。根据各种安全性试验的结果,聚丙烯酸钠被确认为高安全性的化合物。聚丙烯酸钠的急性毒性属实际无毒,聚丙烯酸钠小鼠骨髓微核试验表明,聚丙烯酸钠对体细胞遗传物质未见致突变作用。精子畸形试验阴性,表明聚丙烯酸钠对机体生殖细胞无致畸作用,Ames 试验阴性[81]。

　　由于纳米颗粒表面带有电荷,因此借静电库仑引力和其他引力将一些荷相反电荷的离子紧密吸附,构成紧密层。在紧密层以外的范围内,溶液中的正离子和负离子由于其与颗粒间的静电斥力和热运动两种相反作用抗衡的结果,呈现出一定的位置分布,这个范围即为扩散层。紧密层和扩散层之间的界面称为斯特恩(Stern)层,这便构成了双电层。在对双电层模型的描述中以 Stern 模型[82] 最为完善,如图 3.48(a)所示。固体颗粒表面所吸附的水分子膜与紧密层离子的水化分子由于发生特殊吸附(物理或化学吸附)而牢固地黏附在界面上形成固定层。这些特殊吸附离子的中心连线所形成的假想平面称为 Stern 面。它把双电层分为内、外两层,内层为 Stern 层,它大概处在距离界面为水化离子半径之处;外层则为扩散层,它是从 Stern 面到电位为零处。

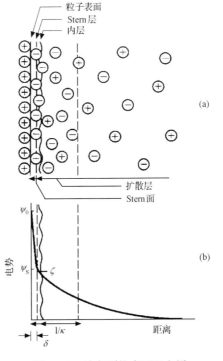

图 3.48　纳米颗粒表面双电层

当胶体颗粒与自由水发生相对运动时,水膜与自由水之间就会出现一个滑动面,或叫剪切面。其电势变化见图 3.48(b),颗粒表面相对于介质本体处的电势差称为表面电位,剪切面位置相对于介质本体处的电位称为动电位或 ζ 电位,它可以通过电泳仪或电位仪测出,Stern 层厚度通常以 δ 表示。图 3.48(b)绘出 Stern 模型的电势变化,ψ_S 为 Stern 电位,它是 Stern 层与扩散层之间的电位,ψ_0 为表面电位。

颗粒带着固定层运动,故它运动时表现的是动电位,各颗粒都带同号的动电位,即带同号的静电荷相互排斥,防止颗粒间的团聚。HAP 纳米粒子在溶剂中的 ζ 电位是反映溶胶颗粒表面带电性质和大小的一个指标,ζ 电位也是表征溶胶体系的稳定性的一个参数。该电位是带电的胶粒与介质做相对运动时的滑动面与介质之间的电势差。ζ 电位的高低表征所带电荷与胶粒相反的异号离子在吸附层和扩散层中占有比例的多少。ζ 电位的绝对值越高,表明异号离子在吸附层越少而在扩散层越多,从而胶粒带电越多,溶剂化层也就越厚,溶胶体系就越稳定。通常憎水胶体 ζ 电位绝对值大于 30mV 时,才可抵消粒子间范德华力而不聚沉[83]。

2) X 射线衍射分析和透射电镜分析

将用表面活性剂 PAA-Na(聚丙烯酸钠)作为稳定剂、尺寸在 30～80nm、ζ 电位为 −30mV 以上的 HAP 溶胶冷冻干燥成 HAP 粉末做 X 射线衍射分析和透射电镜(TEM)分析。衍射图谱(图 3.49)首先证实了利用均相沉淀法制备的纳米粒子溶胶中固相物质为 HAP,样品的衍射峰很宽,特征峰较低,说明样品的结晶度低,仍属弱结晶范畴。其 TEM 形貌如图 3.50 所示,羟基磷灰石为针状,最大尺寸为 30nm×150nm,各个小的 HAP 针之间间隙较小,方向紊乱,呈现了进一步团聚的趋势。

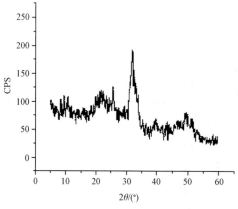
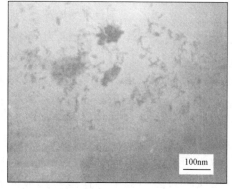

图 3.49　HAP 纳米粒子的 XRD 图　　图 3.50　羟基磷灰石纳米粒子的 TEM 照片

2. n-HAP 在水介质中的稳定性和 pH 与 ζ 电位的关系

HAP 纳米粒子在水介质中的稳定性和 pH 与 ζ 电位的关系见图 3.51 和

图 3.52,在不加稳定剂时只是通过机械搅拌和超声作用,HAP 粒子的粒径较大,ζ
电位绝对值较低;不通过机械搅拌和超声作用,获得的 HAP 粒子粒径更大而很快
会聚集而沉淀。说明在一定条件下,HAP 粒子通过物理超声作用可取得一定的分
散性,这是基于超声空化时产生的局部高温、高压或强冲击波和微射流等作用而弱
化粒子间的作用能,这些有防止粒子团聚的作用。但这只是临时的分散作用,
HAP 纳米粒子有很大的表面能,体系的 Gibbs 自由能很高,HAP 纳米粒子有自发
聚集降低体系能的趋势,停止超声后,HAP 粒子聚集而沉淀。从图 3.51 和图
3.52 可看出,改变水分散介质的 pH,HAP 粒子的粒径和 ζ 电位都发生一定的变
化,这说明 pH 影响着水体系下 HAP 纳米粒子的分散稳定性。该现象表明,当水
介质处于一定的 pH 时,HAP 纳米粒子吸附了一定量的电荷来改变扩散双电层,
这符合经典的 DLVO 理论,即两个胶体粒子之间总的位能 U_T 可用范德华吸引位
能 U_A 和双电层排斥位能 U_R 之和表示,即 $U_T = U_A + U_R$,异号离子在吸附层越少,
而在扩散层越多,从而胶粒带电越多,溶剂化层也越厚,使得 HAP 胶粒之间产生
了较高的静电排斥力 U_R,悬浮液体系就越稳定。通过调节水介质的 pH 可改变
HAP 粒子之间的静电相互作用力,从而对 HAP 粒子的分散性产生一定的影响。
实验结果还显示,当分散介质的 pH 控制在 6~9 时,HAP 粒子粒径变小,HAP 颗
粒分散效果变好,HAP 悬浮液的 ζ 电位绝对值较高;当 pH 在 4 左右时,此时 H^+
和 OH^- 等量吸附产生的颗粒表面呈电中性,即 HAP 粒子等电点,此时 ζ 电位是
零,几乎没有静电排斥效应,而使 HAP 粒子易于聚集,HAP 粒子粒径变得最大。
分散介质的 pH 控制在 4.0 以下是比较困难的,由于 HAP 是一种弱碱性化合物,
pH 不宜过低,此时胶体溶液中可能有很多 HAP 粒子分解。

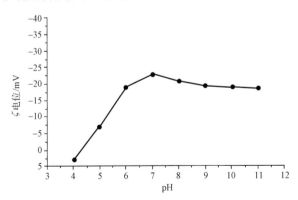

图 3.51　未加入稳定剂时 HAP 纳米粒子溶胶体系的 ζ 电位与 pH 关系

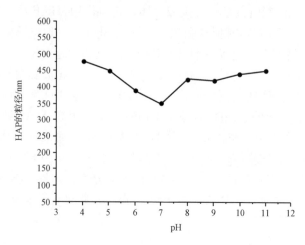

图 3.52　未加入稳定剂时 HAP 粒子的粒径与 pH 关系

1）稳定剂的种类对 HAP 悬浮液体系分散稳定性的影响

从表 3.14 中可看出，在水介质中用化学沉淀法制备 HAP 纳米粒子的方法中，有效的稳定剂都是阴离子表面活性剂或阴离子多聚物，而且改性后在整个有效 pH 范围内，HAP 纳米粒子的 ζ 电位仍为负值。这三种具有有效稳定作用的稳定剂分子构型如图 3.53 所示。

表 3.14　稳定剂的种类对 HAP 悬浮液体系分散稳定性的影响

稳定剂种类	稳定剂用量	分散介质的 pH	HAP 的平均粒径/nm	分散效果
稳定剂 A	80mg/220mL	6～9	78.1	透明胶体
六偏磷酸钠	80mg/220mL	6～9	83.3	透明胶体
PEG	60～100mg/220mL	6～10	813.4	浑浊
Tween	60～100mg/220mL	6～10	855.6	浑浊
聚丙烯酸钠	110μL/220mL	6～9	75.3	透明胶体

这三种稳定剂主要通过以上提到的两种稳定作用机制起作用。其中六偏磷酸钠主要以化学吸附形式吸附在 HAP 表面的 Ca^{2+} 上，增大 HAP 表面电位的绝对值，提高粒子间静电排斥作用能，从而使 HAP 纳米粒子得以分散，同时六偏磷酸钠大尺寸存在空间位阻效应，进一步提高分散体系的稳定性。

稳定剂 A 主要通过与 HAP 表面上的 Ca^{2+} 的吸附来增大 HAP 表面电位的绝对值，提高粒子间静电排斥作用能，从而使 HAP 纳米粒子得以分散，同时也存在空间位阻效应。

而新稳定剂聚丙烯酸钠也可通过以上提到的两种稳定作用机制来解释，其最有可能是通过疏水段（非极性段）锚固于带负电荷的 HAP 纳米粒子表面的 OH^-、PO_4^{3-}

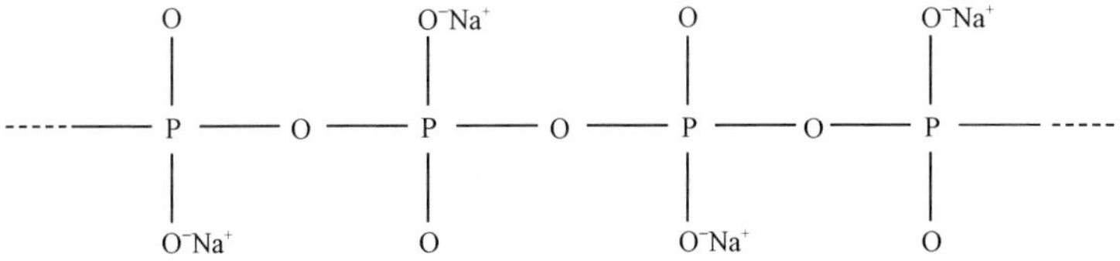

(a)

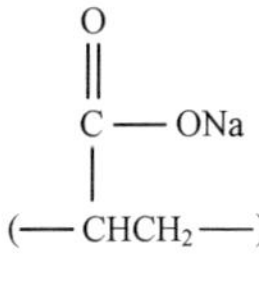

(b)

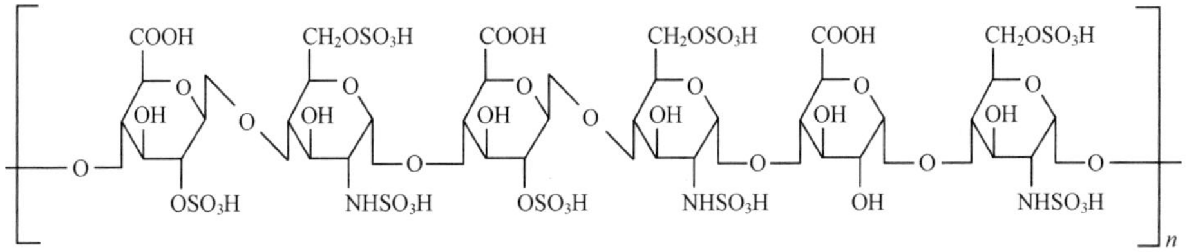

(c)

图 3.53　几种稳定剂的化学结构式

（a）六偏磷酸钠；（b）聚丙烯酸钠；（c）稳定剂 A

基团上，从而形成一个大的吸附面覆盖于 HAP 粒子表面，极性端朝向水中，也可能以化学吸附形式吸附在羟基磷灰石表面的 Ca^{2+} 上。当加入表面活性剂聚丙烯酸钠时，总位能为 $U_T = U_A + U_R + U_S + U_{ST}$，其中 U_S 为溶剂化排斥作用能，U_{ST} 为聚合物吸附层所形成的空间位阻排斥作用能。表面活性剂聚丙烯酸钠在 HAP 粒子表面形成足够厚的吸附层，产生很强的空间位阻排斥作用能 U_{ST}，提高了总势能位垒，从而阻止 HAP 颗粒聚集。当吸附层有适当的 Hamaker 常数值时，可降低 U_A，同时阴离子表面活性剂聚丙烯酸钠吸附于 HAP 粒子表面，改变了分散介质的离子强度和介电常数，HAP 粒子表面的电荷密度提高，从而增大 HAP 粒子表面静电排斥作用能 U_R，阴离子表面活性剂聚丙烯酸钠吸附于 HAP 粒子表面，HAP 颗粒溶剂化作用增强，加大了颗粒水化膜厚度和强度，从而使溶剂化排斥作用能 U_S 增强。所以阴离子表面活性剂聚丙烯酸钠的加入使 HAP 粒子分散稳定性显著提高，主要是阴离子表面活性剂的加入提高了空间位阻排斥作用能 U_{ST}、静电排斥作用能 U_R 和一定的溶剂化排斥作用能 U_S，从而使总的排斥势能大幅度增加。

2）稳定剂的相对分子质量对 HAP 悬浮液体系分散稳定性的影响

从表 3.15 实验结果可看出，稳定剂在一个可能存在的临界相对分子质量范围内(如平均相对分子质量<10 000)时,阴离子表面活性剂 PAA-Na 才有分散稳定作用。高相对分子质量的 PAA-Na 对 HAP 粒子并没有很好的分散稳定效果,反而起了絮凝作用,这可能是由于随着稳定剂的相对分子质量的增大,聚合物的链增长,线性高分子并不能在水中充分伸展开而是在水中形成折叠状态。这样由于聚合物的链折叠部分的疏水作用,使其长链相互作用而交织在一起,从而使 HAP 粒子在水中絮凝或通过高分子聚合物桥连效应而发生絮凝。

表 3.15　稳定剂的相对分子质量对 HAP 悬浮液体系分散稳定性的影响

稳定剂的相对分子质量	分散效果
高相对分子质量 PAA-Na(平均相对分子质量>100 万)	浑　浊
中相对分子质量 PAA-Na(平均相对分子质量为 10 万~100 万)	微　浊
低相对分子质量 PAA-Na(平均相对分子质量为 2000~10 000)	透明胶体

3) 稳定剂的加入量对 HAP 悬浮液体系分散稳定性的影响

从实验结果可看出,HAP 纳米粒子溶胶的 ζ 电位的绝对值随着 PAA-Na 加入量的增加而增高,HAP 粒子粒径则随着 PAA-Na 加入量的增加而减小。从图 3.54 和图 3.55 中可看出,虽然 PAA-Na 加入量为 70~90μL/220mL,HAP 粒子的粒径<100nm,并且 ζ 电位的绝对值大于 30mV,但研究发现 HAP 纳米粒子溶胶放置1~3周后,胶体溶液还是失去某些稳定性(胶体出现分层浑浊现象),这种分层浑浊可通过超声波分散重新成为分散的胶体溶液,说明此时是软团聚。当 PAA-Na 加入量大于 100μL 时,HAP 纳米粒子溶胶放置 90d 仍未见分层浑浊现象。该现象可以解释为 HAP 粒子之间范德华吸引位能 U_A 的存在,由于 PAA-Na 加入量不多,空间位阻排斥作用能 U_{ST} 和静电排斥作用能 U_R 不够强,受热运动扩散的影响,HAP 粒子之间碰撞始终存在就有可能越过势垒而聚集成大颗粒受重力作用而沉淀。另外也可能是 PAA-Na 与 HAP 粒子表面是物理吸附,这就存在部分 PAA-Na 吸附与脱吸附过程,PAA-Na 在 HAP 粒子表面脱吸附时,HAP 粒子之间受热运动相互碰撞就可能越过势垒而聚集[84]。

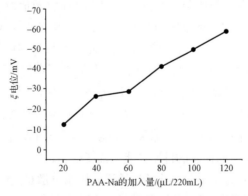

图 3.54　PAA-Na 的加入量与 HAP 粒子的 ζ 电位关系

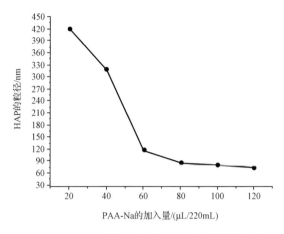

图 3.55　PAA-Na 的加入量与 HAP 粒子的粒径关系

3.5　介孔羟基磷灰石的制备与表面改性

3.5.1　介孔羟基磷灰石纳米粒子的制备

　　国际纯粹与应用化学联合会(IUPAC)定义[85],介孔材料指的是材料的孔径范围在 2~50nm 的材料。由于介孔材料具有与其他材料相比较大的比表面积和极为均一和可调的孔径分布,以及能够维度有序等的优点,使得介孔材料在光化学、生物、催化分离和功能材料等领域都能够起到很大的作用[86];有序介孔材料比表面积较大,孔径相对大,孔道结构比较规整,所以在催化反应过程中能够用于活化较大的分子或基团,而且它的催化性能优于熟知的沸石分子筛。如果将有序介孔材料作为酸碱催化剂来使用,可以在很大程度上减少固体酸催化剂上的结炭,使产物的扩散速度得到较大的提高[87]。近年以来,通过向介孔材料中加入不同有机金属配合物从而制备成无机和有机的杂化材料已经成为材料研究和催化反应中非常活跃的研究方向[88]。孔径尺寸大的这个优点使得有序介孔材料还可以被应用在高分子合成的领域中,尤其是应用在聚合反应中的纳米反应器。有序介孔材料还能够被用作光催化剂,从而可以用于处理环境污染物,这是近年的一个研究热点[89]。独特的优异特性使得有序介孔材料在生物医药、环境能源和分离以及吸附等领域具有广泛应用前景[90]。

　　根据材料的化学组成不同,可以将其分为硅基介孔材料和非硅基介孔材料。硅基介孔材料的孔径分布比较狭窄而且可控,孔道结构较为规则,并且合成和改性技术成熟,研究颇多。在催化、分离提纯以及药物包埋和缓释等领域都能找到硅基材料的用武之地。非硅基组成的介孔材料热稳定性较差,孔结构经过煅烧后容易坍塌,而且它们比表面积、孔容较硅基介孔材料小很多,合成机制也还不完善,因此没有硅基介孔材料的研究活跃[91]。根据材料的介孔有序度可以分为无序(无定形)介孔材料和有序介孔材料两类。无序介孔材料如普通 SiO_2 气凝胶以及微晶玻璃等,孔径分布范围较宽,孔道形状较不规则;有序介孔材料是以有机表面活性剂超分子结构为模板,利用溶胶-凝胶和水热等合成工艺,通过利用无机物和有机物之间的界面导引作用从而组装成一类孔径约 $1.5\sim50nm$,孔径分布较窄且孔道结构规则的无机多孔材料,如 M41S[92] 等。有序介孔材料是在 20 世纪 90 年代初新兴起的一类纳米结构的材料,通常利用有机高分子表面活性剂作为模板剂,再与无机物进行界面反应,以协同或某种组装方式形成胶束组装体。这种胶束组装体是由无机离子聚集体包裹的,是规则有序的,在通过煅烧或者萃取的方式除去有机物后,无机骨架被留下,就形成了多孔的纳米结构材料,这种结构在催化、吸附、分离以及光、电、磁等领域都有着潜在的应用价值[93]。

已经有众多学者研究和探讨了介孔材料的合成机理。各种机理的共性是:由表面活性剂有机超分子和无机源物质组装成型,最终采用一定手段除掉有机超分子模板,就留下了材料的介孔结构。这些有机的表面活性剂大分子存在两种基团:亲水基团和疏水基团。不亲和的基团(即亲水基团和亲水基团,疏水基团和疏水基团),它们之间要产生接触会存在很大的阻力,难于接近。而亲和的基团(亲水基团和疏水基团)之间接触就会自发组装配合。表面活性剂的高分子,通过亲和的基团和不亲和的基团自发组装从而聚集起来,进而形成胶束[94]。在液晶模板机理中,表面活性剂是具有双亲水基团的。当其在水或者酒精溶液中,达到一定浓度时,就会形成棒状的胶束,而且规则排列,形成类似于液晶的结构。当溶液中加入硅源物质,静电作用会使有机高分子表面形成一层硅酸根离子的附着。产物用去离子水来洗、进行干燥和煅烧,有机的物质被除去。结构规则的硅酸盐网络被留下,这样就形成了 MCM-41(六方晶相) 材料的介孔结构。

电荷的匹配机理是指有机物的离子与无机物的离子在相交的界面位置的电荷之间产生的匹配。液晶模板产生的临界胶束浓度是一个很小的浓度,在这里,表面活性剂的用量很小,会小于棒状的胶束,但是,需要的介孔结构还是可以制备出来的。在一个相对比较低的浓度下,有机超分子的胶束以六方的堆排方式来堆积,进而形成了介孔结构。

1. 介孔羟基磷灰石制备方法

大多数介孔分子筛的水热稳定性都会较差,这是因为介孔材料的孔壁是无定形的。如果能都让介孔分子筛的孔壁由原来的无定形转变为结晶或者部分结晶,那么合成出来的孔壁晶化分子筛的水热稳定性会得到大幅度提高。羟基磷灰石具有优异的生物相容性,而且它的热稳定性良好,晶化温度较其他材料要低,使得介孔羟基磷灰石成为目前的一个研究热点[95]。

目前介孔羟基磷灰石的制备方法主要是采用模板法,分为硬模板法和软模板法,还有一种利用单分散纳米晶组装的方法来制备介孔羟基磷灰石材料。

1) 软模板法

软模板法主要是利用有机超分子和无机源进行协同作用组装成型的[96]。其中,有机超分子作为模板剂,利用有机超分子模板和无机源物质之间的氢键和范德华力的作用,无机源物质被有机超分子模板引导组装在其表面,当后续处理除去有机物模板后,就留下了介孔的结构。常见的软模板剂主要分为 3 类:阳离子型表面活性剂,阴离子型表面活性剂和非离子型表面活性剂(表 3.16)。

表 3.16　常用的模板剂

类别	分子式	简称
阳离子型	$C_nH_{2n+1}N^+(CH_3)_3X^-$　　X=Cl,Br,OH	C_nTMA-X
	$C_nH_{2n+1}N^+(CH_3)_2(CH_2)_5N^+(CH_3)_2C_mH_{2m+1}$	C_{n-5-m}
	$C_nH_{2n+1}N^+(CH_3)_2(CH_2)_5N^+(CH_3)_3$	C_{n-5-1}
阴离子型	$C_nH_{2n+1}SO_3^-Na^+$	
	$C_nH_{2n+1}NH_2$	
	$NH_2C_nH_{2n}NH_2$	
	$C_nH_{2n+1}NH_2(CH)_2NH_2$	C_{n-2-0}^0
非离子型	$(C_2H_4O)_m(C_2H_3CH_3O)_n(C_2H_4O)_mH$	$EO_mPO_nEO_m$
	$(C_2H_3CH_3O)_m(C_2H_4O)_n(C_2H_3CH_3O)_mH$	$PO_mEO_nPO_m$
	$C_nH_{2n+1}O(C_2H_4O)_mH$	C_nEO_m
	$C_nH_{2n+1}OC_6H_4O(C_2H_4O)_mH$	C_nPhO_m

例如,Hualin Wang 等使用 CTAB 做超分子模板剂,使用 $Ca(NO_3)_2 \cdot 4H_2O$ 作为钙源,$NH_4H_2PO_4$ 作为磷源,成功地合成了介孔羟基磷灰石[97]。但是制备的介孔羟基磷灰石在整体上孔径分布并不统一,大多分布在 $10 \sim 90nm$ 之间。Shuhua Zhang 等使用超分子表面活性剂十二烷基磷酸酯(MAP)作为介孔羟基磷灰石制备过程中的模板剂,使用 $Ca(NO_3)_2 \cdot 4H_2O$ 作为钙源,$NH_4H_2PO_4$ 作为磷源,成功地合成出层间距为 $3 \sim 6nm$ 的层状介孔羟基磷灰石,合成的羟基磷灰石外观呈棒状,粒径约 $150nm$,长约为 $10\mu m$。Chao Liu 等使用十二烷基磺酸钠(SDS)作为超分子模板剂,使用 $Ca(NO_3)_2 \cdot 4H_2O$ 和 $NH_4H_2PO_4$ 作为原料,成功合成出了高度有序的层状羟基磷灰石[98]。

2) 硬模板法

硬模板法,和软模板法相对应,模板剂是"硬"的,模板剂是相对较硬的固体材料,如有介孔氧化硅,介孔碳等。该方法是利用在反应中加入硬质模板,让反应源物质在硬质模板的介孔中反应生成羟基磷灰石,待羟基磷灰石成型完毕后,采用特定的方法去除硬质模板,留下羟基磷灰石介孔结构[99]。

例如,Diaz 等使用 SBA-15 为硬质模板成功地合成了 $7\sim50nm$ 孔径的 HA-SBA-15,但是制得的介孔羟基磷灰石孔道不是十分有序,实验中的成孔温度为 $600℃$[100]。Fan 等使用 CMK-3 作为硬模板剂制备纳米孔道磷酸钙陶瓷,而且该课题组的 Xia 等探索改进了 CMK-3 模板剂的合成路线,成功地制备出比表面积较高、孔径小而且分布较为均匀的介孔羟基磷灰石,孔径为 $2\sim3nm$[101]。

3) 单分散纳米晶组装

单分散纳米晶组装的具体过程为:首先采用 LSS(liquid-solid-solution)法合成出单分散纳米晶,然后采用 EBS(emulsion-based bottom-up self-assembly)法把单分散纳米晶通过组装形成三维的胶体球。最后高温处理除掉表面活性剂,留下介孔结构。

例如,2005 年,Wang 等利用物质的相界面转移和分离的原理,研究出了一种普适性的 LSS 合成策略[102],而 Bai 等则设计了 EBS 组装策略,并且成功制得了单分散纳米晶的三维组装体[103]。

2. CTAB 模板制备介孔羟基磷灰石粉体

考虑到羟基磷灰石在生物医用领域的大量应用,除了原始的化学沉淀法以外,许多羟基磷灰石的合成方法已经被报道,罗等报道了通过分离雾化的方式制备球状羟基磷灰石的过程;Komlev 等报道了使用羟基磷灰石和明胶悬浮液的不混溶原理制备多孔球状羟基磷灰石颗粒的实验过程;杨等分别使用微波法和沉淀法,用 H_3PO_4 和 $Ca(NO_3)_2 \cdot 4H_2O$ 为原料,成功制备了羟基磷灰石粉末;Bezzi 等使用一种新的简单易行的溶胶-凝胶法制备了 $20\mu m$ 大孔结构和 $1\sim2\mu m$ 孔的羟基磷灰石;Milev 等同样使用溶胶-凝胶法得到了平板状的羟基磷灰石,通过使用 $Ca(OEt)_2$ 或者 $Ca(OAc)_2 \cdot xH_2O$ 作为原料来制备羟基磷灰石;Yoshimura 等报道了长度约为 $10\sim30\mu m$ 直径约为 $0.1\sim1\mu m$ 的针状羟基磷灰石的制备方法,在水热条件下,使用柠檬酸作为模板剂;而 Mourtier 等成功制备了长的纤维状的羟基磷灰石,通过固相反应。然而,更多的关于介孔的功能性的羟基磷灰石的研究已经被报道,并使用十六烷基三甲基溴化铵(CTAB)作为模板剂[104]。

1) 沉淀法制备介孔羟基磷灰石粉体

介孔羟基磷灰石粉末制备方法的选取:目前制备羟基磷灰石粉体的方法主要可以分为干法和湿法。干法即固态反应法。湿法又可以分为沉淀法,溶胶-凝胶法和水热法[105]。干法是固态反应法,是将钙源和磷源物质的干粉进行研磨混合,然后陈腐放置,让其反应的过程,该法制备的羟基磷灰石结晶性能较好,但是易于引入杂质,在生物医用材料领域中很少被使用[106]。沉淀法就是将钙盐和磷盐制备成溶液,然后通过一定的方式滴加反应,控制 pH,生成的产物为羟基磷灰石的白色沉淀物质,经干燥、煅烧,得到羟基磷灰石粉末。溶胶-凝胶法是指溶剂为有机溶剂,一般是将反应物的醇盐溶解,然后混合搅拌。加入蒸馏水让反应物的醇盐水解。然后聚合生成溶胶,再转化为凝胶,把凝胶干燥得到干凝胶,煅烧,得到 HAP 粉末。水热法是指在高压反应釜等密闭的容器内,在高温高压下反应得到产物的过程[107]。该过程由于反应条件为高温高压,所以得到的羟基磷灰石粉体颗粒小,且结晶好。由此可见,沉淀法相较其他制备方法而言,反应要求的温度低、节能、易于控制产物的颗粒和化学计量比、产物纯度高、制备过程简便易行、对设备和仪器的要求低,只需要在制备羟基磷灰石的过程中能够控制好适当的 pH 和反应溶液滴加的速度,洗涤多次,就能得到更纯净的产物颗粒。

共沉淀法合成羟基磷灰石粉末的原理如下:

$$Ca(NO_3)_2 \cdot 4H_2O + (NH_4)_2HPO_4 \longrightarrow Ca_{10}(PO_4)_6(OH)_2 + NH_4NO_3 + HNO_3$$

根据实验的反应过程,考虑到反应过程中的 pH,反应和陈化温度,反应溶液中的 Ca/P 比三个因素有可能会影响到羟基磷灰石粉末的性能,所以,实验方案设置如下,分别对三个因素进行讨论。

a. 探讨反应过程中不同的 pH 对产物组成的影响

按照 Ca/P 为 1.67 称取 $Ca(NO_3)_2 \cdot 4H_2O$ 和 $(NH_4)_2HPO_4$,分别配制物质的量浓度为 0.4mol/L 和 0.24mol/L 的溶液,分别调节 pH 为 8、9、12、13,将 Ca^{2+} 溶液和一定量的 CTAB 加入到圆底烧瓶,在恒温油浴锅中加热到 90℃并强力搅拌到 CTAB 完全溶解,然后将 PO_4^{3-} 溶液缓慢滴加到 Ca^{2+} 溶液中,滴加过程中用氨水分别调节 pH 为 8、9、12、13。滴加完后继续搅拌 2h,然后在 90℃陈化 48h。将悬液洗涤干燥得到前驱体粉末,120℃干燥 24h,650℃下煅烧 5h,随炉冷却,得到介孔 HAP 粉末。

b. 探讨反应过程中反应和陈化温度对产物结晶性能和形貌的影响

按照 Ca/P 为 1.67 称取 $Ca(NO_3)_2 \cdot 4H_2O$ 和 $(NH_4)_2HPO_4$,分别配制物质的量浓度为 0.4mol/L 和 0.24mol/L 的溶液,调节 pH 在 9～12 间,将 Ca^{2+} 溶液和一定量的 CTAB 加入到圆底烧瓶,在恒温油浴锅中分别加热到 40℃和 90℃并强力搅拌到 CTAB 完全溶解,然后将 PO_4^{3-} 溶液缓慢滴加到 Ca^{2+} 溶液中,滴加过程中用氨水调节 pH 为 9～12。滴加完后继续搅拌 2h,在 40℃和 90℃下陈化 48h。将悬液洗涤干燥得到前驱体粉末,120℃干燥 24h,650℃下煅烧 5h,随炉冷却,得到介孔 HAP 粉末。

c. 探讨反应溶液中的 Ca/P 比对产物组成的影响

按照 Ca/P 为 1.8、1.67、1.5 称取 $Ca(NO_3)_2 \cdot 4H_2O$ 和 $(NH_4)_2HPO_4$,分别配制物质的量浓度为 0.4mol/L 和 0.24mol/L 的溶液,调节 pH 在 9～12 间,将 Ca^{2+} 溶液和一定量的 CTAB 加入到圆底烧瓶,在恒温油浴锅中加热到 90℃并强力搅拌

到 CTAB 完全溶解,然后将 PO_4^{3-} 溶液缓慢滴加到 Ca^{2+} 溶液中,滴加过程中用氨水调节 pH 为 9～12。滴加完后继续搅拌 2h,90℃ 陈化 48h。将悬液洗涤干燥得到前驱体粉末,120℃ 干燥 24h,650℃ 下煅烧 5h,随炉冷却,得到介孔 HAP 粉末。

制备工艺流程　利用 CTAB 作为模板剂,采用沉淀法制备介孔羟基磷灰石粉末,主要分为以下几个步骤:

(1) 称取 2.76g $(NH_4)_2HPO_4$ 溶于 100mL 蒸馏水中,称取 9.446g $Ca(NO_3)_2 \cdot 4H_2O$ 溶于 100mL 蒸馏水中,都分别用容量瓶定容;

(2) 分别用 $NH_3 \cdot H_2O$ 调节溶液的 pH,使用 PHS-3C 雷磁 pH 计调节溶液的 pH 为 9～12;

(3) 将上述制备的 $Ca(NO_3)_2 \cdot 4H_2O$ 溶液加入容量为 500mL 的圆底烧瓶,放入油浴锅中,油浴温度升高到 90℃,混合溶液搅拌 1h,让 CTAB 完全溶解,并均匀分散在 $Ca(NO_3)_2$ 溶液中;

(4) 待 CTAB 完全溶解,油浴温度升高到 100℃,将 $NH_4H_2PO_4$ 溶液缓慢滴加到不断搅拌着的 $Ca(NO_3)_2$ 溶液中,反应温度保持在 100℃,同时,溶液的 pH 用 pH 计实时监控,保持在 9～12,反应时间为 2h;

(5) 反应完毕后,油浴温度降低为 90℃,让溶液体系在油浴中陈化 48h;

(6) 过滤,去离子水洗涤 3 遍,将得到的羟基磷灰石粉末在烘箱中于 120℃ 干燥 48h,得到 HAP 预煅烧粉;

(7) 将 HAP 预煅烧粉置于高温煅烧炉中于 650℃ 煅烧 5h,得到介孔 HAP 粉末。

工艺流程图如图 3.56 所示。

研究结果分析如下:

(1) 反应过程中不同的 pH 对产物组成的影响。如图 3.57 所示,将在不同 pH 下制备的羟基磷灰石粉末进行 X 射线衍射分析,从图中可以看出,pH 为 8 时,粉末的 X 射线衍射峰主晶相是羟基磷灰石这种物质的晶体,但是出现了 DCPA ($CaHPO_4 \cdot 2H_2O$)的杂峰;pH 为 9 时,羟基磷灰石粉末的 X 射线衍射峰主要是羟基磷灰石,无杂质相出现;pH 为 12 的 XRD 衍射图中,出现的也是纯羟基磷灰石的衍射峰,无杂峰出现;pH 为 13 的衍射峰中,除了羟基磷灰石的主衍射峰外,还出现了磷酸三钙(TCP)的杂峰。根据热力学分析,当溶液的 pH 为 8 时,羟基磷灰石与 DCPA 的溶解度很接近,所以溶液容易析出 DPCA;当溶液的 pH 在 9～12 时,可以区分开 HAP、TCP 和 DCPA 溶解度,从而,让溶液中只析出目标产物羟基磷灰石。当 pH 为 13 时,由于 HAP 与 TCP 的溶解度接近,所以,溶液的沉淀中就容易析出 TCP 的杂质。由以上分析可知,要得到纯净的羟基磷灰石,在反应的过程中,溶液的 pH 要保持在 9～12。

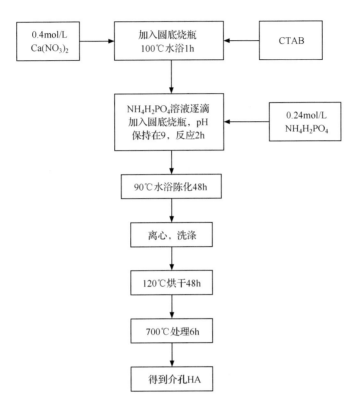

图 3.56 沉淀法制备介孔羟基磷灰石粉末的工艺过程

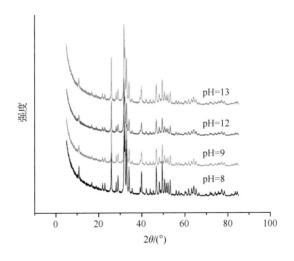

图 3.57 pH 的变化对 HA 粉末组成的影响

　　（2）反应过程中反应和陈化温度对产物结晶性能的影响。如图 3.58(a)所示，衍射峰为反应和陈化温度为 40℃ 时制备的羟基磷灰石的 X 射线衍射图谱，(b)衍射峰为反应和陈化温度为 90℃ 时制备的羟基磷灰石的 X 射线衍射图谱，对比两个图谱可以看出，温度为 90℃ 时的衍射峰峰宽较细较窄，衍射峰也较为尖锐，而温度为 40℃ 的衍射峰峰宽较宽，衍射峰也不如温度为 90℃ 的衍射峰尖锐，但是两个图谱主峰都很明显，为羟基磷灰石的衍射峰。说明，在温度为 40℃ 和 90℃ 进行反应和陈化，得到的产物都为纯相羟基磷灰石；在温度为 90℃ 进行反应和陈化，得到的产物结晶度比在温度为 40℃ 进行反应和陈化得到的产物更好，所以，其他组实验采用温度为 90℃ 来陈化和反应。

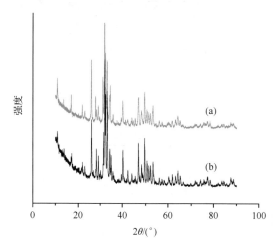

图 3.58　反应和陈化温度对 HAP 粉末结晶性能的影响
(a) 40℃；(b) 90℃

　　（3）反应溶液中的 Ca/P 比对产物组成的影响。图 3.59 分别是 Ca/P 比为 1.5、1.67 和 1.8 三种配比的反应物所制备的羟基磷灰石的 X 射线衍射图谱，从图中可以看出，Ca/P 在 1.5～1.8 范围内的羟基磷灰石粉末均由纯相的羟基磷灰石组成，并无其他的杂质出现。说明，原始反应物只要在化学计量比周围波动，产物的组成并不会受到影响而改变。根据经验[108]，导致这种结果出现的原因主要是，在化学沉淀法反应过程中，反应物是处于一个高速搅拌的状态下，由一种反应物缓慢滴加入高速搅拌着的另外一种反应物中的，这就保证了反应过程中产物羟基磷灰石的析出一直处于一个稳定的平衡状态，总是能以 Ca/P 为 1.67 准确的析出羟基磷灰石。

　　（4）介孔羟基磷灰石粉末的形貌分析。图 3.60 为介孔羟基磷灰石粉末的扫描电镜图，能看见在羟基磷灰石网状骨架中有许多连通的介孔存在，孔的大小不均一，且 20～50nm 孔比较多见。另外，可以从图中看出，羟基磷灰石颗粒呈短棒状

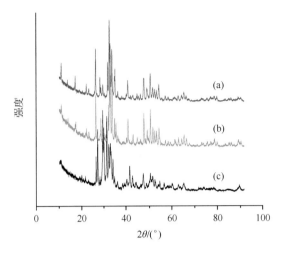

图 3.59　反应物的 Ca/P 对 HAP 粉末产物组成的影响

(a) Ca/P=1.8；(b) Ca/P=1.67；(c) Ca/P=1.5

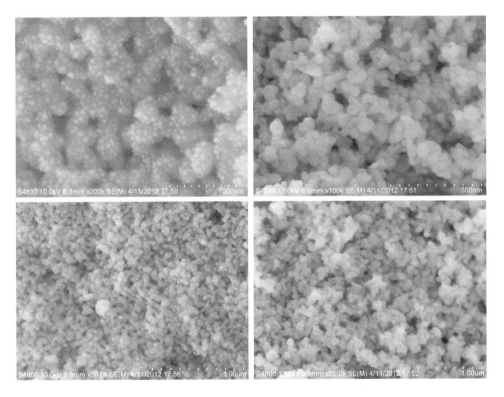

图 3.60　介孔羟基磷灰石粉末的 SEM 图

结构,长径比约为 4∶1,长约为 80nm,宽约为 20nm。CTAB 同时具有亲油基团和亲水基团,反应沉淀出来的 HAP 表面有很多 OH^- 和 PO_4^{3-}。当 CTAB 加入到反应体系中时,CTAB 的阳极组装在 HAP 表面,阻止了 HAP 的继续长大和结晶,并充当模板填充在 HAP 结构中,形成一个网状体系,当 HAP 在 650℃ 煅烧后,有机物 CTAB 模板被煅烧除掉,就在 HAP 的骨架结构中留下了许多连通的孔。

　　(5) 介孔羟基磷灰石粉末的比表面积和孔径分析。图 3.61 是羟基磷灰石粉末的氮吸附和解吸等温线,呈现出了典型的介孔材料的 Langmuir Ⅳ 型等温线,对应的滞后环类型属于 H1 型[109],且在 $P/P_0 = 0.9 \sim 0.98$ 之间有一个很明显的阶梯,说明了样品中存在孔径分布较广的介孔结构。图 3.62 是样品的 BJH 模型孔径分布曲线图,可以看见,孔径分布在 $10 \sim 80nm$ 之间,在 40nm 有一个最集中峰值,说明样品的介孔主要分布在 40nm 左右,但是孔总体分布不均一。主要原因是有机 CTAB 分散不完全均匀,形成的网状结构不是均匀的,所以分解时候留下的孔也不是均匀的,同时铵盐分解留下的孔也和 CTAB 分解产生的孔大小也不一样。

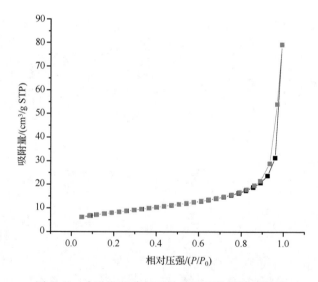

图 3.61　介孔羟基磷灰石粉末的吸附-脱附等温线

　　(6) IR 图谱分析。图 3.63 是介孔羟基磷灰石在 120℃ 干燥 12h 的预煅烧粉和在 650℃ 煅烧 5h 的粉末的红外光谱图。从图中(a)曲线可以看到,2928cm⁻¹ 和 2852cm⁻¹ 为两个 C—H 键的伸缩振动峰[110],表明了有机物模板 CTAB 的存在,这说明在未煅烧前,CTAB 模板包覆在 HAP 表面。3172cm⁻¹ 和 1378cm⁻¹ 两个吸收峰分别是 NH_4^+ 的伸缩振动峰和变形振动峰,这说明了预煅烧粉中,还存在着大量的 NH_4^+,这是由于在反应过程中,实验采用氨水作为 pH 调节剂,且加入量比较

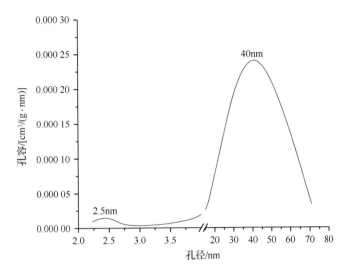

图 3.62　介孔羟基磷灰石粉末的孔径分布图

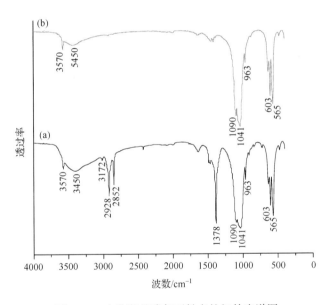

图 3.63　介孔羟基磷灰石粉末的红外光谱图

大。另外,铵根离子在最后煅烧过程中的挥发可以为羟基磷灰石提供微孔,这也是
选择它作为 pH 调节剂的一个原因。同时,在(a)曲线中,能找到羟基磷灰石的特
征振动峰:3570cm^{-1} 和 3450cm^{-1} 为—OH 的伸缩振动峰;1090cm^{-1} 和 963cm^{-1} 为
PO_4^{3-} 的伸缩振动峰;603cm^{-1} 和 565cm^{-1} 为 PO_4^{3-} 的变形振动峰[110],表明了羟基磷
灰石已经在陈化过程中成长完好。在(b)曲线中,只能找到羟基磷灰石的特征峰,

而 CTAB 和 NH_4^+ 的振动峰已经消失,这说明,在 650℃煅烧后,预煅烧粉已经完全转化为纯相介孔羟基磷灰石。

　　2) 水热法制备介孔羟基磷灰石粉末

　　根据实验的反应过程,考虑到反应过程中的 CTAB 的加入量可能会影响到孔径和孔体积,反应和陈化温度可能会影响产物的形貌和结晶度,所以,设置实验方案如下,分别对两个因素进行讨论。

　　a. 考察 CTAB 的加入量对孔体积和孔径的影响

　　采用 CTAB 作为模板水热法制备介孔羟基磷灰石粉末,本节主要分为以下几个步骤来进行:

　　(1) 按照 Ca/P 为 1.67 称取 5.48g $K_2HPO_4 \cdot 3H_2O$ 和 4.44g $CaCl_2$ 分别溶解于 100mL 去离子水和 60mL 去离子水中,各自置于磁力搅拌器搅拌 30min,让溶质充分地溶解在溶液中。

　　(2) 然后向 K_2HPO_4 溶液中加入一定量的 CTAB(CTAB:PO_4^{3-} 比率),继续高速搅拌溶解 1h。待 CTAB 完全溶解后用 1mol/L NaOH 调节溶液的 pH 在 9~12 之间。

　　(3) 将 $CaCl_2$ 溶液逐滴缓慢地加入到高速搅拌着的 CTAB-K_2HPO_4 溶液中;反应时间大概为 1h;反应过程中用 1mol/L NaOH 控制溶液的 pH 在 9~12 之间。

　　(4) 滴加反应完后将所得悬浮液倒入到反应釜中,置于烘箱于一定温度下反应 24h。

　　(5) 将上述溶液进行抽滤,并用去离子水离心洗涤 6 次,以除去溶液中的 Na^+ 和 K^+ 等杂质离子。

　　(6) 将得到的白色沉淀物置于烘箱 110℃干燥 24h,然后在马弗炉中 700℃热处理 6h,得到介孔 HAP 粉。

　　b. 考察反应和陈化温度对结晶性能的影响

　　(1) 按照 Ca/P 为 1.67 称取 5.48g $K_2HPO_4 \cdot 3H_2O$ 和 4.44g $CaCl_2$ 分别溶解于 100mL 去离子水和 60mL 去离子水中,各自置于磁力搅拌器搅拌 0.5h。

　　(2) 然后向 K_2HPO_4 溶液中加入 5g CTAB,继续高速搅拌溶解 1h。待 CTAB 完全溶解后,用 1mol/L NaOH 调节溶液的 pH 在 9~12 之间。

　　(3) 将 $CaCl_2$ 溶液逐滴缓慢地加入到高速搅拌着的 CTAB-K_2HPO_4 溶液中;反应时间大概为 1h;反应过程中用 1mol/L NaOH 控制溶液的 pH 在 9~12 之间。

　　(4) 滴加反应完后将所得悬浮液倒入到反应釜中,置于烘箱于一定温度(80℃,120℃,160℃)反应 24h。

　　(5) 将上述溶液进行抽滤,并用去离子水离心洗涤 6 次,以除去溶液中的 Na^+ 和 K^+ 等杂质离子。

　　(6) 将得到的白色沉淀物质置于烘箱 110℃干燥 24h,然后在马弗炉中 700℃

热处理 6h,得到介孔 HAP 粉。

制备工艺流程图如图 3.64 所示。

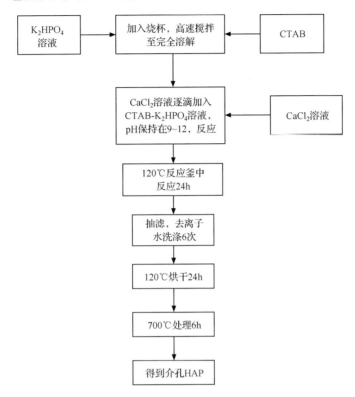

图 3.64　水热法制备介孔羟基磷灰石粉末的工艺流程图

采用 CTAB 为模板制备孔径约为 5nm 介孔羟基磷灰石粉末的工艺流程图如图 3.64 所示。样品制备结果分析如下。

(1) CTAB 的加入量对孔体积和孔径的影响。在实验过程中,改变 CTAB：PO_4^{3-} 比率,试图探究 CTAB 的加入量对孔体积和平均孔径的影响。表 3.17 是孔体积和孔平均尺寸的变化随 CTAB：PO_4^{3-} 比率变化的 BET 测试数据,从表中可以看出,CTAB：PO_4^{3-} 比率为 1：1 时,比表面积为 22.8m^2/g,CTAB：PO_4^{3-} 比率为 1：2 时,比表面积为 23.2m^2/g,CTAB：PO_4^{3-} 比率为 3：1 时,比表面积为 24.6m^2/g,随着 CTAB：PO_4^{3-} 比率的增大,比表面积呈现缓慢上升,但是上升趋势很小,影响不大;CTAB：PO_4^{3-} 比率为 1：1 时,平均孔径为 3.1nm,CTAB：PO_4^{3-} 比率为 2：1 时,平均孔径为 3.3nm,CTAB：PO_4^{3-} 比率为 3：1 时,平均孔径为 3.4nm,也有小程度的增加,但是增加程度不大,说明,CTAB 的加入量不会对最终粉末的比表面积和平均孔径造成很大影响,所以,为了节省原料和简化实验,其他实验采用 CTAB 的量为 5g 来进行实验。

表 3.17　CTAB 加入量对比表面积和孔径的影响

CTAB：PO$_4^{3-}$ 比率	比表面积/(m^2/g)	平均孔径/nm
1：1	22.8	3.1
2：1	23.2	3.3
3：1	24.6	3.4

（2）羟基磷灰石的结晶性能分析。图 3.65 是反应和陈化温度在 80℃、120℃、160℃时,得到的 X 射线衍射图谱,从图中我们可以看见,当反应和陈化温度为 80℃时,X 射线衍射峰最为宽化,峰强不强。当反应和陈化温度升高到 120℃时,峰强有了提高,衍射峰也较尖锐,说明结晶程度已经得到了很好的提升。当反应和陈化温度为 160℃时,衍射峰变得更加尖锐和清晰,峰强也更强,说明了羟基磷灰石粉末的结晶性能更好。随着反应和和陈化温度的提高,羟基磷灰石粉末的结晶性能有了明显的提升。

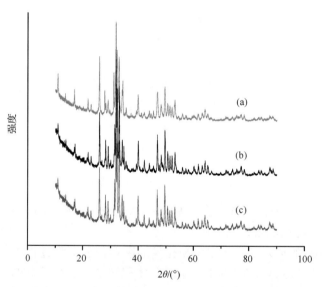

图 3.65　不同反应和陈化温度介孔羟基磷灰石粉末 XRD 图
(a) 80℃；(b) 120℃；(c) 160℃

在实验过程中,改变反应和陈化温度,探究反应和陈化温度对最终粉末的结晶性能的影响,结果如图 3.66 透射电镜图所示,在反应和陈化温度为 80℃时,粉末的结晶性能很差,且粉末的形貌为不明显的针状结构;反应和陈化温度为 120℃时,粉末的形貌变为短棒状,结晶性能有了明显提高;在反应和陈化温度为 160℃时,粉末的形貌转变为长棒状结构,结晶性能也更好,有完好的晶体结构。这点,根据 XRD 图谱也得到证实,温度越高,粉末的结晶性能会更好。

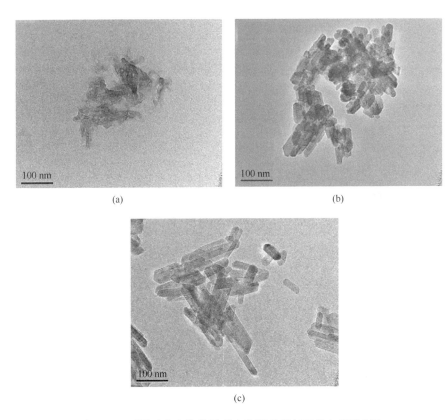

图 3.66　不同反应和陈化温度介孔羟基磷灰石粉末 TEM 图

(a) 80℃；(b) 120℃；(c) 160℃

（3）羟基磷灰石粉末的形貌分析。如图 3.67 所示，将介孔羟基磷灰石粉末在透射电子显微镜下做透射测试，对羟基磷灰石的形貌和结构进行表征，从图中可以看见，介孔羟基磷灰石的外观颗粒形貌为棒状结构，短棒长棒均有出现。大部分棒状结构的长径比约为 5∶1，长约为 150nm，宽度约为 30nm。另外，也可以从图中清晰地看见，棒状结构中，存在着很多孔结构，且孔的分布较为均匀，呈网状结构分布于材料中，且可以推断，孔径大小小于 5nm，经过比表面积测试，我们知道，该方法制备的介孔羟基磷灰石的孔径约为 3nm。

3. F127 模板法制备介孔羟基磷灰石粉体

采用 F127 作为模板制备介孔羟基磷灰石粉末，主要分为以下几个步骤来进行制备：

（1）称取 19.06g D-泛酸钙溶于 100mL 蒸馏水中，称取 5.48g $K_2HPO_4 \cdot 3H_2O$ 溶于 60mL 蒸馏水中，搅拌使其充分溶解。

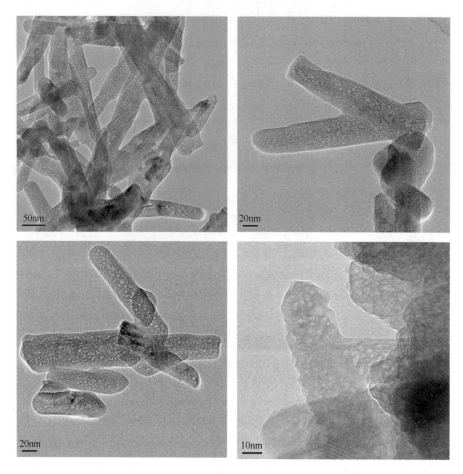

图 3.67　介孔羟基磷灰石粉末 TEM 图

　　（2）分别用 $NH_3 \cdot H_2O$ 调节溶液的 pH，使用 PHS-3C 雷磁 pH 计调节溶液的 pH 在 10。

　　（3）将上述制备的 D-泛酸钙溶液加入到容量 500mL 的圆底烧瓶，放入油浴锅中，油浴温度升高到 80℃，加入 3g F127，混合溶液搅拌 1h，让 F127 完全溶解，并均匀分散在 D-泛酸钙溶液中。

　　（4）待 F127 完全溶解，油浴温度升高到 90℃，将 K_2HPO_4 溶液缓慢滴加到不断搅拌着的 D-泛酸钙溶液中，反应温度保持在 90℃，同时，溶液的 pH 用 pH 计实时监控，保持在 9，反应时间为 2h。

　　（5）反应完毕后，油浴温度降低为 80℃，让溶液体系在油浴中陈化 48h。

　　（6）过滤，去离子水洗涤 3 遍，将得到的羟基磷灰石粉末在烘箱中 100℃ 干燥 48h，得到 HAP 预煅烧粉。

(7) 将 HAP 预煅烧粉置于高温煅烧炉中 650℃煅烧 5h。得到目标产物介孔羟基磷灰石粉末。

1) XRD 表征确定物相组成

取煅烧后的羟基磷灰石粉末用日本理学 D/MX-ⅢA 型 X 射线衍射仪进行 X 射线衍射分析(XRD),鉴定产物的物相。图中主要衍射峰与羟基磷灰石(JCPDS9-432)一致,说明制备的羟基磷灰石为纯相,不含其他杂质。但是从图 3.68 中也可看出峰宽较宽,表明羟基磷灰石晶粒比较细小,结晶程度较低。为了保持介孔结构不坍塌,在 650℃煅烧,为低温烧成技术,所以结晶程度较低。

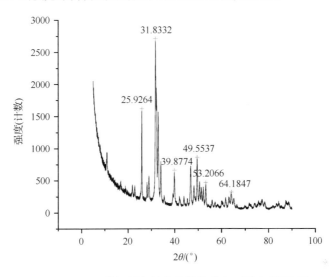

图 3.68　F127 模板制备的介孔羟基磷灰石粉末 XRD 图

2) SEM 表征确定羟基磷灰石粉末形貌和孔结构

图 3.69 为介孔羟基磷灰石粉末的扫描电镜图,能看见在羟基磷灰石网状骨架中有许多连通的介孔存在,孔的大小不均一,且 10～30nm 孔比较多见。另外,可以从图中看出,羟基磷灰石颗粒呈短棒状结构,长径比约为 3∶1,长约为 120nm,宽约为 40nm。F127 模板填充在 HAP 结构中,形成一个网状体系,当 HAP 在 650℃煅烧后,有机物 F127 模板被煅烧除掉,就在羟基磷灰石结构中留下了许多连通的孔。总体来看,孔径分布较为均匀。网状机构较为美观,可以和之前 CTAB 模板制备得到的介孔羟基磷灰石网状结构相媲美。

3) 介孔羟基磷灰石粉末的孔径分布

图 3.70 是羟基磷灰石粉末的氮吸附和解吸等温线,呈现出了典型的介孔材料的 LangmuirⅣ型等温线,对应的滞后环类型属于 H1 型[109],且在 P/P_0 在 0.9～0.98 之间有一个很明显的阶梯,说明样品中存在孔径分布较广的介孔结构。图 3.71 是样品的 BJH 模型孔径分布曲线图,可以看见,孔径分布在 20～50nm 之

间,在 26nm 有一个最集中峰值,说明样品的介孔孔径主要分布在 26nm 左右,孔总体分布较为均一。考虑到可能是有机物模板分布和团聚不完全均匀,形成的网状结构不是均匀的,所以分解时候留下的孔也不是均匀的,同时铵盐分解留下的孔也和有机物模板分解产生的孔大小也不一样。注意,2.5nm 有一个小的集中峰,这是羟基磷灰石本身所带的微孔结构。

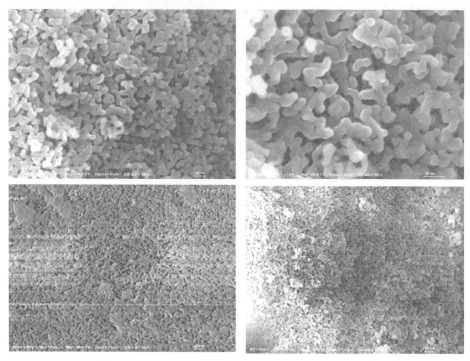

图 3.69　F127 模板制备的介孔羟基磷灰石粉末 SEM 图

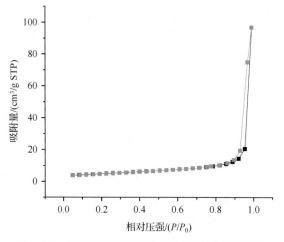

图 3.70　介孔羟基磷灰石粉末的吸附-脱附等温线

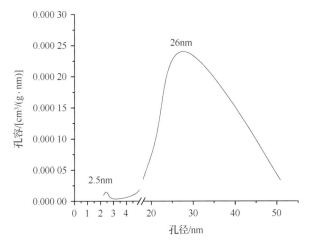

图 3.71　介孔羟基磷灰石粉末孔径分布图

4. 十八胺模板法制备介孔羟基磷灰石粉体

采用十八胺作为模板制备介孔羟基磷灰石粉末,主要分为以下几个步骤来制备:

(1) 称取 2.76g $NH_4H_2PO_4$ 溶于 100mL 蒸馏水中,称取 9.446g $Ca(NO_3)_2 \cdot 4H_2O$ 溶于 100mL 蒸馏水中,都分别用容量瓶定容。

(2) 分别用 $NH_3 \cdot H_2O$ 调节溶液的 pH,使用 PHS-3C 雷磁 pH 计调节溶液的 pH 在 10。

(3) 将上述制备的 $Ca(NO_3)_2$ 溶液加入到容量 500mL 的圆底烧瓶,放入油浴锅中,油浴温度分别升高到 80℃、120℃,混合溶液搅拌 1h,让十八胺完全溶解,并均匀分散在 $Ca(NO_3)_2$ 溶液中。

(4) 待十八胺完全溶解,将 $NH_4H_2PO_4$ 溶液缓慢滴加到不断搅拌着的 $Ca(NO_3)_2$ 溶液中,反应温度分别保持在 80℃、120℃,同时,溶液的 pH 用 pH 计实时监控,保持在 9,反应时间为 2h。

(5) 反应完毕后,让溶液体系分别在 80℃、120℃油浴中陈化 48h。

(6) 过滤,去离子水洗涤 3 遍,将得到的羟基磷灰石粉末在烘箱中 120℃干燥 48h,得到 HAP 预煅烧粉。

(7) 将 HAP 预煅烧粉置于高温煅烧炉中 650℃煅烧 5h,得到介孔 HAP 粉末。

1) XRD 表征确定物相组成

图 3.72 为制备的介孔羟基磷灰石样品的 XRD 图谱,图中的主要衍射峰与羟基磷灰石(JCPDS PDF No. 9-432)一致,说明制备的羟基磷灰石为纯相,不含其他

杂质,衍射峰峰宽较宽,表明羟基磷灰石的结晶程度较低。

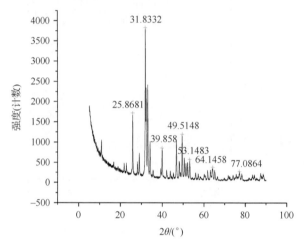

图 3.72　十八胺模板制备介孔羟基磷灰石粉末 XRD 图

2) SEM 表征确定羟基磷灰石粉末形貌和孔结构

图 3.73 为十八胺作为模板,羟基磷灰石的扫描电镜图。图(a)~(d)为羟基磷灰石制备过程中,陈化温度为 80℃时,得到的羟基磷灰石的扫描图片。从图中可以看到,羟基磷灰石结晶情况很差,晶体形状生长不完全,孔结构有所形成,但是情况很不好。十八胺是一种熔点 53℃的难溶于水的蜡状固体。考虑升高反应和陈化温度可能会利于十八胺的分散,于是做了对比组实验,反应和陈化温度为 120℃,如图(e)~(h),羟基磷灰石结晶程度较之前的有了很大程度的提高,孔结构也有了明显改善,但是依然不是很好,这可能和有机物模板十八胺的性状有关,已没有办法提高。另外,实验中考虑到可能是煅烧温度较低的缘故,但是升高煅烧温度,介孔结构难以保持,所以,没有做进一步的探索改进。而且,根据 CTAB 模板的经验,煅烧温度为 650℃,煅烧温度都是足够高的,初步判断,可能是由于十八胺

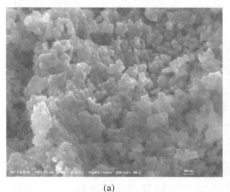

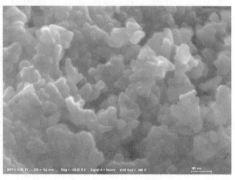

(a)　　　　　　　　　　　　　　　　　(b)

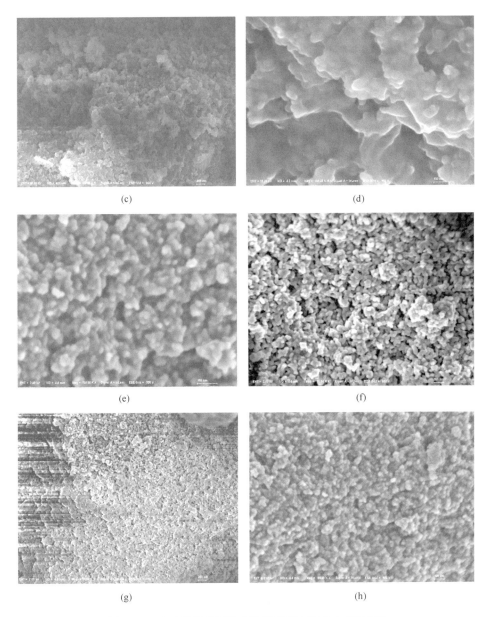

图 3.73　十八胺模板制备介孔羟基磷灰石粉末 SEM 图
(a)～(d) 为反应温度为 80℃；(e)～(h) 为反应温度为 120℃

模板的性质不同导致羟基磷灰石结晶情况不好。在实验过程中，我们发现，十八胺更难于均匀溶解在水中，呈蜡状分布。这与十八胺不溶于水，易溶于有机溶剂的性质是相符的。但是它的熔点仅 53℃，实验水温是远高于熔点的。所以，采用水作为溶剂，通过高速搅拌来分散十八胺是可取的。

5. K12 模板法制备介孔羟基磷灰石粉体

采用 K12 作为模板制备介孔羟基磷灰石粉末,按以下步骤来进行制备:

(1) 称取 2.76g $NH_4H_2PO_4$ 溶于 100mL 蒸馏水中,9.446g $Ca(NO_3)_2 \cdot 4H_2O$ 溶于 100mL 蒸馏水中,分别用 100mL 容量瓶定容。

(2) 分别用 $NH_3 \cdot H_2O$ 调节溶液的 pH,使用 PHS-3C 雷磁 pH 计调节溶液的 pH 在 10。

(3) 将上述制备的 $Ca(NO_3)_2$ 溶液加入到容量 500mL 的圆底烧瓶,放入油浴锅中,油浴温度升高到 90℃,混合溶液搅拌 1h,让 K12 完全溶解,并均匀分散在 $Ca(NO_3)_2$ 溶液中。

(4) 待 K12 完全溶解,油浴温度升高到 100℃,将 $NH_4H_2PO_4$ 溶液缓慢滴加到不断搅拌着的 $Ca(NO_3)_2$ 溶液中,反应温度保持在 100℃,同时,溶液的 pH 用 pH 计实时监控,保持在 10,反应时间为 2h。

(5) 反应完毕后,油浴温度降低为 90℃,让溶液体系在油浴中陈化 48h。

(6) 过滤,去离子水洗涤 3 遍,将得到的羟基磷灰石粉末在烘箱中 120℃ 干燥 48h,得到 HAP 预煅烧粉。

(7) 将 HAP 预煅烧粉置于高温煅烧炉中 650℃ 煅烧 5h,就制备得到介孔 HAP 粉末。

1) 羟基磷灰石粉末的物相组成

如图 3.74 所示,取煅烧后的羟基磷灰石粉末用日本理学 D/MX-ⅢA 型 X 射线衍射仪进行 X 射线衍射分析(XRD),鉴定产物的物相为羟基磷灰石纯相,同时,衍射峰峰宽较宽,表明羟基磷灰石晶粒结晶程度较低。

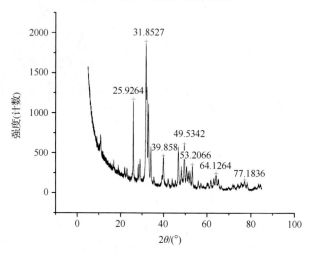

图 3.74 K12 模板制备介孔羟基磷灰石粉末 XRD 图

2）羟基磷灰石粉末形貌和孔结构

图 3.75 为介孔羟基磷灰石粉末的扫描电镜图，能看见在羟基磷灰石网状骨架中有许多连通的孔存在，孔的大小较为均匀，但是，可以看出，大部分孔处于 50～100nm，这个孔的大小超出了介孔的孔径范围(2～50nm)，另外，可以从图中看出，羟基磷灰石结晶情况较好，颗粒呈短棒状结构，长径比约为 2∶1，长约为 80nm，宽约为 40nm，这是由于实验采取在 90℃ 反应和陈化制备羟基磷灰石，由于六方晶系的羟基磷灰石沿 c 轴择优生长，得到的羟基磷灰石应呈短棒状。当 K12 加入到反应体系中时，充当模板填充在 HAP 结构中，形成一个网状体系，当 HAP 在 650℃ 煅烧后，有机物 K12 模板被煅烧除掉，就在 HAP 的骨架结构中留下了许多连通的孔。

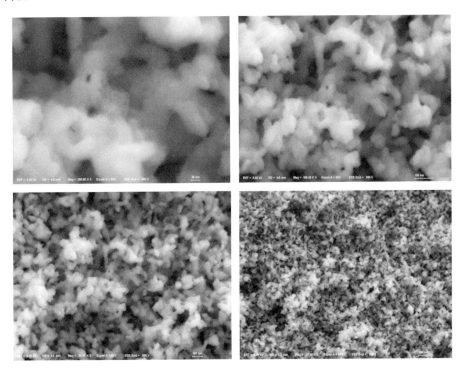

图 3.75　K12 模板制备介孔羟基磷灰石粉末 SEM 图

6. PAMAM 模板法制备介孔羟基磷灰石粉体

采用 PAMAM 作为模板制备介孔羟基磷灰石粉末的制备步骤：

(1) 称取 2.76g $NH_4H_2PO_4$ 溶于 100mL 蒸馏水中，称取 9.446g $Ca(NO_3)_2 \cdot 4H_2O$ 溶于 100mL 蒸馏水中，分别用 100mL 容量瓶定容。

(2) 分别用 $NH_3 \cdot H_2O$ 调节溶液的 pH，使用 PHS-3C 雷磁 pH 计调节溶液

的 pH 在 10。

(3) 将上述制备的 $Ca(NO_3)_2$ 溶液加入到容量 500mL 的圆底烧瓶,放入油浴锅中,油浴温度升高到 90℃,混合溶液搅拌 1h,让 PAMAM 完全溶解,并均匀分散在 $Ca(NO_3)_2$ 溶液中。

(4) 待 PAMAM 完全溶解,油浴温度升高到 100℃,将 $NH_4H_2PO_4$ 溶液缓慢滴加到不断搅拌着的 $Ca(NO_3)_2$ 溶液中,反应温度保持在 100℃,同时,溶液的 pH 用 pH 计实时监控,保持在 10,反应时间为 2h。

(5) 反应完毕后,油浴温度降低为 90℃,让溶液体系在油浴中陈化 48h。

(6) 过滤,去离子水洗涤 3 遍,将得到的羟基磷灰石粉末在烘箱中 120℃ 干燥 48h,得到 HAP 预煅烧粉。

(7) 将 HAP 预煅烧粉置于高温煅烧炉中 650℃ 煅烧 5h,就制备得到介孔 HAP 粉末。

1) XRD 图谱

取煅烧后的羟基磷灰石粉末用日本理学 D/MX-Ⅲ A 型 X 射线衍射仪进行 X 射线衍射分析(XRD),鉴定产物的物相。图 3.76 中的主要衍射峰与羟基磷灰石(JCPDS 9-432)一致,说明制备的羟基磷灰石为纯相,不含其他杂质。但是从图中也可看出峰宽较宽,表明羟基磷灰石晶粒比较细小,结晶程度较低。为了保持介孔结构不坍塌,在 650℃ 煅烧,为低温烧成技术,所以结晶程度较低。

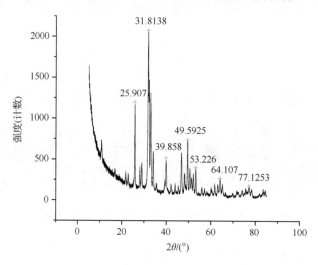

图 3.76　PAMAM 模板制备介孔羟基磷灰石粉末 XRD 图

2) SEM 图谱

图 3.77 为介孔羟基磷灰石粉末的扫描电镜图,能看见在羟基磷灰石网状骨架中有许多连通的孔存在,孔的大小不均一,同时从图中可以看出,和 K12 模板制备

得到的羟基磷灰石一样,大部分孔处于大于 50nm,约处于 50～100nm,这个孔的大小超出了介孔的孔径范围(2～50nm),另外,可以从图中看出,羟基磷灰石结晶情况较好,颗粒大部分呈短棒状结构,长径比约为 3∶1,长约为 120nm,宽约为 40nm。当 PAMAM 加入到反应体系中时,充当模板填充在 HAP 结构中,形成一个网状体系,当 HAP 在 650℃煅烧后,有机物 PAMAM 模板被煅烧除掉,就在 HAP 的骨架结构中留下了许多连通的孔。

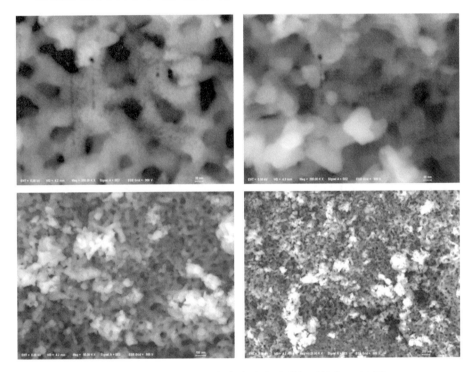

图 3.77　PAMAM 模板制备介孔羟基磷灰石粉末 SEM 图

7. 柠檬酸模板法制备介孔羟基磷灰石粉体

采用柠檬酸作为模板制备介孔羟基磷灰石粉末步骤:

(1)称取 2.76g $NH_4H_2PO_4$ 溶于 100mL 蒸馏水中,称取 9.446g $Ca(NO_3)_2 \cdot 4H_2O$ 溶于 100mL 蒸馏水中,分别用 100mL 容量瓶定容。

(2)分别用 $NH_3 \cdot H_2O$ 调节溶液的 pH,使用 PHS-3C 雷磁 pH 计调节溶液的 pH 在 10。

(3)将上述制备的 $Ca(NO_3)_2$ 溶液加入到容量 500mL 的圆底烧瓶,放入油浴锅中,油浴温度升高到 90℃,混合溶液搅拌 1h,让柠檬酸完全溶解,并均匀分散在 $Ca(NO_3)_2$ 溶液中。

（4）待柠檬酸完全溶解，油浴温度升高到 100℃，将 $NH_4H_2PO_4$ 溶液缓慢滴加到不断搅拌着的 $Ca(NO_3)_2$ 溶液中，反应温度保持在 100℃，同时，溶液的 pH 用 pH 计实时监控，保持在 10，反应时间为 2h。

（5）反应完毕后，油浴温度降低为 90℃，让溶液体系在油浴中陈化 48h。

（6）过滤，去离子水洗涤 3 遍，将得到的羟基磷灰石粉末在烘箱中 120℃干燥 48h，得到 HAP 预煅烧粉。

（7）将 HAP 预煅烧粉置于高温煅烧炉中 650℃煅烧 5h，就制备得到介孔 HAP 粉末。

1）XRD 图谱

如图 3.78 是取煅烧后的羟基磷灰石粉末用日本理学 D/MX-ⅢA 型 X 射线衍射仪进行 X 射线衍射分析（XRD），鉴定产物的物相。图中的主要衍射峰与羟基磷灰石（JCPDS 9-432）一致，说明制备的羟基磷灰石为纯相，不含其他杂质。但衍射峰较为宽化，结晶情况不好。

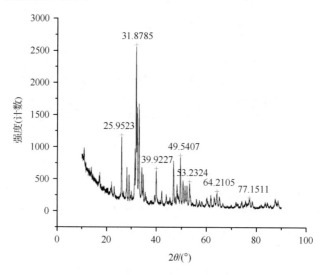

图 3.78　柠檬酸模板制备介孔羟基磷灰石粉末 XRD 图

2）SEM 图谱

图 3.79 为介孔羟基磷灰石粉末的扫描电镜图，在羟基磷灰石网状骨架中有许多连通的孔存在，孔的大小分布很不均一，同时从图中可以看出，孔道的孔径都大于 50nm，处于 50～100nm 的孔结构也不多，大多数孔都大于 100nm，这个材料的孔的大小超出了介孔的孔径范围（2～50nm），另外，可以从图中看出，羟基磷灰石结晶情况较好，颗粒大部分呈短棒状结构，长径比约为 4∶1，长约为 120nm，宽约为 30nm。

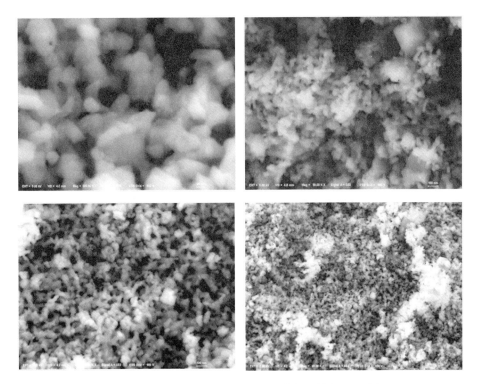

图 3.79　柠檬酸模板制备介孔羟基磷灰石粉末 SEM 图

8.各模板法制备介孔羟基磷灰石粉体的对比和结论

本节主要使用了 F127、十八胺、K12、PAMAM、柠檬酸作为软模板剂,探索合成羟基磷灰石粉末,合成的羟基磷灰石情况如表 3.18 所示。

表 3.18　各模板制备 HA 粉末性质比较

模板剂	产物纯度	孔径分布是否均一	孔大小	产物结晶情况
F127	纯度高	较均一	20～50nm	结晶程度较低
十八胺	纯度高	不均一	小于 50nm	结晶程度低
K12	纯度高	均匀	50～100nm	结晶完好
PAMAM	纯度高	不均匀	50～100nm	结晶完好
柠檬酸	纯度高	不均匀	大于 100nm	结晶完好

从表 3.18 中可以看出,各模板制备的羟基磷灰石,最终产物纯度都很好,为纯的羟基磷灰石,同时,结晶情况除了以十八胺为模板制备的产物外,其他模板剂制备的羟基磷灰石结晶情况都较好。整体孔径分布均一度不好,孔大小还是难以控

制,其中 F127 模板制备的介孔羟基磷灰石孔的大小在介孔材料范围内,为最优模板;十八胺由于自身性质导致制备的介孔羟基磷灰石的孔大小虽在介孔材料范围内,但孔径分布不均一,结晶情况不好;K12 和 PAMAM 制备的材料孔径都处于 50~100nm 范围内;柠檬酸制备的材料大于 100nm,且孔径不均匀。

3.5.2 介孔羟基磷灰石陶瓷的制备

传统的先制备出羟基磷灰石粉末然后通过加入造孔剂造孔进而制备介孔陶瓷存在很大难度,主要原因在于很难找到合适的造孔剂,且大多数造孔剂都会使得陶瓷生成大孔结构,而很难得到 2~50nm 的介孔,因此,本书中的研究通过改进实验工艺,分为以下两个步骤来进行探索:首先,采用 CTAB 为模板剂制备出介孔羟基磷灰石粉末,然后,将介孔羟基磷灰石粉末通过加入生物玻璃降低烧成温度以保护介孔结构,低温烧成从而制备出介孔羟基磷灰石陶瓷。

前面已经制备得到了介孔羟基磷灰石粉末备用,虽然制备羟基磷灰石粉末的方法和种类较多,但是,为了制备得到了介孔陶瓷孔隙率较大,具有实际应用价值,本节仅选用孔径较大的介孔羟基磷灰石粉末来制备介孔陶瓷,CTAB 模板法制备的 40nm 孔径的粉末是首选。

将介孔羟基磷灰石粉末制备成为介孔陶瓷的实验过程如下所述。

1. 粉末的混合和研磨

1) 研磨方式的确定

研磨一般分为湿法球磨和干法研磨[111]。湿法球磨,是指通过向粉末加入液体介质(如水,乙醇等),然后和玛瑙球一起放入球磨罐,通过设定球磨方式(正转,反转,交替进行等),使得玛瑙球在球磨罐中不断运动摩擦,而粉料此时就得到了不断的研磨。湿法研磨的效率高,研磨充分,但是会损失一部分物料,也不适合于太小剂量的粉末研磨[112]。实验中,由于前面介孔羟基磷灰石粉末的制备过程为软模板的化学沉淀法,一次实验得到的产物只有 2~3g,不适合用来湿法研磨。所以采用干法研磨的方式。干法研磨,是指将粉末置于玛瑙研钵中,然后通过研磨棒不断的顺时针、逆时针机械研磨。物料被慢慢磨细。同时不同物料也混合均匀。

2) 黏结剂的配置

按照质量比为 1∶9 配制 PVC/水溶液,将混合溶液加热到 100℃。同时磁力搅拌 0.5h,以促进聚乙烯醇(PVC)在水中的溶解和混合均匀。PVC 是实验选取的黏结剂,可以使得颗粒表面更加润滑,降低颗粒间的摩擦。在高温烧成时能够使得颗粒间的黏结作用提高[113]。

3) 生物玻璃的混入

按照质量比 10∶1 称取已制备好的介孔羟基磷灰石和生物玻璃(BG)。研磨混合 30min,让生物玻璃均匀地与介孔羟基磷灰石粉末混合在一起。

生物玻璃是实验选取的高温黏结剂,生物玻璃的成分中含有 Na_2O,熔点低,400℃会分解为过氧化钠和金属钠[114],成为液体状,让羟基磷灰石固体颗粒得以活动和重排,起到高温润滑的作用。但是也不能加入量太多,因为如果加入量太多,颗粒润滑效果太好。高温重排很好,会导致目标介孔大量减少。所以选用的加入量为 10%(质量分数)。

4) 粉末的研磨混合

以 PVC/粉末总质量为 0.05mL/1g 的比例向混合粉末中滴加 PVC 水溶液。边滴加边继续研磨,使得各粉末混合均匀,同时关注粉末的黏合度到合适程度(用手捏,能成片状,但是又可以被碾碎成为粉末)。

2. 生坯的成型过程

将混合均匀黏度合适的粉末加入到直径为 15cm 的不锈钢模具中,在万能液压试验机上分别用 10MPa 和 5MPa 压制成型。就得到了小圆柱形预煅烧块体。

压制成型过程为:正压,保压 10min,反压,保压 10min。模压成型的实质是模具中的粉末颗粒在外界压力的作用下,慢慢相互靠近,排出原来空隙间的空气,并最终被紧密的压实,即由颗粒间摩擦力结合在一起从而形成模具圆柱的形状的过程。

加压过程采取初始较缓慢加压然后稍微保压一段时间,然后再继续缓慢加压到所需要的成型压力。这是由于在整个加压过程中,颗粒在不断的相互接近,颗粒间的空气就在不断地被排出,如果加压过快,会不利于空气的排出。尤其是在后期,颗粒已经很密实的状态下,如果加压过快,很可能会到导致空气无法排出。这样,在压力卸除后,很容易空气膨胀回弹从而导致层裂。

3. 陶瓷的烧结

烧成温度:烧成温度是直接影响材料最后结晶程度,晶粒尺寸大小和气孔率的因素。为了提高结晶性能,应该尽可能地提高烧成温度,但是,实验中介孔羟基磷灰石粉末是在 650℃下煅烧制备得到的,为了保持介孔结构的不坍塌,羟基磷灰石陶瓷的烧成温度也不能高于 650℃,所以选择的陶瓷的烧成温度也是 650℃。

升温速度对陶瓷最终性能会起到很重要的作用。如果升温速度太快,就会使得陶瓷颗粒的晶化和重排不充分。同时,陶瓷的早期致密化太快,会提早关闭气体逸出的通道,使得气体不能完全排出,就会形成陶瓷体内无用的闭孔,由于要制备的是介孔羟基磷灰石陶瓷,更易于形成闭孔,更应该注意升温速度的控制。

保温时间也是对陶瓷的性能造成影响的一个重要因素。保温时间太短样品得不到充分晶化和烧结,保温时间太长则会使晶粒过分长大和二次结晶。为了保证介孔不被封闭,保温时间选择为 20min,随即停止加热,让样品随炉慢冷。慢冷的过程其实也是一个晶粒重排的过程,是保温时间的一个继续。

所以,将上述制备的预煅烧体置于马弗炉中无压烧成空气气氛下缓慢升温到 650℃保温 20min,随炉慢冷,得到介孔 HAP 陶瓷。

制备介孔羟基磷灰石陶瓷的工艺流程图如图 3.80 所示。

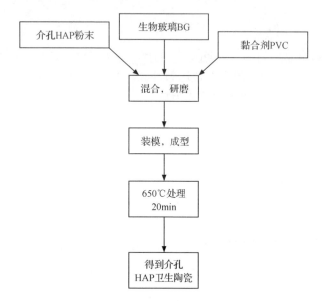

图 3.80　羟基磷灰石陶瓷制备工艺流程图

4. XRD 图谱分析

图 3.81 为介孔 HAP 陶瓷的 X 射线衍射图谱,可以看出 HAP 陶瓷主峰明显,无杂峰,且衍射峰较羟基磷灰石粉末尖锐。表明经过再次的煅烧,羟基磷灰石晶粒得以更好地长大和成型,结晶性更好。对于陶瓷来说,意味着它的强度得到提高。

5. 羟基磷灰石陶瓷的形貌分析

图 3.82 为介孔 HAP 陶瓷在 650℃煅烧后的扫描电镜图。从图中可以看出,羟基磷灰石介孔保存完好,仍然呈网状分布在羟基磷灰石的骨架接结构中,介孔的大小略微缩小,大多在 20～40nm 之间。而且可以对比看出,较之前孔径为 40nm 的羟基磷灰石粉末,羟基磷灰石的网状结构更加密实,结晶度有了明显的提高,这和 XRD 得到的信息相符合。但同时,可以推断,网状结构更加密实必然会导致总的孔体积的缩小。

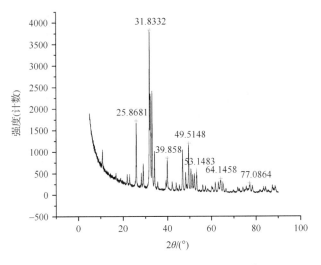

图 3.81 羟基磷灰石陶瓷的 XRD 图谱

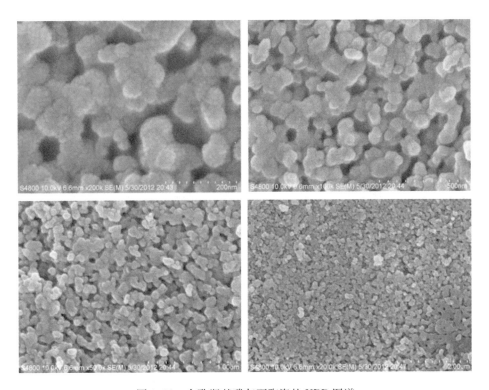

图 3.82 介孔羟基磷灰石陶瓷的 XRD 图谱

6. 羟基磷灰石陶瓷的比表面积和孔径分布

图 3.83 是羟基磷灰石陶瓷的氮吸附和解吸等温线,也呈现出了典型的介孔材料的 Langmuir Ⅳ 型等温线和 H1 型滞后环类型[109]。图 3.84 是介孔羟基磷灰石陶瓷的 BJH 模型孔径分布曲线图,可以看见,孔径分布在 10~70nm 之间,在 35nm 出现最集中峰值,样品的介孔主要分布在 35nm 左右,这与之前介孔羟基磷

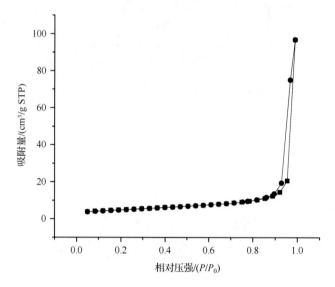

图 3.83　介孔 HAP 陶瓷的吸附-脱附等温线

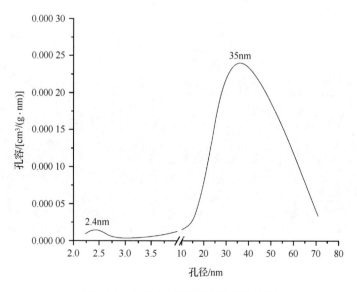

图 3.84　介孔 HAP 陶瓷的孔径分布图

灰石粉末的 40nm 相比减小了 5nm,说明介孔羟基磷灰石粉末在制备成为介孔陶瓷的过程中,由于再次高温的煅烧作用,介孔出现轻微缩小的趋势,同时,必然会导致整体比表面积的下降。这点,在 BET 测试数据中也得到证实。

3.5.3　介孔羟基磷灰石纳米粒子的表面改性

采用化学手段,利用 HAP 表面的物理化学属性,通过表面吸附离子或表面羟基与其他分子结合对 HAP 进行改性处理,可以实现从根本上解决胶体稳定性和分散性差的问题。经表面修饰改性后,HAP 可被赋予了许多优异的性能。Hench 和 Paschall[115]证实 SiO_2 表面的硅醇(Si—OH)官能团能与 HAP 表面的羟基反应,进而实现 HAP 表面的 SiO_2 改性。改性后 HAP 的生物活性和成骨潜能都得到了提高。而 SiO_2 表面硅醇(Si—OH)官能团的多少对改性后粒子的性能影响显著。Gibson 等[116]通过以 SiO_2 替代的 HAP(0.4%,质量分数),发现粒子具有良好的烧结结构稳定性能。Ishikawa 等[117]发现,在 pH 较高的反应环境下,硅酸根离子易从玻璃容器析出而吸附到 HAP 表面,以整合硅的 HAP 材料压制的陶瓷的抗压强度比未包含硅的 HAP 的抗压强度可提高四倍。

对 HAP 纳米粒子表面修饰改性步骤如下:

(1) 尺寸和形貌可控的 HAP 纳米粉体的制备与表征。

(2) 纳米棒状 HAP 表面修饰。与十二醇进行酯化反应,对反应产物进行形貌和成分测试,为进一步表面改性做准备。

(3) 通过正硅酸乙酯水解,对 HAP 进行表面二氧化硅包覆,对包覆二氧化硅的 HAP 进行相应测试和表征,并探讨包覆机理。

早期,对 HAP 的研究重点主要放在结晶度上,而现在重点是放在产品形态和尺寸的控制上。因此实验过程采用与 Fujii 等[118]相同的湿法化学工艺,合成了棒状、纤维状或近似球形的 HAP 纳米颗粒。在羟基磷灰石粉体的合成过程中,通过对反应过程中的主要影响因素进行考察,确定了合成 HAP 的最佳工艺,并在优化最佳点进行 HAP 的合成实验。球形 HAP 纳米粒子(SHAP)的合成过程如下:用去离子水,分别配制 42mN 的 $Ca(NO_3)_2 \cdot 4H_2O$ 水溶液 800 mL、100mN 的 $(NH_4)_2HPO_4$ 水溶液 200mL,并用浓度为 25% 的氨水调节两种溶液的 pH 为 12,然后将 $Ca(NO_3)_2 \cdot 4H_2O$ 水溶液注入配有 N_2 气通入口、回流冷凝器和月牙形搅拌器的 1L 反应容器四口烧瓶中,边通 N_2 气边搅拌,并使反应容器经水浴锅加热至恒温 25℃,然后快速加入 $(NH_4)_2HPO_4$ 水溶液,200mL 的 $(NH_4)_2HPO_4$ 水溶液在 10s 内添加内完毕。上述混合溶液于 24℃继续搅拌 10h,并将合成的乳白色 HAP 产品于室温下陈化 24h,然后用离心机进行分离,采用去离子水清洗直至上层清液的 pH 降到大约为 7 时,本实验为 pH=6.5 时,停止分离和清洗。将 HAP 沉淀物重新分散在去离子水中(固体含量为 3.2%,质量分数;pH 6.5),置于 50℃真空干燥箱中干燥,最后将干燥后的 SHAP 沉淀物置于干燥器中保存待测。

为考察反应时间对 HAP 结晶度(晶相)的影响,当上述混合溶液反应进行到不同时间时,停止反应,从中取出一部分用去离子水洗三遍,为了比较容易获得干燥样品,用丙酮重新分散,在室温下减压干燥后进行 XRD 测量。依照上述步骤,分别取反应进行 10h、15h、24h 的样品干燥后用于 XRD 测量。

棒状 HAP 纳米粒子(RHAP)的合成过程:与球形 HAP 粒子的合成方法基本一致,只是将反应温度设定为 50℃,将(NH₄)₂HPO₄ 水溶液的滴加速度调整为 10mL/h,混合后的溶液在该条件下继续反应 24h 后,再在室温陈化 24h,然后仍然离心收集产品。所获得的 RHAP 在使用之前经 800℃ 煅烧,目的是提高其结晶度和热稳定性。

纤维状的 HAP 纳米粒子的合成如下:改变合成温度为 80℃,所配制的 Ca(NO₃)₂·4H₂O 水溶液和(NH₄)₂HPO₄ 水溶液不受 pH 条件限制,(NH₄)₂HPO₄ 的加入速率仍为 10mL/h,其他反应条件不变。经过离心分离处理后,纳米粒子的再分散变得困难,所以选择合适的离心速率和离心时间至关重要。

1. HAP 纳米粒子的表面修饰

在采用沉淀法制备超细粉体时,由于超细粉体很容易团聚,如果在这种状态下进行预煅烧处理,粉体很容易失活;对于发生团聚的产品,即使进行陈化处理,效果也不理想;团聚还会造成粉料成型能力的降低。因此,防止粉体团聚是生产 HAP 的技术关键。目前,常通过有机大分子在颗粒表面吸附形成的空间阻挡层来降低团聚,并取得了一定的成效。

表面修饰可影响 HAP 的表面化学和胶体稳定性,Tanaka 等[119]用己基、辛基、癸基磷酸改性 HAP,反应发生在丙酮和水的混合溶剂中,经改性后的 HAP 表面形成了一层类似磷酸八钙(OCP)的独特的层状相,表面 P—OH 官能团(基团)数量增加,电泳迁移率的负值加大。改性后,由于亲水性能的增加,导致粉体在水溶液中的分散稳定性增强,但粒子形貌和晶体结构并未发生改变。

对 HAP 表面改性的另一种方式就是酯化反应,酯化反应是一种可逆的缩合反应,主要是醇类与酸发生缩合反应形成酯类的过程。醇与酸表面官能团的反应在二氧化硅和 β-FeOOH 的表面酯化反应中已有阐述[120,121],酯化反应后,由于立体排斥效应,使二氧化硅和 β-FeOOH 在有机溶剂中的胶体稳定性得到了提升。HAP 胶体稳定性的提高对于合成 HAP 生物复合材料、改善 HAP 复合材料的力学性能非常有利。

有研究报道,棒状颗粒构成的显微结构有助于将特定功能的粒子捕获进入孔隙中,由棒状颗粒烧结的 HAP 多孔陶瓷可以选择性吸收酸性蛋白质[122]。由棒状颗粒烧结的多孔陶瓷在力学性能上也表现出一些优越性,随着棒状颗粒长径比的增加,多孔陶瓷的弯曲强度和断裂应力也会相应提高。基于上述原因,特别对棒状 HAP 纳米粒子进行表面改性。

1) HAP 纳米粒子的酯化处理

在对 HAP 纳米粒子进行二氧化硅包覆前,先对棒状 HAP 进行表面酯化修饰,原因是 HAP 表面的羟基反应活性较低,十二烷醇与 HAP 表面的酸性磷酸可形成酯化的 HAP,酯化后 HAP 的表面可增加不饱和双键数,也可提高 HAP 在乙醇中的悬浮稳定性,增加的不饱和双键加上原有 HAP 表面具有的 P—OH 基团,使 HAP 表面的活性反应基团数量增加,可大大提高 HAP 表面的反应活性。具体反应过程基于有关文献的报道:将在无水乙醇中保存的 HAP 悬浮溶液粒子经离心机分离后重新分散在十二烷基醇中,摇晃、超声使之分散均匀,然后将悬浮溶液移入高压釜中,密封好后分别于 115℃ 加热处理 24h,190℃ 加热处理 3h,之后老化,用无水乙醇清洗三遍后分散在无水乙醇中备用,实验过程是以十二醇为反应基础,研究经其改性后 HAP 的表面化学和胶体稳定性能。

2) 纳米粒子表面二氧化硅的包覆

关于棒状 HAP 纳米晶和最初表面酯化修饰的 HAP 的合成在 2.2.2 节、2.2.3 节已有详细描述,二氧化硅包覆的 HAP 的涂层修饰过程采用 Stober 等[123]方法。过程如下:通过硅酸四乙酯(TEOS)的水解来形成用以包封 HAP 粒子的尺寸可控的二氧化硅(SiO_2)颗粒,首先将在 2.2.3 节中合成粒子以 3g/L 的装载量分散在无水乙醇中,进行磁力搅拌。待悬浮液分散均匀后加入 TEOS,质量分数为 50%,并将混合后的 RHAP/ TEOS 悬浮溶液继续搅拌 30min,然后按照体积比为 TEOS:NH_4OH=1:4 的比例向溶液中加入氨水,作为 TEOS 水解的催化剂,继续搅拌溶液 24h。反应充分完成后,将合成的粒子先用无水乙醇洗涤,离心机分离并移除上层清液,然后用去离子水清洗,离心机分离(2000~8000r/mim)5min,这样的操作大约循环进行 20 次,分离出的产品于室温下真空干燥,干燥后的样品置于干燥器中保存待测,粉体以 RHAPSi050 表示。

在水解反应期间,正硅酸乙酯上的乙氧基团与水分子反应形成了由羟基取代乙氧基基团的中间产物[$Si(OC_2H_5)_{4-x}(OH)_x$]。此外,在反应过程中以氨水作为碱性催化剂,TEOS 的水解反应可能是受到 TEOS 分子上羟基阴离子的攻击而被引发,其反应化学式可表达如下:

$$Si(OC_2H_5)_4 + xH_2O \Longrightarrow Si(OC_2H_5)_{4-x}(OH)_x + xC_2H_5OH \qquad (3-19)$$

水解反应后,缩合反应立即发生,中间产物[$Si(OC_2H_5)_{4-x}(OH)_x$]上的羟基官能团要么与 TEOS 上的乙氧基官能团反应(醇缩合),要么与另一个水解的中间产物的羟基官能团(水缩合)反应形成 Si—O—Si 桥氧键接。此外,有研究证明水缩合反应的速度要比醇缩合反应速度快上千倍,两种缩合反应可表达如下:

$$\equiv Si - OC_2H_5 + HO - Si \equiv \longrightarrow \equiv Si - O - Si \equiv + C_2H_5OH \qquad (3\text{-}20)$$

$$\equiv Si - OH + HO - Si \equiv \longrightarrow \equiv Si - O - Si \equiv + H_2O \qquad (3\text{-}21)$$

整体反应可以描述如下：

$$Si(OC_2H_5)_4 + 2H_2O \longrightarrow SiO_2 + 4C_2H_5OH \qquad (3\text{-}22)$$

将不含 RHAP 核心粒子的二氧化硅空白样作为对照样品，同样通过正硅酸乙酯水解制得，与上述过程相同。

2. 合成工艺参数分析

有许多因素影响纳米 HAP 的晶体形貌，比如先驱体的浓度、Ca/P 摩尔比、所选用的溶剂种类和浓度、溶液的滴加方式和顺序、反应的温度和时间、溶液的搅拌方式、搅拌速度等。本书的研究中主要考察了如下的影响因素：

1）反应温度和 $(NH_4)_2HPO_4$ 水溶液加入速度的影响

图 3.85 和图 3.86 为典型的球形、棒状、纤维状 HAP 纳米粒子的 SEM 和 TEM 照片。在不同的反应温度、不同的 $(NH_4)_2HPO_4$ 水溶液滴加速度情况下，所合成的 HAP 纳米粒子微观形貌显著不同。从图中可见，三种形貌的 HAP 纳米粒子虽存在不同程度的团聚，但团聚程度并不严重，主要是因为纳米粒子之间存在大的比表面积以及粒子彼此间能量的相互作用。一般来讲，尺寸细小的纳米粒子的获得，需要在反应初期就形成大量的粒子核心。反应过程中一直有氮气不断通入，目的是阻止空气中的二氧化碳吸附到核心粒子表面进而促进 $CaCO_3$ 的生成，而 $CaCO_3$ 一般为微米尺度，它在 HAP 表面形成可增加材料的光散射，同时还会降低 HAP 的结晶度。

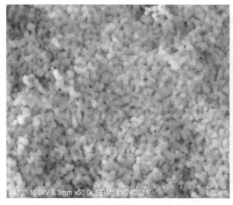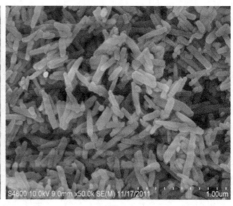

(a)　　　　　　　　　　　　　　(b)

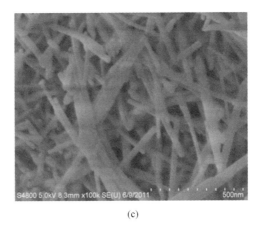

(c)

图 3.85 球形(a)、棒状(b)和纤维状(c)HAP 纳米粒子的 SEM 图

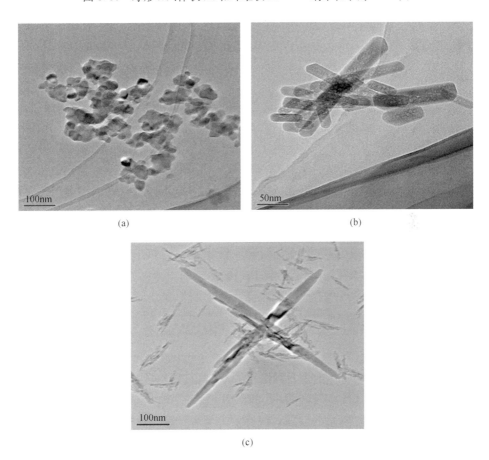

图 3.86 球形(a)、棒状(b)和纤维状(c)HAP 纳米粒子的 TEM 图

在室温(20～24℃)和相对较快(10s)的$(NH_4)_2HPO_4$水溶液添加速度的情况下,当反应超过10h后,获得的HAP纳米粒子(反应pH为12)为球形,如图3.85(a)、图3.86(a)所示,从图中可见,球形粒子分布比较均一,平均直径大约为32nm,尺寸分布范围窄;而在50℃,$(NH_4)_2HPO_4$水溶液的滴加速度为10mL/h的情况下,反应合成的是棒状HAP纳米粒子,如图3.85(b)、图3.86(b)所示,长轴长度在150～220nm之间,短轴长度约为30nm,长径比大约在5～7之间。通常情况下,长径比是一个重要的属性,它决定着HAP纳米粒子的吸附性能;当反应温度为80℃、$(NH_4)_2HPO_4$的加入速率仍为10mL/h时,合成了平均宽度为25nm,长度约为500nm的又细又长的纤维状HAP纳米粒子,如图3.85(c)、图3.86(c)所示,在离心分离后,将样品重新分散到去离子水中,发现溶液表现出黏性特质,可能是由于大量的小尺寸粒子彼此相互作用形成了网络结构,又或者是由于HAP表面带有的Ca^{2+}、PO_4^{3-}、OH^-性离子电荷相互作用的结果。

样品干燥后,测得的球形、棒状和纤维状HAP纳米粒子的固体密度分别是$2.72g/cm^3$、$3.01g/cm^3$和$3.00g/cm^3$,均低于理论密度值($3.15g/cm^3$),表明合成的HAP的结晶度不高。球形粒子的密度最低,而棒状和纤维状的HAP纳米粒子密度几乎相同,密度的差异应该来源于结晶度的不同。三种样品的XRD衍射图也可以证实这一点,球形HAP衍射峰的强度低于棒状和纤维状HAP衍射峰的强度,表明与棒状和纤维状HAP相比较,球形HAP的结晶度最低。事实上,如果将球形HAP在800℃煅烧1h后,所测定的密度可提高到$3.08g/cm^3$,众所周知,煅烧后可导致HAP具有更高的结晶度。图3.87为将球形HAP样品装在聚四氟乙烯塑料盘中于室温下干燥前后的数显照片,样品在室温下干燥后,不成粉末,而是为透明的略显微蓝色的小块体,并且块体很硬,即便用不锈钢镊子也很难将其捣碎。值得注意的是,即使经过彻底的超声波照射,透明的HAP小块体也不再能够分散在水(或酒精)介质中。这些结果表明:经室温干燥后,纳米粒子之间有很强的相互作用。提高样品干燥温度,得到的是仍然是透明块体,只是块体的透明度略有降低。而降低干燥温度(低于0℃),并将样品于减压下干燥,最后得到的则是粉末,而非透明块体。

2) 时间的影响

图3.88为在室温24℃下,合成球状纳米粒子过程中,于不同反应时间取出样品干燥后的XRD图。与标准卡片(ICDD No.09-0432)对比,所有的XRD图都显示了HAP典型峰。从反应时间为5h的XRD图谱图3.88(a)可以看出,XRD衍射峰很宽,显示的是近似无定形相;反应经过10h,样品的衍射峰如图3.88(b)所示,发现所出现的衍射峰与(JCPDS PDF No.9-732)卡片中的HAP标志峰具备相当好的匹配度,且图谱中并未检测到与其他钙磷酸盐相符的杂峰相。图3.88(c)、图3.88(d)分别为反应15h、24h的衍射图,发现HAP的特征峰更加清晰,并且随

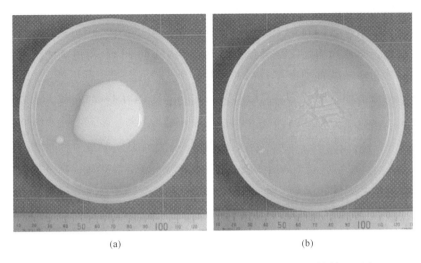

(a)　　　　　　　　　(b)

图 3.87　32nm 的 HAP 在 60℃干燥 12h 前(a)后(b)的数显照片

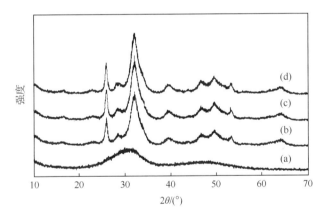

图 3.88　室温 24℃,经历不同反应时间的 HAP 纳米粒子的 XRD 图
(a)5h;(b)10h;(c)15h;(d)24h

反应时间延长,衍射峰变窄、强度增加,说明随着反应时间延长,反应越充分,晶粒尺寸(或晶粒度)越小,产品纯度越高,但基本与反应时间为 10h 的衍射峰相当。所以对于在室温 24℃下反应制备球形 HAP 纳米粒子的情况,只需要将反应时间定为 10h 即可。

　　在 50℃下合成的棒状 HAP 纳米粒子的 XRD 衍射峰如图 3.89 所示(与 80℃反应合成的纤维状 HAP 样品的衍射图基本相同),从图中可以看出,与在室温 24℃下反应的衍射图 3.88(b)相比,衍射峰变得更加尖锐,强度较球形 HAP 的衍射峰也略有提高,说明反应产物具有更高的结晶度,且与标准卡片(JCPDS PDF No.9-732)的衍射峰匹配较好,也说明制备的棒状 HAP 纯度较高。而球形 HAP

纳米粒子的衍射峰更宽一些,表明球形 HAP 有较低的结晶度,造成低结晶度的原因可能与 $Ca(NO_3)_2 \cdot 4H_2O$ 和 $(NH_4)_2HPO_4$ 在低温下的快速混合有关。XRD 图谱的差别也表明较高的反应温度有助于晶体结构的重排以获得更高的结晶度。因为晶粒尺寸和结晶度都随温度升高而增加。虽然 XRD 图稍有不同,但是在该实验中,球形、棒状和纤维状的 HAP 纳米粒子的晶粒尺寸和晶粒度的百分比基本相当。

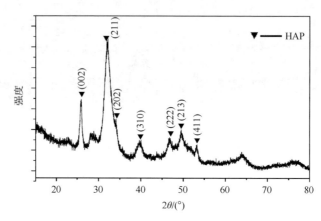

图 3.89　棒状 HAP 纳米粒子的 XRD 图

3) pH 和搅拌速度的影响

大量研究表明,HAP 是呈弱碱性,微溶于水,在生理环境下具有缓慢降解的性能。所以它的合成一般在碱性条件下完成,溶液中 OH^- 的浓度决定着 HAP 晶核的形成与长大速度,所以,有效控制晶格的形成时间和长大速度,就能在可控条件下合成球状的纳米 HAP 晶体。此外,HAP 溶胶颗粒的表面电荷也受溶液酸碱度的影响,不同的表面电荷可改变 HAP 的生长习性,从而影响 HAP 的结晶形貌。

对于在室温下合成 SHAP 的情况,pH 的变化对粒子形貌和尺寸影响比较显著。当 pH 为 9 时,合成的 HAP 是直径为 30~40nm,长度小于 200nm 的棒状颗粒;调节 pH 为 10,合成的 HAP 是直径为 20~30nm,长度小于 100nm 的短棒状颗粒;也就是说,随着 pH 升高,颗粒尺寸和长径比都减小。当将 pH 调节为 12 时,合成了直径为 30~35nm 近似球形的 HAP 颗粒。高的 pH 有利于形成大量的粒子核心,是形成颗粒细小的球状 HAP 的必要条件。而对于在 50℃生成棒状和在 80℃下生成纤维状的 HAP 而言,溶液 pH 的变化(调节为 10、11、12)对粒子形貌几乎无影响,只是衍射峰的强度随 pH 的升高而增强,如图 3.90 所示,当溶液的 pH 为 10 时,制备的产物组成主要为 $CaPO_3(OH)$ (即三斜磷钙石,monetite,与 JCPDS 卡片 09-0080 对比)。当反应 pH 为 11 或 12 时,产物晶相组成主要为 HAP,并且随着 pH 的升高,三斜磷钙石的衍射峰逐渐减弱,HAP 的衍射峰逐渐增强。所以随着反应 pH 升高,HAP 含量随着升高。

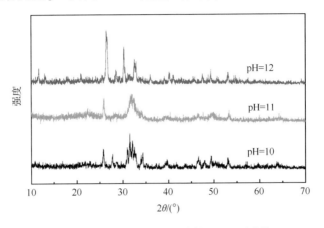

图 3.90　不同 pH 条件下产物的 XRD 图谱

高的搅拌速度对于形成超细粉体是必需的,图 3.91 为在不同搅拌速度下,合成的球形 HAP 纳米粒子的 FT-IR 图,从图中可以看出,三种搅拌速度下,产品中均出现了 $603/570 \text{cm}^{-1}$ 和 474cm^{-1} 吸收峰,并且这些吸收峰分别归属于 $\nu_4 \ PO_4^{3-}$ 和 $\nu_2 \ PO_4^{3-}$ 伸缩变动;而 $1092/1047 \text{cm}^{-1}$ 和 963cm^{-1} 吸收峰,分别是 $\nu_3 \ PO_4^{3-}$ 和 $\nu_1 \ PO_4^{3-}$ 伸缩峰,1630cm^{-1} 对应于粉末中吸附水的吸收峰,3573cm^{-1} 和 632cm^{-1} 对应于晶相 HAP 中 OH^- 吸收峰,前者是 O—H 的伸缩振动峰,后者是 O—H 的弯曲振动,3573cm^{-1} 吸收峰并不强,表明室温下合成的透明 HAP 具有较低的结晶度。当搅拌速度为 500r/min 时,图谱(a)中在 1919cm^{-1} 和 1851cm^{-1} 处出现了

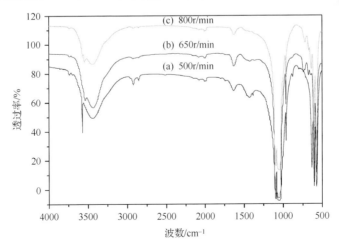

图 3.91　室温下不同搅拌速度合成的 HAP 的 FT-IR 图

—CH₂ 的振动峰,而随搅拌速度增大,这两个峰消失。由于采用机械搅拌,所以最高速度控制在 800r/min,太高的速度会导致设备不稳定,溶液飞溅严重。最低控制在 500r/min,过低,溶液反应不完全,合成的 HAP 产品纯度不高。

3. 表面改性的 HAP 纳米粒子的表征

1)棒状 HAP 纳米粒子的表征

a. 棒状 HAP 的选区能谱图

如图 3.92 为采用高分辨率透射电子显微镜（HR-TEM）和选区电子衍射(SAED)技术来分析 HAP 纳米棒的晶体生长方向,HR-TEM 图片[图 3.92(a)]和离散的 SAED 图[图 3.92(b)]中的衍射斑点都证实 HAP 为单个的纳米棒状结晶,SAED 也表明 HAP 纳米粒子是具有高结晶度的六方单晶。高分辨透射电子显微镜图片[图 3.92(c)]清晰地显示出了单个棒状纳米晶的晶格条纹,晶面间距分别是 0.349nm 和 0.476nm,恰好与六方晶格的(002)和(110)晶面相符合。纳米棒的成核与生长可能与 HAP 晶体核心粒子不同表面所具有的相对比表面能有关。表面能不同的平面决定着从溶液中吸收 OH⁻ 的数量。本书的研究中,制备的

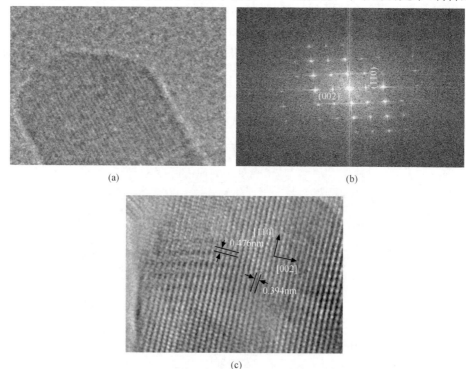

图 3.92　棒状 HAP 的透射电子显微镜(HR-TEM)和选区电子衍射

溶液具有高达 12 的 pH,所以不同晶面所具有的决定着晶体生长速率和形貌的
OH^- 浓度不同。具有高能量的晶面,如(110)晶面(由于沿着[002]方向生长)表现
出含有较高的 OH^- 浓度,高的 OH^- 浓度有可能限制 Ca^{2+} 和 PO_4^{3-} 沿着晶核特定
方向(如[002]方向)运动。在这种情况下,OH^- 成了形核过程的模板,使自由的
Ca^{2+} 和 PO_4^{3-} 与单轴方向(晶面上 OH^- 浓度较低)的 OH^- 反应,成核为 HAP 纳
米棒。

　　b. 酯化的 HAP 纳米粒子的 SEM

　　棒状 HAP 纳米粒子酯化后的 SEM 照片如图 3.93(b)所示,从图中可以看出,
酯化后,HAP 粒子的形貌仍为棒状结晶、晶粒边界仍清晰可见,与未被十二醇修饰
的 HAP 的形貌基本相同。

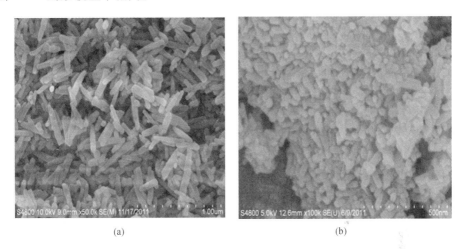

(a)　　　　　　　　　　　　　　　　(b)

图 3.93　HAP(a)和十二烷醇改性的 HAP(b)粒子的 SEM 照片

　　c. 酯化前后 HAP 纳米粒子的 FT-IR 分析

　　HAP 的 FT-IR 图谱如图 3.94 所示,从图中可以看出,$603cm^{-1}$、$570cm^{-1}$ 和
$474cm^{-1}$ 吸收峰分别归属于 $\nu_4 PO_4^{3-}$ 和 $\nu_2 PO_4^{3-}$ 伸缩变动,$1092cm^{-1}$、$1047cm^{-1}$ 和
$963cm^{-1}$ 分别是 $\nu_3 PO_4^{3-}$ 和 $\nu_1 PO_4^{3-}$ 伸缩峰,红外图谱中 $3573cm^{-1}$ 和 $633cm^{-1}$ 处的
吸收峰是晶相 HAP 中 OH^- 造成的[124],表明透明的 HAP 具有较低的结晶度。由
于碳酸根离子替代了 HAP 晶格中磷酸根离子的位置,所以在图中的 $1456cm^{-1}$ 和
$1413cm^{-1}$ 的区域出现了 CO_3^{2-} 的吸收峰,$877cm^{-1}$ 是 NO_3^- 的振动峰,这可能是原料
乙醇(CH_3CH_2OH)和硝酸钙[$Ca(NO_3)_2$]残留的。分析 FT-IR 图谱中碳酸根吸
收峰出现的原因可能是:虽然在 HAP 的反应过程中,为避免因吸收 CO_2 而使产物
不纯,不断的通入氮气,但也可能因操作不当造成 CO_2 进入反应空间进而进入
HAP 晶格;或者可能是在 HAP 样品干燥时与空气中 CO_2 接触发生反应。据文
献[125]可知,在哺乳动物硬组织的无机成分中,一般含有 3%~5% 左右的 CO_3^{2-},

所以依据仿生学的角度,合成的羟基磷灰石中含少量碳酸根不会对生物体造成不良的影响,反而对改善羟基磷灰石材料的仿生性能有一定好处。

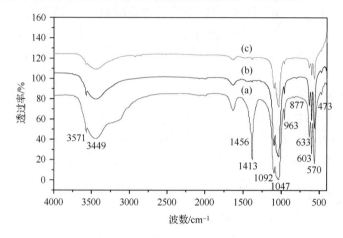

图 3.94　HAP 的红外光谱图

　　与未处理的 HAP 的 FT-IR 图 3.94(a)比较,经十二醇修饰后,酯化的 HAP 的红外图谱图 3.94(c)中出现了额外的伸缩峰 2927cm^{-1} 和 2857cm^{-1},依据 Weiss 等[126]和 Tanaka 等[127]的实验分析结果,这些峰来自于十二烷基官能团表面的 C—H 伸缩模式。为了确保 C—H 伸缩峰的出现不是因为 HAP 粉末表面残留的无水乙醇造成的,将未经表面修饰的 HAP 纳米粉放入无水乙醇中老化,干燥后进行 FT-IR 测试,发现图谱中并没有出现与 C—H 伸缩模式相符合的峰。

　　酯化程度还受热处理温度和水分的影响,当将酯化处理温度提高到 190℃时,发现 C—H 伸缩峰的强度变得更大。将酯化的 HAP 粒子放入水中进行老化,通过改变老化时间研究水分对于十二醇表面基团的影响,当 EHAP 曝露在水中之后,十二烷基官能团的波段降低了,如图 3.94(b)所示,当在水中老化 24h 后,发现十二醇的官能团完全消失,这一结果强调了在水溶液中,表面酯化反应具有可逆性质,而作为对比,在乙醇中老化的 EHAP 样品,仍然保留着十二烷基官能团。

　　2) 二氧化硅包覆的 HAP 纳米粒子的表征

　　a. TEOS 水解后二氧化硅粒子的表征

　　TEOS 水解后,通过一系列缩合反应可生成胶状二氧化硅粒子,采用 Coulter LS230 型全自动激光粒度仪对空白试样水溶胶二氧化硅粒子进行粒度分析,如图 3.95 所示,从图中可见二氧化硅成纳米状态分布,粒径在 50~127nm 之间。图 3.96 为二氧化硅溶胶的 FT-IR 图,从图中可以看出,3433cm^{-1} 处为吸附水的峰。2900cm^{-1} 和 958cm^{-1} 这两个谱带分别为 Si—OH 的吸收振动峰和伸缩峰。1216cm^{-1} 为 Si—O—Si 的不对称伸缩峰,而 471cm^{-1} 为 O—Si—O 的畸变吸收峰。

上述分析表明,纳米 SiO$_2$ 表面有大量羟基,可以和许多有机官能团发生作用。

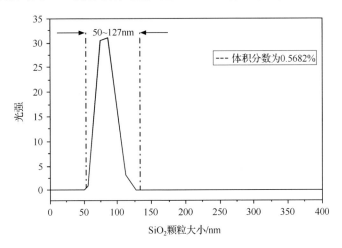

图 3.95　SiO$_2$ 颗粒的大小分布

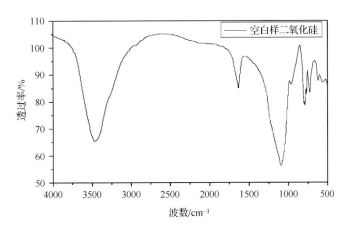

图 3.96　SiO$_2$ 的红外光谱

　　b. 改性前后 HAP 纳米粒子的 SEM 和 TEM 图

　　图 3.97 和图 3.98 分别为二氧化硅包覆前后样品的 SEM 和 TEM 照片,从图 3.97(a)可以看出,未包覆的 RHAP 粒子晶粒细小,尺寸在 150nm 以内,粒子晶界清晰可见,但是分散性不好,团聚比较严重。可能与制样过程中样品未充分分散有关;SiO$_2$ 包覆后的照片如图 3.97(b)所示,RHAPSi050 粒子表面粗糙,边界呈波纹状,粒子仍团聚严重。这可能是由于合成的粒子未充分分散即进行了包覆造成的。通过 TEM 照片图 3.98(b)可大致计算出 SiO$_2$ 包覆层的厚度为 3nm。

　　c. 改性前后 HAP 纳米粒子的 XRD 分析

　　如图 3.99 所示,为包覆前后样品的 XRD 图,从图(a)中可以看出,在晶面

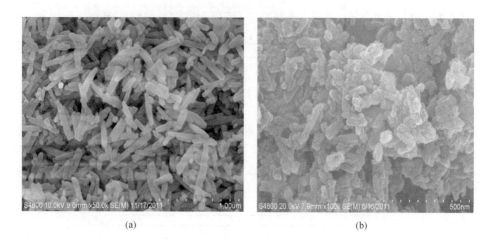

图 3.97　HAP(a)和二氧化硅包覆的 HAP(b)粒子的 SEM 照片

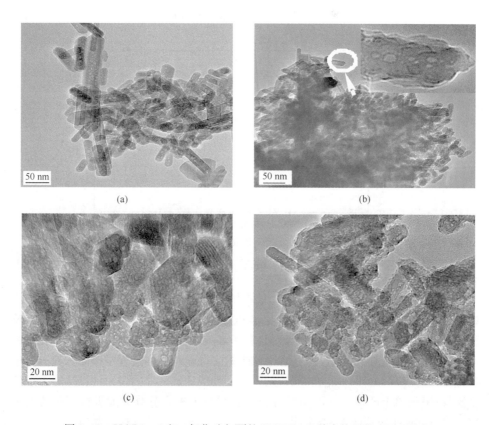

图 3.98　HAP(a、c)和二氧化硅包覆的 HAP(b、d)纳米粒子的 TEM 照片

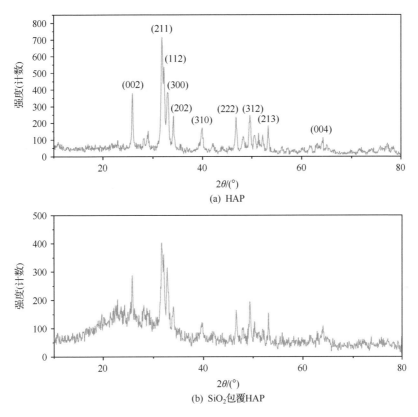

图 3.99 HAP 和 HAPSiO50 的 XRD 衍射图谱

(002)、(211)、(112)、(300)、(202)、(310) 处均出现了 HAP 的典型特征衍射峰。通过与 JCPDS 标准卡片对比表明,XRD 衍射峰的分布与标准 HAP 晶体特征衍射晶面指数的分布完全一致,证明产物为纯相 HAP。纳米 HAP 晶体为六方晶格结构,其晶格常数经计算为 $a=0.935nm$、$c=0.688$ nm,这些参数略偏离标准卡片的晶格常数值 $a=0.942nm$、$c=0.688nm$。SiO_2 包覆后的衍射图如图 3.99(b)所示,衍射峰的整体强度降低,但仍以 HAP 相为主,图谱中还出现两个未标明的相,可能是由 SiO_2 水解产生的。

d. 改性前后 HAP 纳米粒子的 FT-IR 分析

图 3.100(a)为 HAP 的 FT-IR 谱图,图中的 $3571cm^{-1}$ 为 OH^- 特征峰,在它的右侧 $3449cm^{-1}$ 处,有一个较宽的峰,为水吸收峰,即 H—O—H 弥散峰。$1037cm^{-1}$、$1093cm^{-1}$ 和 $1088cm^{-1}$ 的强谱带以及 $962.4cm^{-1}$ 吸收峰属于 $\nu_3 PO_4^{3-}$ 中的 P—O 键的伸缩振动模式,而 $633cm^{-1}$、$603cm^{-1}$ 和 $565cm^{-1}$ 特征峰与 $\nu_4 PO_4^{3-}$ 中 P—O 键的弯曲振动有关。在 HAPSio050 的 FT-IR 图(b)中,$2900cm^{-1}$ 为 Si—OH 的吸收峰,而 $1216cm^{-1}$ 处为 Si—O—Si 的不对称伸缩峰,这两者都是 SiO_2 的典型

特征峰,说明 HAP 表面已包覆有 SiO₂。而原来与 HAP 相符的峰仍然存在,只是在强度上均有不同程度的减弱,这也与 XRD 的分析相符合。

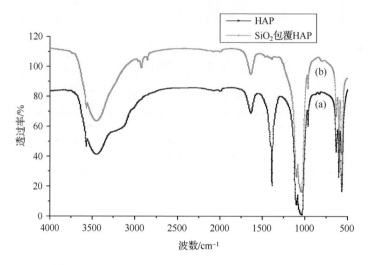

图 3.100　HAP(a)和 SiO₂ 包覆 HAP(b)的红外光谱

e. 改性前后 HAP 纳米粒子的 EDS 分析

图 3.101 中(a)为 HAP 粉体的选区能谱图,图中显示了 Ca 和 P 原子的能谱,未出现其他元素,说明制备的 HAP 比较纯净,同时 Ca/P 摩尔比为 1.64 ± 0.06,与合成 HAP 时所用的化学计量的 Ca/P 摩尔比 1.67 接近。图(b)为 HAPSi050 粉体的选区能谱图,与图(a)相比,谱图中增加了 Si 元素的峰,说明在 HAP 表面有 SiO₂ 包覆。

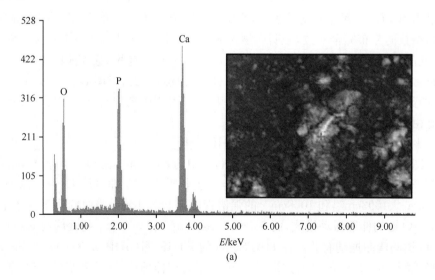

(a)

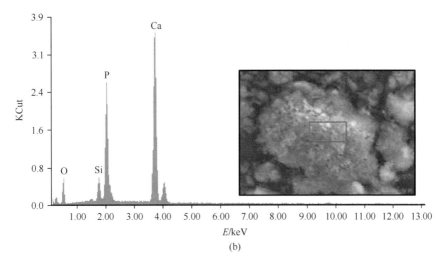

图 3.101 HAP(a)和 SiO₂ 包覆 HAP(b)的能谱图

f. 二氧化硅包的覆 HAP 纳米粒子的 TG-DSC 分析

为了阐明二氧化硅包覆 HAP 的热稳定性,对样品进行了热分析处理,结果如图 3.102 所示的 TG-DSC 曲线,TG 曲线表明样品有一个单一且连续的重量损失,总的失重率为 5.22%。从室温到 250℃,样品质量损失较快,失重大约为 2.64%,这部分重量损失是由于水分的释放,符合 Tanaka 等[127]的研究;在 250~480℃ 区间,样品连续的重量损失为 2.58%,失重的原因可归因于化学吸附的十二烷基官能团的移除,这个温度区间的重量损失并不是那么明显,导致重量损失的最有可能原因是由于与水作用而造成十二烷基官能团的移除。在 480~900℃ 区间,仍有部分质量损失,但失重曲线渐趋平缓,起初该部分的失重并未引起注意,后来一些研究人员认为这个区域内的质量损失是由于下述反应:

$$2HPO_4^{2-} \longrightarrow P_2O_7^{4-} + H_2O(200 \sim 600℃);$$ (3-23)

$$P_2O_7^{4-} + 2OH^- \longrightarrow 2PO_4^{3-} + H_2O (600 \sim 800℃)$$ (3-24)

900℃之后质量基本稳定,表示随温度继续升高,质量基本不会再有损失。从 DSC 曲线上可以看到,在 83℃ 和 596℃ 处可见两个吸热峰,83℃ 处的吸热峰强度不大,可能是由于吸收的水分子挥发引起的,在 506℃ 有一个较强的放热峰,分析认为是十二烷醇有机大分子燃烧造成的。而在 596℃ 处的吸热峰可能是随温度升高 HAP 吸收部分热量分解造成的。

g. 改性前后 HAP 纳米粒子的 ζ 电位

作为 pH 的函数,研究了不同二氧化硅含量包覆的 HAP 的电动势(ζ),样品 HAPSi005 和 HAPSi025 的电动势 (ζ) vs. pH 的变化趋势与纯的 HAP 纳米粒子的相应曲线基本一致,三者的等势点相同。而 50% 含量二氧化硅包覆的 HAP-

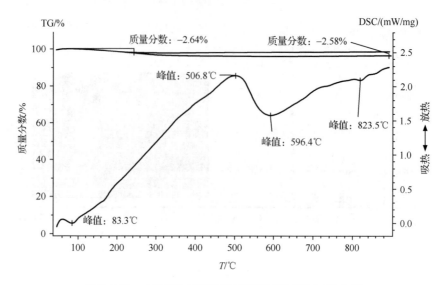

图 3.102　二氧化硅包覆的羟基磷灰石的 TG-DSC 曲线

Si050 的电动势和等电势点几乎与空白二氧化硅相当。所以图 3.103 绘出的只是纯的 HAP 和 HAPSi050 粒子的电动势(ζ)随 pH 的变化关系。

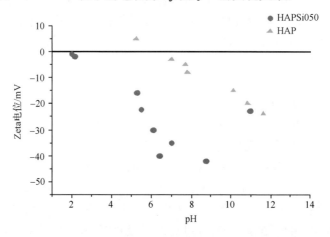

图 3.103　HAP 与 SiO_2 包覆 HAP 粒子的 ζ 与 pH 关系图

从图 3.103 中可以看出,两种粒子具有相同的 ζ 变化趋势。HAPSi050 粒子的 ζ 均为负值,它的等电位点(iep)在 pH 2 附近,而 HAP 粒子的等电位点(iep)在 pH 7 附近,符合文献[128]中的报道。对于 pH 大于 2 的情况,HAPSi050 样品均显示负的 ζ 值,但在 pH 11 处,ζ 又突然增加。分析原因,可能是样品在碱性环境下,产生 SiO_2 溶解、Ca^{2+} 的溶出,也可能是调节 pH 用的氢氧化钠中的 Na^+ 被吸收等导致所测 pH 误差造成的。总的看来,两种粒子的 ζ 都随 pH 的增加而呈不同程度的降低,ζ 的测定结果也证明了 HAPSi050 样品的悬浮溶液的稳定性好于 HAP 粒子,这与 Slosarczyk 等[129]报道一致:当电势超过±30mV 时,粒子的悬浮溶液趋于稳定,一般以溶胶态存在,而低于±30mV 的电位将导致粒子团聚或者胶凝甚至固体 HAP 粒子的形成。

h. 沉降试验

随着 HAP 表面包覆的二氧化硅含量的增加,比表面积的变化数据如表 3.19 所示。从表中可以看出,最初未包覆二氧化硅的 HAP 粒子的比表面积是 $48.6m^2/g$,包覆率为 5% 时,样品比表面积略有上升,为 $52.5m^2/g$;但是,当包覆率为 25% 时,样品比表面积几乎是空白 HAP 的比表面积的一倍,达到了 $93.1m^2/g$;随着包覆含量进一步增加到 50%,样品 HAPSi050 的比表面积不再增加,反而下降到 $70.3m^2/g$,但是继续增加二氧化硅包覆含量到 75%,样品 HAPSi075 比表面积继续增加到最大值 $138.1m^2/g$。

表 3.19　相同条件下,二氧化硅包覆的 HAP 纳米粒子的比表面积,沉降时间和酸溶解行为

样品	SiO₂质量分数/%	比表面积/(m²/g)	沉降时间/h	酸溶解行为(1mol/L HCl)
HAP	0	48.6(0.7)	1.25	溶解
HAPSi005	5	52.5(0.5)	1.45	溶解
HAPSi025	25	93.1(6.5)	2.85	溶解
HAPSi050	50	70.3(1.6)	6.5	浑浊
HAPSi075	75	138.1(6.7)	46	浑浊
SiO₂	100	——	——	浑浊

以 2g/L 的装载量,用去离子水作为分散相,分别制备 HAP 的悬浮液和不同二氧化硅含量的包覆粉体的悬浮液,pH 全部调节到 8 左右,然后将溶液分别置于 10mL 比色皿中,以获得完全上层清夜所需的时间为稳定性考量的参照,观察沉降现象。结果如表 3.19 所示,随着二氧化硅含量的增加,包覆后的粒子的稳定性显著提高,HAP 完全沉淀需要 1.25h,而 HAPSi050 需要 6.5h,沉降时间提高了近 5 倍,此外,沉积层的厚度也随着二氧化硅涂层厚度的增加而有所降低。可见,SiO₂ 修饰后显著提高了粒子的悬浮稳定性。

包覆机制:在微包封过程中,有两种典型的涂层机制。这些涂层机制主要是基于异质形核(表面形核)或异质凝结过程。表面形核反应的发生是通过局部水解的 TEOS 分子向 HAP 表面的吸附实现的。在碱性条件下,相邻的硅醇 Si—OH 官能团通过缩合反应彼此作用形成硅氧 Si—O—Si 键,而异质凝结机制的进行就是通过溶液中二氧化硅粒子的预先成核以及随后向 HAP 粒子表面吸附的过程。明确区分表面形核和异质凝结涂层机制有一定困难,为了在二氧化硅系统中发生表面形核,必须在粒子吸附到 HAP 表面之前,先形成 TEOS 的局部水解,通常情况下,局部水解发生在 TEOS 浓度较低时。稀释溶液中,TEOS 分子间相对较大

的分离距离,会导致局部水解的 TEOS 分子与其他 TEOS 分子彼此间相互作用形成 Si—O—Si 键的概率降低,而 Si—O—Si 键是溶液中 SiO₂ 形成所必需的。因此,局部水解的 TEOS 分子可能吸附到溶液中的 HAP 粒子表面,进而参与表面形核与生长机制。当 TEOS 浓度相对较低时,表面形核可能是主导机制,随着 TEOS 浓度的增加,TEOS 分子之间距离减少,局部水解的 TEOS 分子与其他 TEOS 分子或水分子相互作用的可能性比与 HAP 粒子作用的机会增大,这样,溶液中二氧化硅胶束形成的可能性增加,溶液中形成的二氧化硅团簇随后可能参与基于异质凝结机制的涂层现象。在 TEOS 浓度较高时,这种作用机制将优先发生。本书的研究中,TEOS 以氨水为催化剂,在碱性条件下水解,其水解程度对 SiO₂ 的包覆进程影响显著。当 TEOS 水解后,其相邻的两个 Si—OH 官能团进行缩合反应形成 Si—O—Si 键。当 TEOS 含量较少时,Si—OH 官能团的数量少,降低了水解分子接触形成 Si—O—Si 键的机会,此时的水解分子则可能吸附到 HAP 表面进行表面形核,满足表面形核机制。当 TEOS 含量增加,水解分子 $Si(OC_2H_5)_4$ 与 H_2O 的接触机会增多,SiO_2 团簇便大量生成,并聚集在 HAP 表面,此时满足异质凝结机理。本书的研究中,因加入的 TEOS 含量较高(质量分数,50%),所以异质凝结机制占主导,其凝结机制如图 3.104 和式(3-25)~式(3-27)所示。

$$Si—OC_2H_5 + HO—Si \longrightarrow Si—O—Si + C_2H_5OH \qquad (3-25)$$

$$Si—OH + HO—Si \longrightarrow Si—O—Si + H_2O \qquad (3-26)$$

$$Si(OC_2H_5)_4 + 2H_2O \longrightarrow SiO_2 + 4C_2H_5OH \qquad (3-27)$$

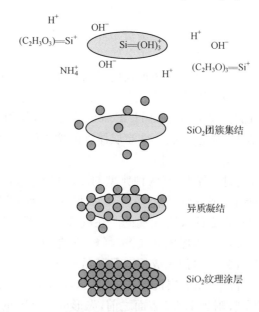

图 3.104　二氧化硅包覆的 HAP 粒子的异质凝结机制

参 考 文 献

［1］ 杨玲,殷晓进. 锶与骨矿代谢. 中国骨质疏松杂志,2004,10(3):384～387

［2］ Leeuwenkamp O R,van der Vijgh W J,Husken B C,et al. Human pharmacokinetics of orally administered strontium. Calcif Tissue Int,1990,47:136～141

［3］ Morohashi T,Sano T,Yamada S. Effects of strontium on calcium metabolism in rats:a distinction between the pharmacological and toxic doses. Jpn J Pharmacol,1994,64:155～162

［4］ 郭丽萍,褚风梅,崔守明等. 碳酸锶作业工人尿锶和血钙调查. 中国工业医学杂志,1999,12:3671

［5］ Likins P C,Posner A S,Kunde M L,et al. Comparative metabolism of calcium and strontium in the rat. Arch Biochem Biophys,1959,83:472～481

［6］ Leeuwenkamp O R,van der Vijhg W J,Husken B C,et al. Human pharmacokinetics of orally administered strontium. Calcif Tissue Int,1990,47:136～141

［7］ Bishop M,Harrison G E,Raymond W H A,et al. Excretion and retention of radioactive strontium in normal men following a single intravenous injection. Int J Radiat Bio,1960,2:125～142

［8］ Sugihira N,Suzuki K T. Discrimination between strontium and calcium in suckling rats. Bio Trace Elem Res,1991,29:1～10

［9］ 郭世绂,罗先正,邱贵兴. 骨质疏松:基础与临床. 天津:天津科学技术出版社,2001:28～31

［10］ Dah S G,Allain P,Marie P J,et al. Incorporation and distribution of strontium in bone. Bone,2001,28:446～453

［11］ MacDonald N S,Nusbaum R E,Stearns R,et al. The skeletal deposition of non-radioactive strontium. J Bio Chem,1951,188:137～143

［12］ Boivin G,Deloffre P,Perrat B,et al. Strontium distribution and interactions with bone mineral in monkey iliac bone after strontium salt (S12911) administration. J Bone Miner Res,1996,11:1302～1311

［13］ Snyder R E,Secord D C. The in situ measurement of strontium content in bone using X-ray fluorescence analysis. Phys Med Bio,1982,27:515～529

［14］ Kollenkichen U. Measurement of bone resorption by strontium excretion in prelabelled rats. Bone,1995,17(s):455～460

［15］ Cabrera W E,Schrooten I,DeBroe M E,et al. Strontium and bone. J Bone Miner Res,1999,14:661～668

［16］ Canalis E,Hott M,Deloffre P,et al. The divalent strontium salt enhance bone replication and bone cell replication and bone formation in vitro. Bone,1996,18:517～523

［17］ Su Y,Bonnet J P D,Tsouderos Y R B. The strontium salt S12911 inhibits the expression of carbonic anhydrase and the vitronectin receptor in chicken bone marrow cultures and bone resorption in mouse calvaria and isolated rat osteoclasts. J Bone Miner Res,1992,7(S1):S306

［18］ Dahl S G,Allain P,Marie P J,et al. Incorporation and distribution of strontium in bone. Bone,2001,28(4):446～453

［19］ Reginster J Y. Strontium ranelate in osteoporosis. Curr Pharm Design,2002,8:1907～1916

［20］ Marie P J,Ammann P,Boivin G,et al. Mechanisms of action and therapeutic potential of strontium in bone. Calcif Tissue Int,2001,69:121～129

［21］ 赵启仁,张福华,刘洁等. 铕标记抗癌胚抗原单克隆抗体 C17 的研究和应用. 生物化学与生物物理进展,1995,22(1):43～47

［22］ 史华红,杨燕生,陈泮藻等. 人尿中 IgG 的时间分辨荧光免疫分析法. 中山大学学报(自然科学版),

1996,35(1):71~74

[23] Magyar A P,Silversmith A J,Brewer K S,et al. Fluorescence enhancement by chelation of Eu^{3+} and Tb^{3+} ions in sol-gels. Lumin,2004,108:49~53

[24] 赵智凝,童明庆,潘世扬等. Eu 标记 RT-PCR 检测丙型肝炎病毒 RNA. 临床检验杂志,2002,(3):145~147

[25] Potter C G,Liu Y T,Rees D C. Factor V Leiden mutation screened by PCR and detected with lanthanide-labeled probes. Genet Test,2001,(4):291~297

[26] Lopez-Crapez E,Bazin H,Andre E,et al. A homogeneous europium cryptate-based assay for the diagnosis of mutations by time-resolve fluorescence resonance energy transfer. Nucleic Acid Res,2001, 2(14):E70

[27] Lovgren J,Blonber K. Simultaneous measurement of NK cell cytotoxicity against two target cell lines labeled with fluorescent lanthanide chelates. J Immunol Methods,1994,173(1):119~125

[28] 胡纪华,杨兆禧,郑忠. 胶体与界面化学. 广州:华南理工大学出版社,1997:255

[29] 张思远,毕宪章. 稀土光谱理论. 长春:吉林科学技术出版社,1991

[30] Li Z Y,Lam W M,Yang C,et al. Chemical composition,crystal size and lattice structural changes after incorporation of strontium into biomimetic apatite. Biomaterials,2007,28:1452~1460

[31] 潘道皑,赵成大,郑载兴等. 物质结构. 北京:高等教育出版社,1994

[32] 曾冬铭,舒万艮,刘丹平等. 燃烧法制备掺铽铝酸盐荧光粉及荧光特性. 稀土,2003,24(4):26~28

[33] 肖静,邓振波,徐登辉等. 铽配合物 Tb(BA)3pHen 的有机电致发光. 光谱学与光谱分析,2005, 25(10):1552~1555

[34] 邓振波,白峰,高新等. 稀土铽配合物有机电致发光. 中国稀土学报,2001,19(6):532~535

[35] 石永金,张小立,易毅刚. 铽含量对耐热钕铁硼永磁材料的磁性能的影响. 稀有金属材料与工程, 1999,28(4):236~239

[36] 李枝,赖金平,吴川六等. 荧光分光光度法研究 DNA 与稀土离子 Tb^{3+} 的作用机理. 厦门大学学报(自然科学版),2006,45(1):76~79

[37] 刘春,赵慧春,金林培. 铽-EDTA-槲皮素荧光体系及槲皮素的测定. 光谱学与光谱分析,1999,19(4): 549~571

[38] Sun J T,Wei X,Yuan L J,et al. Preparation and luminescence properties of Tb^{3+}-doped zinc salicylates. Mat Sci Eng,1999,B64:157~160

[39] 尹伟,张迈生,康北笙. 稀土铽超分子纳米功能材料的荧光性质比较. 中国稀土学报,2003, 21(5):504~507

[40] 王欣宇,韩颖超,李世普等. 自燃烧法制备纳米羟基磷灰石粉的机理探讨及影响因素. 硅酸盐学报, 2002,30(5):564~568

[41] 李世普,冯凌云,贾莉. β-Ca$_3$(PO$_4$)$_2$ 粉末的制备及其有关性能. 武汉工业大学学报,1995, 17(4):146~148

[42] Doat A,Fanjul M,Pelle F. Europium-doped bioapatite:a new photostable biological probe,internalizable by human cells. Biomaterials,2003,24:3365~3381

[43] 张若桦. 稀土元素化学. 天津:天津科学技术出版社,1987

[44] 王友法,闫玉华,戴红莲等. 含部分碳酸根的针状羟基磷灰石晶体的均相合成. 武汉理工大学学报, 2001,23(11):23~26

[45] Yang H,Zhang L,Xu K W. The microstructure and specific properties of La/HAP composite powder

and its coating. Appl Surf Sci,2007,254:425～430

[46] Fernandez-Gavarron F,Huque T,Rabinowitz J L,et al. Incorporation of 140-lanthanum into bones,teeth and hydroxyapatite. Bone Miner,1988,4:283～291

[47] Mayer I,Layani J D,Givan A,et al. La ions in precipitated hydroxyapatites. J Inorg Biochem,1999,73: 221～226

[48] 王海,王友法,闫玉华. HAP 纳米粒子在水介质中的分散稳定性研究. 武汉理工大学学报,2006, 28(5):66～68,112

[49] Li L,Pan H H,Tao J H,et al. Repair of enamel by using hydroxyapatite nanoparticles as the building blocks. J Mat Chem,2008,18:4079～4084

[50] Fathi M H,Hanifi A. Evaluation and characterization of nanostructure hydroxyapatite powder prepared by simple sol-gel method. Mater Lett,2007,61:3978～3983

[51] Serret A,Cabanas M V,Vallet-Regi M. Stabilization of calcium oxyapatites with lanthanum(Ⅲ)-created anionic vacancies. Chem Mater,2000,12:3836～3841

[52] Fowler B O,Moreno E C,Brown W E. Infra-red spectra of hydroxyapatite,octacalcium phosphate and pyrolysed octacalcium phosphate. Arch Oral Biol,1966,11(5):477～492

[53] Prener J S. The growth and crystallographic properties of calcium flour-and chlorapatite crystals. J Electrochem Soc:Solid State Sci,1967,114(1):77～83

[54] Brown W E,Chow L C. Chemical properties of bone mineral. Ann Review Mat Sci,1976,6(1):213～236

[55] Young R A,Elliot J C. Atomic-scale bases for several properties of apatites. Arch Oral Biol,1966, 11(7):699～707

[56] 王芬,张玲. 引氟量对含氟羟基磷灰石纳米晶结构的影响. 材料科学与工艺,2008,16(4):559～561

[57] Chen G K,Zhang S,Weng W J. The F content in sol-gel derived coatings:an XPS study. Surf Coat Technol,2005,198:237～241

[58] Okazaki M,Miake Y,Tohda H,et al. Functionally grade fluoridated apatites. Biomaterials,1999, 20:1421～1426

[59] 曲海波,程逵,沈鸽. 氟磷灰石材料及其在生物医学方面的应用. 硅酸盐通报,2000,5:2～56

[60] Kim H W,Lee E J,Kim H E. Effect of fluoridation of hydroxyapatite in hydroxyapatite-polycaprolactone composites on osteoblast activity. Biomaterials,2005,26:4395～4404

[61] 杨南如. 无机非金属材料测试方法. 武汉:武汉工业大学出版社,2002

[62] Rodiguez-Lorenzo L M,Hart J N,Gross K A. Influence of fluorine in the synthesis of apatites synthesis of solid solutions of hydroxy-fluorapatite. Biomaterials,2003,24:3777～3785

[63] 石宝友,陈昌杰,张洪桥. 氟对矿质成分影响的研究进展. 中国地方病学杂志,2001,20(6):469～471

[64] Hidekazu T,Akemi Y,Kazuhiko K,et al. Surface structure and properties of fluoridated calcium hydroxyapatite. Colloids Surf A,2002,204:251～259

[65] Liljensten E,Adolfsson E,Strid K G,et al. Resorbable and nonresorbable hydroxyapatite granules as bone graft substitutes in rabbit cortical defects. Clin Implant Dent Relat Res,2003,5(2):95～101

[66] Roy D M,Elliot J C. Synthesis and characterization of carbonate hydroxyapatite. Calc Tiss Res,1969,3: 293～298

[67] Labarthe J C,Bonel G,Montel G. Structure and properties of β-type phosphocalcium carbonated apatites. Ann Chem (Paris),1973,8:289

[68] Misra D N. Adsorption and orientation of tetracycline on hydroxyapatite. Calcif Tissue Int,1991,

48：362～367

[69] 赵一兵,慈云祥,常文保. 四环素类抗菌素碱性降解荧光增敏作用研究. 中国科学(B),1997,27(3)：
276～281

[70] 江虹,刘绍璞,胡小莉等. 稀土与四环素类抗生素络合物的光度法研究. 分析化学研究简报,2003,
31(11)：1207～1211

[71] 宋志国,周大利,尹光福等. 含盐酸四环素 α-TCP 骨水泥的理化性能. 功能材料,2004,
35(1)：111～113

[72] 黄祖云,张宗显. 四环素族化合物荧光标记蛋白质的研究. 分析科学学报,1997,13(3)：213～215

[73] 许金均,王尊本. 荧光分析法. 北京：科学出版社,2006

[74] 李玲. 表面活性剂与纳米技术. 北京：化学工业出版社,2003

[75] Pang Y X,Bao X. Influence of temperature,ripening time and calcination on the morphology and crystal-
linity of hydroxyapatite nanoparticles. J Eur Ceram Soc,2003,23：1697～1704

[76] 康锡惠,刘梅清. 光化学原理与应用. 天津：天津大学出版社,1995

[77] 曹怡,张建成. 光化学分析. 北京：化学工业出版社,2000

[78] 宋心琦,周福添,刘剑波. 光化学. 北京：高等教育出版社,2001

[79] 樊美公. 光化学基本原理与光子学材料科学. 北京：科学出版社,2001

[80] 任俊,卢寿兹. 固体颗粒的分散. 粉体技术,1998,4(1)：25～29

[81] 丘丰,胡怡秀,臧雪冰等. 聚丙烯酸钠的毒性研究. 当代医师杂志,1997,2(2)：57

[82] 高濂,孙静,刘阳桥. 纳米粉体的分散及表面改性. 北京：化学工业出版社,2003

[83] 王果庭. 胶体稳定性. 北京：科学出版社,1990：60

[84] 王海,王友法. HAP 纳米粒子在水介质中的分散稳定性研究. 武汉理工大学学报,2006,28(5)：66～68

[85] IUPAC. Manual of symbols and terminology. Pure Appl Chem,1972,31：578～638

[86] 陈岗庆,李奠础,李瑞丰等. 介孔材料合成的研究. 山西化工,2006,12(4)：21～29

[87] Ying J Y,Mehnert C P,Wong M S,et al. Synthesis and applications of supramolecular-templated meso-
porous materials. Angew Chem Int Ed,1999,38(1～2)：56～77

[88] Kresge C T,Leonowicz M E,Roth W J. Ordered mesoporous molecular sieves synthesized by a liquid-
crystal template mechanism. Nature,1992,359(6397)：710～712

[89] Ryoo R,Joo S H,Kruk M ,et al. Ordered mesoporous carbons. Adv Mater,2001,13(9)：677～681

[90] Jun S,Joo S H,Ryoo R. Synthesis of new nanoporous carbon with hexagonally ordered mesostructure. J
Am Chem Soc,2000,122(43)：10712～10713

[91] Huo Q H,,Margolese D I,Ciesla U,et al. Organization of organic molecules with inorganic molecular
species into nanocomposite biphase arrays. Chem Mater,1994,6(8)：1176～1191

[92] Beck J S,Vartuli J C,Roth W J ,et al. A new family of mesoporous molecular sieves prepared with liquid
crystal templates. J Am Chem Soc,1992,114(27)：10834～10843

[93] 杨华明,张花,欧阳静等. 介孔材料分形表征的研究进展. 功能材料,2005,36(4)：37～51

[94] Zhao D,Yang P,Huo Q,et al. Topological construction of mesoporous materials. Current Opinion in Sol-
id State & Materials Science,1998,3(1)：111～121

[95] 刘超,成国祥. 模板法制备介孔材料的研究进展. 离子交换与吸附,2003,19(4)：374～384

[96] 刘信安,李伟,王里奥. 球状多孔羟基磷灰石生物材料的制备与结构. 应用化学,2003,20(3)：
223～227

[97] Ramay H R,Zhang M Q. Preparation of porous hydroxyapatite scaffolds by combination of the gel-cast-

ing and polymer sponge methods. Biomaterials,2003,24:3293~3302

[98] Fan J,Lei J,Yu C H ,et al. Hard-templating synthesis of a novel rod-like nanoporous calcium phosphate bioceramics and their capacity as antibiotic carriers. Mater Chem Phys,2007,103 (2~3):489~493

[99] Tancred D C,McCormack B,Carr A J. A synthetic bone implant macroscopically identical to cancellous bone. Biomaterials,1998,19:2303~2311

[100] Hulbert S F,Morrison S J,Klawitter J J. Tissue reaction to three ceramics of porous and non-porous structures. J Biomed Mater Res,1972,6:3471~3474

[101] Chang B S. Osteoconduction at porous hydroxyapatite with various pore configurations. Biomaterials, 2000,21:1291~1298

[102] Feng P Y,Xia Y,Feng J L,et al. Synthesis and characterization of mesostructured aluminophosphates using the fluoride route. Chem Commun,1997,10:949~950

[103] Zhan W C,Lu G Z,Guo Y L ,et al. Synthesis of Ln-doped MCM-41 mesoporous materials and their catalytic performance in oxidation of styrene. J Rare Earth,2008,26(1): 59~65

[104] Eimer G A,Chanquia C M,Karim S,et al. The role of different parameters of synthesis in the final structure of Ti-containing mesoporous materials. Microporous Mesoporous Mater,2008,116(1~3): 670~676

[105] Mark E D. Ordered porous materials for emerging applications. Nature,2002,417(6891): 813~821

[106] Linares C F,Amezqueta P,Scott C. Mo/MCM-41-Type mesoporous materials doubly promoted with Fe and Ni for hydrotreating reactions. Fuel,2008,87(12):2817~2823

[107] Mal N K,Fujiwara M,Tanaka Y. Photo controlled reversible release of guest molecules from coumarin-modified mesoporous silica. Nature,2003,421(6921):350~353

[108] Zhou W Z,Thomas J M,Douglas S,et al. Ordering of ruthen umcluster carbonyls in mesoporous silica. Science,1998,280(1):705~708

[109] Brunauer S,Emmett P H,Teller E. Adsorption of gases in multimolecular layers. J Am Chem Soc, 1938,60:309~319

[110] Wang K X,Wei M D,Morris M A,et al. Mesoporous titania nanotubes:their preparation and application as electrode materials for rechargeable lithium batteries. Adv Mater,2007,19(19):3016~3020

[111] Yang P D,Zhao D Y,Maroglese D I,et al. Generalized syntheses of large-pore mesoporous metal oxides with semicrystalline frameworks. Nature,1998,396(12):152~155

[112] Wang Y F,Yan Y H,Li S P,et al. Preparation and characterization of strontium-containing HAP sol and studies on its effects on cancer cell and normal cell. Key Eng Mater,2005,288~289:537~540

[113] Shen S C,Chen F X,Chow P S,et al. Synthesis of SBA-15 mesoporous silica via dry-gel conversion route. Microporous Mesoporous Mater,2006,92:300~308

[114] Wang X,Zhuang J,Peng Q,et al. A general strategy for nanocrystal synthesis. Nature, 2005, 437 (7055):121~124

[115] Hench L L,Paschall H A. Direct chemical bond of bioactive glass-ceramic materials to bone and muscle. J Biomed Mater Res,1993,7:25~42

[116] Gibson I R,Best S M,Bonfield W. Chemical characterization of silicon-substituted hydroxyapatite. J Biomed Mater Res,1999,44:422~428

[117] Ishikawa T,Wakamura M,Kawase T,et al. Surface characterization by X-ray photoelectron spectroscopy and Fourier transform infrared spectroscopy of calcium hydroxyapatite coated with silicate

ions. Langmuir,2005,7:596~599

[118] Fujii S,Okada M,Furuzono T. Hydroxyapatite nanoparticles as stimulus-responsive particulate emulsifiers and building block for porous materials. J Colloid Interface Sci,2007,315(1):287~296

[119] Tanaka H,Futaoka M,Hino R. Surface modification of calcium hydroxyapatite with pyrophosphoric acid. J Colloid Interface Sci,2004,269(2):358~363

[120] Dabrowski A,Tertykh V A. Adsorption on New and Modified Inorganic Sorbents. Netherlands:Elsevier,1996

[121] Wakamura M,Kandori K,Ishikawa T. Surface composition of calcium hydroxyapatite modified with metal ions. Colloids Surf A: Physicochem Eng Aspects,1998,142(1):107~116

[122] Takahashi T,Kamitakahara M,Kawachi G,et al. Preparation of spherical porous granules composed of rod-shaped hydroxyapatite and evaluation of their protein adsorption properties. Key Eng Mater,2008, 361~363:83~86

[123] Stober W, Fink A,Bohn E. Controlled growth of monodisperse silica spheres in the micron range. J Colloid Interface Sci,1968,26(1):62~69

[124] Tanaka H,Yasukawa A,Kandori K,et al. Modification of calcium hydroxyapatite using alkyl phosphates. Langmuir,1997,13:821~826

[125] Misra D N. Interaction of citric acid with hydroxyapatite: surface exchange of ions and precipitation of calcium citrate. J Dent Res,1996,75:14~18

[126] Weiss P,Lapkowski M,Legeros R Z,et al. Fourier transform infrared spectroscopy study of an organic-mineral composite for bone and dental substitute materials. J Mater Sci Mater Med,1997,8(10):621~629

[127] Tanaka H,Yasukawa A,Kandori K,et al. Surface modification of calcium hydroxyapatite with hexyl and decyl phosphates. Colloids Surf A: Physicochem Eng Aspects,1997,125:53~62

[128] Bell L C,Posner A M,Quirk J P. The point of zero charge of hydroxyapatite and fluoroapatite in aqueous solutions. J Colloid Interface Sci,2008,42:250~261

[129] Slosarczyk A,Szymura-Oleksiak J,Mycek B. The kinetics of pentoxifylline release from drug-loaded hydroxyapatite implants. Biomaterials,2000,12:1215~1221

第 4 章　羟基磷灰石纳米粒子的理化性能表征

4.1　本章内容简介

　　本章主要内容包括羟基磷灰石纳米粒子的结构特性、表面特征和溶解特性等性能表征。采用 X 射线衍射和红外光谱鉴别了所得羟基磷灰石、掺锶磷灰石和锶磷灰石纳米粒子的基本矿相,研究晶格参数的变化,并定性分析其结晶程度。

　　通过控制合成得到的羟基磷灰石纳米晶的 c 轴被拉长,而 a、b 轴变短。晶格参数的这种变化使得晶体沿 c 轴方向的优先生长受到抑制,粒子生长成非针状磷灰石。对磷灰石而言,c 轴被拉长意味着 Ca^{2+} 与[PO_4]四面体的 O^{2-} 距离更长,Ca^{2+} 因而具有更高的反应活性,这种活性可能是磷灰石纳米粒子特有的生物学效应的化学基础,纳米尺度磷灰石与微米尺度磷灰石的晶格参数的差异可能是产生纳米生物学性能的基础。

　　掺锶磷灰石纳米粒子与羟基磷灰石具有相似的晶体结构,掺锶磷灰石仍属六方晶系,具有 $P6_3/m$ 空间群结构。而锶磷灰石在结晶特性和晶体结构与羟基磷灰石存在较大差异。

　　随着 Sr^{2+} 对 Ca^{2+} 的取代量的增加,OH^- 的吸收谱带向高波数方向漂移,漂移量的大小也存在规律性。这种漂移是因为磷灰石中阳离子的离子半径从 Ca^{2+} 到 Sr^{2+} 逐渐增加,磷灰石中氢键 $OH\cdots O$ 的键长随之增大,导致 OH^- 谱带的波数上升。

　　Sr^{2+} 在磷灰石中的掺入对[PO_4]四面体的 P—O 键也产生影响。随着 Sr^{2+} 对 Ca^{2+} 的取代量的增加,PO_4^{3-} 的吸收谱带向低波数方向漂移,与 OH^- 的吸收谱带向高波数漂移的方向相反。显然,锶离子的掺入影响了[PO_4]四面体的排列取向以及 P—O 键的键长。此外,随着磷灰石中 Sr^{2+} 的增加,进入磷灰石结构中的 CO_3^{2-} 量减少。

　　在俄歇能谱对表面元素的定性表征上没有发现特定元素的富集或偏析。电子探针能谱中表征锶原子大多数占据羟基磷灰石晶体中的 $Ca(2)$ 原子的位置。锶所在位置对于研究以锶标记的羟基磷灰石纳米粒子的降解代谢和晶体结构的演变非常重要。

　　根据氮气吸附法测定羟基磷灰石纳米粒子的 BET 比表面积为 $162.0342m^2/g$。羟基磷灰石纳米粒子表层原子数占总原子数的近 20%,粒子表面存在大量的不饱和键,所以磷灰石纳米粒子具有很高的化学活性。同时,巨大的比表面积对于具有优异的生物相容性的羟基磷灰石来说,预示着其作为药物或基因载体的新的应用领域。羟基磷灰石纳米粒子的溶解特性表征显示,羟基磷灰石纳米粒子与块体羟基磷灰石存在显著差异,其溶解度大大高于非纳米的羟基磷灰石。

4.2　羟基磷灰石纳米粒子物相晶体结构研究

4.2.1　羟基磷灰石纳米粒子晶体结构 XRD 研究

XRD 是通过测量 XRD 束强度来表征晶体材料结构信息的,XRD 束强度是单胞中原子的类型和位置的函数,每种材料都有自己的一组晶面间距 d_{hkl} 和确定的衍射束强度分布,所以衍射角和衍射峰强度是一个特定晶体结构的参数。单晶体中某组原子平面会在 θ 角处衍射入射 X 射线,θ 角由该组平面的晶面间距决定。而纳米材料是由数目很多的微小晶体组成,这些微小晶体具有各种可能的随机取向,X 射线进入粉末样品时,各种可能的原子平面均被照射,但只有满足特定衍射角 θ 的那组平面才能产生衍射,不同组的原子平面在不同的衍射角 θ 上产生衍射束。改变 X 射线探测器与入射角的夹角(2θ),探测器就接收到粉末中不同取向不同类型原子平面产生的全部衍射峰。

粉末 XRD 分析是研究晶体结构的快速而有效的方法。粉末 XRD 可以提供粉末的结晶程度与结晶物相组成的相关信息,根据半宽度法,还可以计算出粉末颗粒的平均粒径[1]。本书主要采用 XRD 鉴别所获得颗粒的基本矿相,研究晶格参数的变化,并定性分析其结晶程度。

图 4.1 是利用均相共沉淀法合成的羟基磷灰石粉末的 XRD 图谱。测试条件:Cu 靶 Kα 线,35kV,30mA,扫描速率为 8°/min,步长为 0.02°/步。

从图谱上可以判定所得的纳米粒子为羟基磷灰石。图谱的三大主衍射峰对应的晶面间距 d 值分别为 2.816Å、2.776Å 和 3.450Å,与 JCPDS 编制的 PDF 文件羟基磷灰石卡 9-432 的三大主峰对应的 d 值 2.814Å[(211)晶面,相对衍射强度为 100]、2.778Å[(112)晶面,相对衍射强度为 60]和 3.440Å[(002)晶面,相对衍射强度为 40]有准确的符合($\Delta d < 0.001nm$),对照图 4.1 可以发现其相对强度也有比较好的吻合,在入射波长(Cu 靶 Kα 线)$\lambda = 0.154\ 059\ 8nm$ 的条件下,衍射峰对应的衍射角 2θ 的位置都吻合得很好。由此可以确定溶胶中的固体组成为羟基磷灰石颗粒。

图 4.2 是利用磷酸氢钙在 230℃的水热条件下水解制备的羟基磷灰石晶须的 XRD 图谱,晶须长度为 50～150μm、长径比为 30～50,测试仪器和测试条件与图 4.1 的完全相同。对照这种微米尺度的羟基磷灰石晶体,可以看出图 4.1 的衍射

峰的衍射强度较低，衍射峰的宽度也较大。根据布拉格(Bragg)定律，衍射的产生条件是入射的 X 射线波长 λ、入射角 θ、被测样品的某一晶面的晶面间距 d_{hkl} 满足布拉格方程：

$$\lambda = 2d_{hkl}\sin\theta \tag{4-1}$$

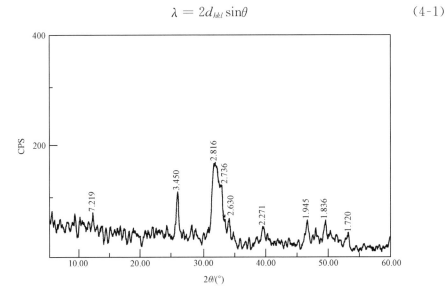

图 4.1　均相共沉淀法制备的羟基磷灰石的 XRD 图谱

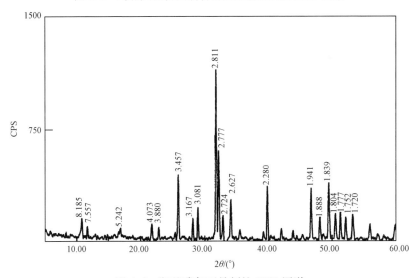

图 4.2　羟基磷灰石晶须的 XRD 图谱

如果 θ 角非常接近布拉格角，产生衍射的一组晶面的两相邻晶面的面间距 d 等于 1.001λ，第一个平面的散射波会被晶体中下数第 500 个平面的散射波抵消掉，此时光程差为 500.5λ。如果 d 是 $1.000\ 01\lambda$，则散射波会被晶体中下数第

50 000个平面产生的散射波抵消掉。显然,布拉格反射只能在满足布拉格衍射角时出现,并产生一个锐峰。对尺度较大的材料来说,这种消光作用是可以产生的。如果晶体只有100nm的尺寸,以(100)平面d等于1.0001λ为例,能够抵消第一个平面产生的散射波是下数第5000个平面,显然超出了晶体尺寸而不会存在。因此对纳米材料来说,在比布拉格角略小的角度位置以及比布拉格角略大的角度位置均有衍射强度,这将导致衍射峰变宽,这就是产生所谓"粒子尺寸宽化"衍射线的原因。

对于粉末XRD,第i个衍射峰的衍射强度I_i与入射束强度I_0、入射波长λ、散射电子与探测器距离r、结构因子F_i、动力学散射的标量因子$1/(2V)^2$、洛伦兹因子$1/(\sin^2\theta\cos\theta)$、单色器附加偏振的影响因子$\cos^2 2\theta_m$、吸收因子$1/\mu$和多重性因子$M_i$存在如下关系:

$$I_i = \frac{I_0\lambda^3 e^4}{32\pi r m_e^2 c^4}\frac{M_i}{2V^2\mu}|F_i|^2 \cdot \left(\frac{1+\cos^2 2\theta_i \cos^2 2\theta_m}{\sin^2\theta_i\cos\theta_i}\right) \tag{4-2}$$

式中,e为电子电荷;m_e为电子质量;c为光速。

对于同一材料的同种晶体,在测试仪器和测试条件完全相同的情况下,上述影响因子中仅有多重性因子M_i存在差异。多重性因子是同一类平面中平面族的数目,它直接与晶体尺度呈正相关。所以对同为六方晶系的羟基磷灰石,纳米粒子和微米晶须的XRD图谱上同一衍射峰的衍射强度存在明显差异,纳米粒子的衍射峰强度即峰高比微米尺度羟基磷灰石的衍射峰低得多。

图4.1衍射图谱首先证实了利用均相沉淀法制备的纳米粒子溶胶中固相物质为羟基磷灰石,同时从较宽的衍射峰、较低的衍射强度和较高的衍射背底可知颗粒尺寸小,磷灰石结晶程度低。

图4.3是利用水热法制备的磷灰石溶胶中固相物质的XRD图谱。图4.4是利用酸碱中和法制备的磷灰石溶胶中固相物质的XRD图谱。根据与图4.1相同的讨论方法,可知这些固相物质也是羟基磷灰石。

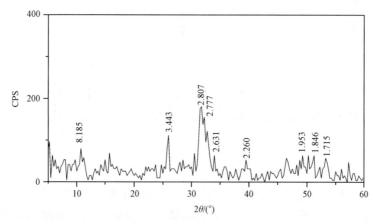

图4.3　水热法制备的羟基磷灰石纳米粒子的XRD图谱

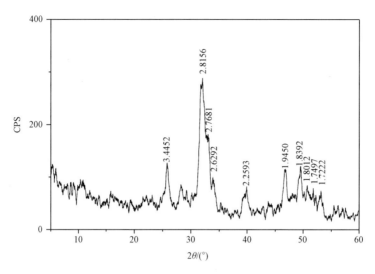

图 4.4 酸碱中和法制备的羟基磷灰石纳米粒子的 XRD 图谱

水热法和酸碱中和法制备的羟基磷灰石的 XRD 图谱的峰位和谱形与均相共沉淀法的基本一致,显示三种方法所得的羟基磷灰石的物相、晶型相同,相对而言,水热法和酸碱中和法所得的磷灰石衍射强度略高,显示磷灰石颗粒的结晶程度略高。

实现磷灰石纳米粒子的控制合成的目的之一是控制羟基磷灰石晶体 c 轴方向的生长速率,改变晶体固有的各向异性使获得的粒子呈非针状。下面根据微米尺度的针状晶体——晶须的衍射图谱(图 4.2)和纳米尺度的羟基磷灰石的衍射图谱(图 4.4)比较,实现了磷灰石纳米粒子的控制合成。根据布拉格方程式(4-1)可知,在高角度选取衍射峰计算晶格参数时引入的测量和计算误差较小,所以这里选用图 4.2 中 d 值分别为 1.752 和 1.720 的两衍射峰,图 4.4 中 d 值分别为 1.7497 和 1.7222 的两衍射峰,它们对应的晶面指数(hkl)分别为(402)和(004)。羟基磷灰石属六方晶系,对于六方晶系晶面指数与晶面间距存在如下关系:

$$\frac{1}{d_{hkl}} = \sqrt{\frac{4}{3a^2}(h^2 + k^2 + hk) + \frac{l^2}{c^2}} \qquad (4\text{-}3)$$

对微米尺度的晶须,将 $d_{402}=1.752$ 和 $d_{004}=1.720$,$h_1=4$、$k_1=0$、$l_1=2$ 和 $h_2=0$、$k_2=0$、$l_2=4$ 代入式(4-3),求解二元二次方程,得晶体晶格参数:

$$a = 9.403\text{Å}$$
$$c = 6.880\text{Å}$$

同样的,对羟基磷灰石纳米粒子,将 $d_{402}=1.7497$ 和 $d_{004}=1.7222$,$h_1=4$、$k_1=0$、$l_1=2$ 和 $h_2=0$、$k_2=0$、$l_2=4$ 代入式(4-3),求解二元二次方程,得晶体晶格参数:

$$a = 9.3822\text{Å}$$
$$c = 6.8888\text{Å}$$

　　显然,通过控制合成得到的羟基磷灰石纳米粒子晶体的 c 轴被拉长,而 a、b 轴变短。晶格参数的这种变化首先使得晶体沿 c 轴方向的优先生长得到抑制,粒子生长成非针状磷灰石;其次,对磷灰石而言,[PO₄]四面体在 c 轴方向成层分布,Ca^{2+} 位于上下两层 6 个四面体的中间。Ca(1)原子位于上下两层 6 个[PO₄]四面体之间,与这 6 个[PO₄]四面体中的 9 个顶角上的 O^{2-} 连接,其中 3 个 O^{2-} 距离较远。这种连接使整个结构形成平行 c 轴的通道,OH^- 基团填充在通道中,与上下两层 6 个 Ca^{2+} 组成[OH—Ca₆]八面体的 Ca(2)原子与周围 4 个[PO₄]四面体中的 6 个 O^{2-} 及 1 个 OH^- 基团连接构成绕 c 轴呈六次对称分布的六边环。[OH—Ca₆]八面体的三次对称轴与晶轴 c 相重合,c 轴被拉长意味着 Ca^{2+} 与[PO₄]四面体的 O^{2-} 距离更长,Ca^{2+} 因而具有更高的反应活性,这种活性可能是磷灰石纳米粒子特有的生物学效应的化学基础,纳米尺度磷灰石与微米尺度磷灰石的晶格参数的差异可能是产生纳米生物学性能的基础。

4.2.2　掺锶磷灰石及锶磷灰石纳米粒子晶体结构 XRD 研究

　　1. 掺锶磷灰石纳米粒子晶体结构的 XRD 研究

　　图 4.5 是均相沉淀法制备的掺锶磷灰石的粉末 XRD 图谱。其制备方法参见第 3 章 3.2.1 节中的 2。Cu 靶 Kα 线,$\lambda = 0.154\,059\,8$nm,35kV,30mA,扫描速率为 $8°/$min,步长为 $0.02°/$步。

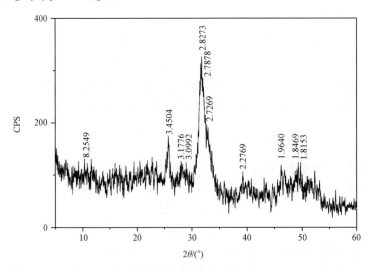

图 4.5　掺锶磷灰石的粉末 XRD 图谱

在第 3 章已述及锶的掺入可在羟基磷灰石中形成连续型固溶体,这种固溶体中 Sr^{2+} 置换磷灰石中 Ca^{2+},得到具有组成 $(Ca_{1-x}Sr_x)_{10}(PO_4)_6(OH)_2$ $(0 \leqslant x \leqslant 1)$ 的掺锶磷灰石。在上述组成中 $x=0$、$x=0.1$ 和 $x=1$ 分别对应于本书中羟基磷灰石、掺锶磷灰石和锶磷灰石。当然,实际上具有组成 $(Ca_{1-x}Sr_x)_{10}(PO_4)_6(OH)_2$ 的磷灰石在 $0<x<1$ 时均可称作掺锶磷灰石、含锶磷灰石或锶钙磷灰石。

将图 4.5 所示的掺锶磷灰石与具有组成 $Ca_9Sr(PO_4)_6(OH)_2$ 的 PDF340484 比较结果示于表 4.1。

表 4.1 掺锶磷灰石 XRD 图谱与 PDF340484 对照表

PDF 值	$d/\text{Å}$	8.25	3.46	3.19	3.10	2.828	2.794
	I/I_1	16	75	20	40	100	100
样品值	$d/\text{Å}$	8.2549	3.4504	3.1775	3.0992	2.8273	2.7878
PDF 值	$d/\text{Å}$	2.732	2.274	1.955	1.850	1.813	
	I/I_1	100	40	55	63	30	
样品值	$d/\text{Å}$	2.7268	2.2769	1.9640	1.8469	1.8153	

对比图 4.5 和表 4.1 可确定所得样品为掺锶磷灰石 $Ca_9Sr(PO_4)_6(OH)_2$。图中 d 值和峰位都有比较好的对应,不过衍射峰的相对强度值与 PDF 卡片值略有出入,这种差别可能是由掺锶磷灰石的纳米化所致,同时,晶体的晶面间距与羟基磷灰石不一致,Sr^{2+} 的掺入改变了晶体的晶格参数。

依照羟基磷灰石的计算方法,对同样是六方晶系的掺锶磷灰石,将 $d_{222}=1.9640$ 和 $d_{213}=1.8469$,$h_1=2$、$k_1=2$、$l_1=2$ 和 $h_2=2$、$k_2=1$、$l_2=3$ 代入式(4-3),求得晶体晶格参数:

$$a = 9.5869\text{Å}$$
$$c = 6.8534\text{Å}$$

与羟基磷灰石的 $a=9.40\text{Å}$ 和 $c=6.88\text{Å}$ 相比,也有明显的改变。

总体而言,衍射峰的高度即衍射强度相对较低,X 射线的散射背底高,说明所得颗粒的结晶程度低。另外,从图谱看,图 4.5 与图 4.1、图 4.3 和图 4.4 类似,证明所得掺锶磷灰石纳米粒子与羟基磷灰石具有相似的晶体结构,掺锶磷灰石仍属六方晶系,具有 $P6_3/m$ 空间群结构。这种结构基础也决定了掺锶磷灰石具有与羟基磷灰石类似的生物学性能。

2. 锶磷灰石纳米粒子晶体结构的 XRD 研究

具有组成 $(Ca_{1-x}Sr_x)_{10}(PO_4)_6(OH)_2$ 的磷灰石在 $x=1$ 时即为锶磷灰石 $Sr_{10}(PO_4)_6(OH)_2$。图 4.6 是酸碱中和法制备的锶磷灰石的粉末 XRD 图谱。

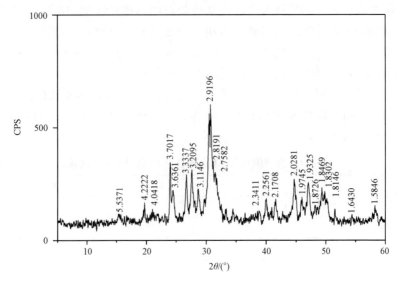

图 4.6　锶磷灰石的粉末 XRD 图谱

将图 4.6 所示的锶磷灰石与具有组成 $Sr_{10}(PO_4)_6(OH)_2$ 的 PDF 卡片 701511 比较,可确定所得样品为锶磷灰石 $Sr_{10}(PO_4)_6(OH)_2$。图中 d 值和峰位都有比较好的对应,衍射峰的相对强度值与 PDF 值存在一定差距,这种差别可能是锶磷灰石的纳米化所致,同时,晶体的晶面间距与羟基磷灰石不一致。

锶磷灰石属六方晶系,$P6_3/m$ 空间群,将 $d_{004}=1.8146$ 和 $d_{104}=1.7744$,$h_1=0$、$k_1=0$、$l_1=4$ 和 $h_2=1$、$k_2=0$、$l_2=4$ 代入式(4-3),求得晶体晶格参数:

$$a=9.7882\text{Å}$$
$$c=7.2584\text{Å}$$

与大尺度锶磷灰石的晶格参数 $a=9.745$Å 和 $c=7.265$Å 相比,纳米锶磷灰石的晶格参数有一定程度的变化。

从图 4.6 可看出,纳米锶磷灰石衍射峰比羟基磷灰石纳米粒子的衍射峰数目更多,从图谱看,图 4.6 与图 4.1、图 4.3 和图 4.4 差别较大,说明锶磷灰石不如掺锶磷灰石的图谱与羟基磷灰石接近,它与羟基磷灰石的结晶特性、晶体结构的差异大。衍射峰的高度也相对较高,所得颗粒的结晶程度比羟基磷灰石纳米粒子高。这种结构基础也决定了锶磷灰石具有与羟基磷灰石差异较大的生物学性能。

3. 磷灰石纳米粒子晶体结构的 FT-IR 分析

红外光谱产生的物理机制:在红外频率范围并具有某种给定振动模式的激发光子从一个低能态(一般都为基态)被吸收到一个较高能态的过程。当红外射线通过样品物质时,物质结构中的质点会吸收一部分红外线的能量,引起质点的振动能量的跃迁,从而使红外线透过物质时发生了吸收而产生红外吸收光谱。被吸收的特征频率取决于物质的化学成分和内部结构,因此红外吸收光谱中的谱带位置、谱带数目、谱带宽度及谱带强度等可以表征材料体系的结构特征的变化。和 X 射线衍射光谱一样,红外光谱也具有高度的特征性,分析速率快,样品用量少,可以测定固体或液体试样,测定过程不破坏样品,因此使用傅里叶变换红外光谱(Fourier transform intra-red spectrum,FT-IR)技术表征所得到的溶胶中的固体颗粒,用以考察固体的阴离子基团。

FT-IR 光谱仪采用 Michelson 干涉仪,它对从光源发出的所有频率都同时起作用,使用宽谱带光线,在检测器上所检测到的输出是每种频率光线所产生的余弦振荡的总和。输出的时间畴信号是一个干涉谱,用傅里叶变换将它转换为红外吸收光谱。

IR 光谱包括光透射过程,所以对样品和样池的透明度要求较高。样品可以制成溶液,用热压或溶剂铸膜压入一个对所用红外光透明的圆片中,或者在适当的材料如石蜡油(nujol)中分散成浆液。以 KBr(对红外光透明)压片法制成直径为 1cm 的红外圆片试样,最高分辨率为 $0.17cm^{-1}$,波长在中红外区域 $2.5\sim25\mu m$;把所得红外光谱图与标准图谱比较,确定阴离子基团。

羟基磷灰石、掺锶磷灰石和锶磷灰石的红外吸收光谱分别示于图 4.7～图 4.9。图谱中 $441cm^{-1}$、$474cm^{-1}$ 是 PO_4^{3-} 的振动吸收谱带,$559cm^{-1}$、$566cm^{-1}$、$570cm^{-1}$、$594cm^{-1}$、$602cm^{-1}$、$603cm^{-1}$ 是羟基磷灰石中 PO_4^{3-} 的 P—O 键的弯曲振

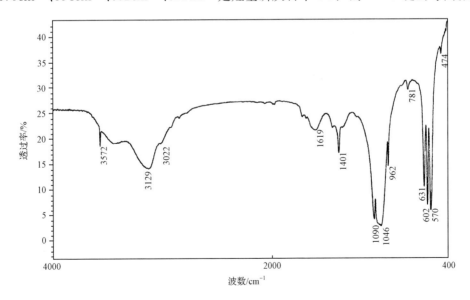

图 4.7　羟基磷灰石的 FT-IR 图谱

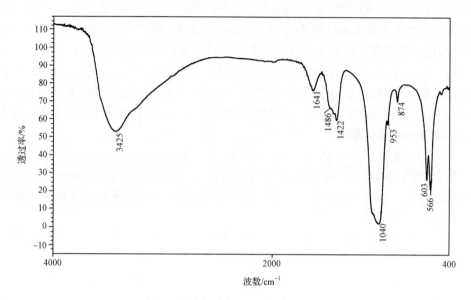

图 4.8　掺锶磷灰石的 FT-IR 图谱

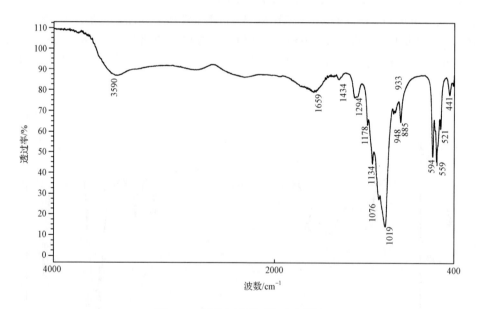

图 4.9　锶磷灰石的 FT-IR 图谱

动引起的吸收光谱，948cm^{-1}、953cm^{-1}、962cm^{-1}的吸收谱带及 1019～1178 cm^{-1} 处的强谱带是 PO$_4^{3-}$ 的特征谱带。631cm^{-1}、1619～1659cm^{-1} 和 3022～3572cm^{-1} 处的强谱带是 OH$^-$ 的特征谱带。这些磷灰石特征波数的出现证实了溶胶中固相

物质是磷灰石纳米粒子。

从图谱上 $3129cm^{-1}$、$3425cm^{-1}$、$3590cm^{-1}$ 波数 OH^- 的伸缩振动光谱的谱带强度来看,羟基磷灰石强度最高,掺锶磷灰石次之,锶磷灰石最小。OH^- 谱带强度的这种差异来自磷灰石中阳离子的电负性和极化能力的差异,Ca^{2+} 和 Sr^{2+} 的电负性分别为 1.01 和 1.0,极化能力分别为 1.86 和 1.59。磷灰石中阳离子的类质同晶取代在 FT-IR 光谱上得到了明显反映。

Sr^{2+} 在磷灰石中对 Ca^{2+} 的替代也影响了阴离子基团的振动光谱的位置。羟基磷灰石中 OH^- 的吸收谱带在 $3219cm^{-1}$ 和 $1619cm^{-1}$ 波数处,掺锶磷灰石中 OH^- 的吸收谱带漂移到 $3425cm^{-1}$ 和 $1641cm^{-1}$ 波数处,锶磷灰石中 OH^- 的吸收谱带则移至 $3590cm^{-1}$ 和 $1659cm^{-1}$ 波数处,谱带的漂移存在明显的规律性,即随着 Sr^{2+} 对 Ca^{2+} 的取代量的增加,OH^- 的吸收谱带向高波数方向漂移,漂移量的大小也存在规律性。这种漂移是因为随着磷灰石中阳离子从 Ca^{2+} 到 Sr^{2+} 半径的增加,磷灰石中氢键 $OH\cdots O$ 的键长随之增大,导致 OH^- 谱带的波数上升。

Sr^{2+} 在磷灰石中的掺入对 $[PO_4]$ 四面体的 P—O 键也产生影响。比较图 4.7 至图 4.9 可以发现,PO_4^{3-} 的众多吸收谱带存在漂移规律:随着 Sr^{2+} 对 Ca^{2+} 的取代量的增加,PO_4^{3-} 的吸收谱带向低波数方向漂移,与 OH^- 的吸收谱带向高波数漂移的方向相反。显然,Sr^{2+} 的掺入影响了 $[PO_4]$ 四面体的排列取向以及 P—O 键的键长,这种影响最终将导致三种磷灰石纳米粒子理化及生物学性能存在差异,其中的关联性仍在研究之中。

$874cm^{-1}$、$885cm^{-1}$ 及 $1401\sim 1486cm^{-1}$ 为 CO_3^{2-} 的吸收谱带,且在 $1401\sim 1486cm^{-1}$ 处出现分裂,呈两个吸收峰,它区别于碳酸盐中的单峰,是 CO_3^{2-} 进入磷灰石结构的重要标志。在羟基磷灰石中 CO_3^{2-} 存在两类替换,即 A 型:CO_3^{2-} 替代 OH^-;B 型:CO_3^{2-} 替代 PO_4^{3-}。这两种替换在红外光谱图上表现不同,替代类型不同,CO_3^{2-} 所处的谱带位置也不同。A 型替换 CO_3^{2-} 所处的谱带位置为 $874cm^{-1}$、$885cm^{-1}$、$1422\sim 1486cm^{-1}$,B 型替换 CO_3^{2-} 所处的谱带位置为 $1400\sim 1420cm^{-1}$。Roy 等[2] 和 Elliott[3] 认为 A 型替代对 HAP 晶格参数有影响,a 轴拉长而 c 轴减小,而 B 型替代则无明显影响,因而在既有 A 型替换又有 B 型替换的磷灰石中不能通过晶格常数来确定 CO_3^{2-} 的总含量。CO_3^{2-} 替代 PO_4^{3-} 的可能结构分子式可表述为 $Ca_{9.9}\square_{0.1}(PO_4)_{5.8}(CO_3)_{0.2}(OH)_2$,这类取代存在 Ca^{2+} 空位以保证电价平衡,Roy 等[2] 认为 CO_3^{2-} 基团取代 PO_4^{3-} 时占据四面体的三个氧原子位置,第四个氧原子位置空缺。由于 CO_3^{2-} 与 PO_4^{3-} 形态不同,等边三角形 CO_3^{2-} 对四面体状 PO_4^{3-} 的替换将引起晶格畸变,这种畸变阻碍了羟基磷灰石的进一步结晶,大晶粒难以形成,平均粒径变小。在羟基磷灰石纳米粒子中只存在 B 型替代,在纳米掺锶磷灰石及纳米锶磷灰石中仅有 A 型替代,这是一个有趣的现象,红外光谱反映的替代形式与前述 XRD 分析中纳米磷灰石晶格参数的变化规律是吻合的,也解释了同样的制备条件下羟基磷灰石纳米粒子的平均粒径相对掺锶磷灰石和锶磷灰石纳米粒子的平均粒径更小的原因,但替换类型差异产生的机制还有待进一步研究。而在大尺寸的样品中的替代比较复杂,很少有单纯的 A 型或 B 型替换。尤其在低温下,一般既有 Ca^{2+} 空位又有 OH^- 空位。虽然两种类型的替换在羟基磷灰石结构中的取向和排位尚不十分清楚,但两种替换有明显的差别,这从它们在红外谱带上有较大的偏移可反映出来。研究表明,人体自然骨的羟基磷灰石晶体是含有 CO_3^{2-} 的部分置换磷酸根或(和)羟基的磷灰石,说明研究者制得的羟基磷灰石纳米粒子与人体自然骨的羟基磷灰石组分更为相似。比较三幅图上 CO_3^{2-} 振动光谱的强度还可以发现随着磷灰石中 Sr^{2+} 的增加,进入磷灰石结构中的 CO_3^{2-} 量减少。

4.3　羟基磷灰石纳米粒子平均粒径及粒径分布表征

4.3.1　磷灰石系列纳米粒子粒径的光子相关光谱法表征

由于分散介质分子的撞击,悬浮体系中粒子的布朗运动(Brownian motion)是随机的,大颗粒的布朗运动慢,小颗粒的布朗运动快。光子相关光谱法(photon correlation spectroscopy,PCS)就是测量悬浮体系中粒子的布朗运动,并通过布朗运动与粒子大小相关联的方法测定纳米粒子粒径的,也称动态光散射法(dynamic light scattering,DLS)[4]。由于颗粒做布朗运动导致粒子在溶剂中扩散,扩散系数与粒子粒径满足 Stokes-Einstein 方程:

$$d = \frac{k_B T}{3\pi\eta D} \tag{4-4}$$

由此方程可知,只要知道分散介质的黏度 η,分散系的热力学温度 T,测出微粒在分散系中的扩散系数 D 就可求出颗粒粒径 d。式中,k_B 为 Boltzmann 常量。

当激光照射到做布朗运动的粒子上时,用光电倍增管测量它们的散射光,在任何给定的时间这些颗粒的散射光都会叠加形成干涉图形,光电倍增管可探测这些干涉图形的光强度,如图 4.10 所示。当粒子在分散介质中做无规则的布朗运动时,粒子间的相对位置发生变化,引起不断变化的干涉图形和散射强度。粒子越大变化越慢,散射光强度的涨落也越慢。PCS 的基础就是测量这些散射光的光涨落,光涨落信号经过光子相关谱仪的相关器自动转换成自相关函数。再通过对自相关函数的计算建立测定粒子尺寸的快速定量方法。

Mie 散射理论根据 Maxwell 电磁波方程严格地推导出散射光场的强度分布。Mie 理论是描述散射光场的严格理论,适用于经典意义上任意大小的颗粒。对于测量被测颗粒下限小于 $3\mu m$ 的样品必须采用 Mie 散射理论。国际标准化组织规定利用采用全 Mie 散射理论的光子相关谱法表征纳米粒子的粒径(国际标准 ISO13321)。使用光子相关光谱法表征粒子的粒径时使用的仪器,常用散射角为 90°。

图 4.11 是利用酸碱中和法制备的锶磷灰石的平均粒径及粒径分布。这张典型

的粒径分布图上列出了粒径的光强平均、体积平均、数量平均三个平均直径数值,分别为 107.9nm、75.9nm 和 51.2nm。从图上可以看出三个结果并不一致,彼此间有一定的差异。这是 PCS 粒径测量的结果转换引起的。光强正比于粒径的六次方,体积正比于粒径的三次方,而数量正比于粒径的一次方。大粒子对光强和体积的贡献要明显高于同数量的小粒子,即大粒子在光强平均直径及体积平均直径中的权重要远大于在数量平均中的权重。所以在上述三个平均直径中通常是光强直径大于体均直径,体均直径大于数均直径。粒径分布越宽的颗粒分散体系三者差异越大。

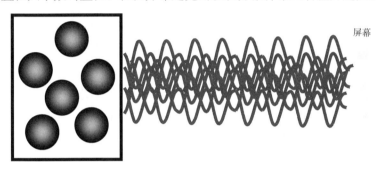

图 4.10　PCS 原理示意图

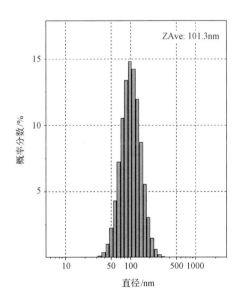

图 4.11　锶磷灰石的平均粒径及粒径分布图

　　无论以何种平均直径方式计,自然合成的纳米粒子一般呈正态分布,对称分布于平均粒径的左右两侧。研究者在粒径分布图中给出的是光强直径分布,测定结

果[ZAve(nm)]是光强平均直径的中位径数值,一般与光强平均直径相当接近,
图 4.11中分别为 101.3nm 和 107.9nm。

　　实现纳米粒子的控制合成后,可以制备从 20nm 到数百纳米的羟基磷灰石溶
胶。图 4.12~图 4.15 是各个尺度羟基磷灰石的粒径分布。

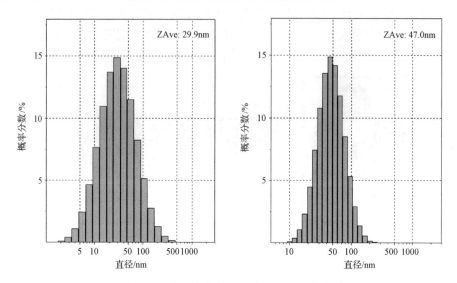

图 4.12　控制合成的羟基磷灰石粒径分布图

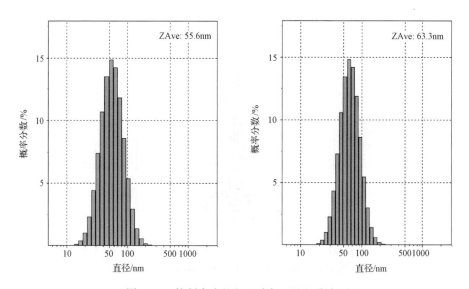

图 4.13　控制合成的羟基磷灰石粒径分布图

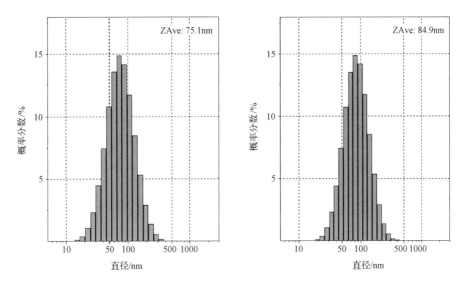

图 4.14 控制合成的羟基磷灰石粒径分布图

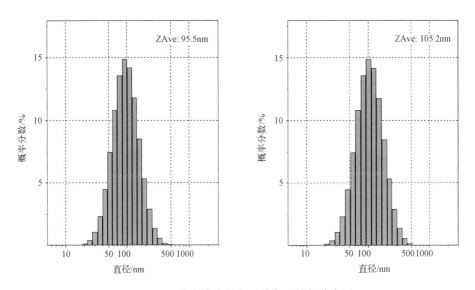

图 4.15 控制合成的羟基磷灰石粒径分布图

在研究羟基磷灰石纳米粒子的特有生物学效应时,为了考察粒子的平均粒径与其对肝癌细胞增殖的抑制率的关系,各个粒径范围的纳米粒子的制备都是研究所必需的。事实证明,肝癌抑制率与纳米粒子的粒径存在相关性。最近的研究发现,对正常肝细胞轻微的影响程度也与羟基磷灰石的粒径存在关联,虽然尚未给出确切的结论,但也显示各个尺度的纳米粒子的控制合成的必要性。

　　羟基磷灰石纳米粒子控制合成的另外一个重要内容是粒径分布。图 4.12～图 4.15 所示羟基磷灰石的平均粒径都在使用范围，不过粒子都正态分布于一个较宽的粒径范围。理想的控制合成粒子的分布范围应该尽可能窄，以便以最高效率作用于癌细胞。在羟基磷灰石纳米粒子的生物学效应研究中已经发现肝癌抑制率与纳米粒子粒径有关，平均粒径为 60～90nm 的粒子对人肝癌细胞抑制率相对较高，由于平均粒径为 60～90nm 的粒子分布范围在 20nm 到近 500nm 的较宽范围内（图 4.13 和图 4.15），因此实际发挥作用的只占其中的一部分。为了使溶胶中绝大部分粒子发挥纳米生物学效应，在制备时应尽量使粒子集中分布在有效作用的粒径范围之内。在这方面研究者已经着手进行了初步研究，为将来研究准确的有效作用粒径后的实际应用奠定基础。

　　图 4.16 是均相沉淀法控制合成的羟基磷灰石粒径分布图。平均粒径为 58.2nm 的磷灰石纳米粒子的粒径分布范围在 39.5～78.8nm，分布范围窄；平均粒径 75.7nm 的磷灰石纳米粒子的粒径分布范围在 67.5～83.3nm，溶胶中最大粒子与最小粒子的粒径差仅为 15.8nm，粒径偏差仅为 10%，基本达到了将粒子粒径分布控制在理想范围的目的。

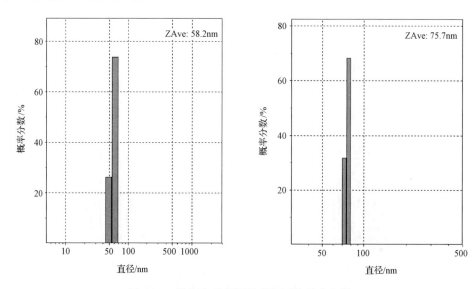

图 4.16　控制合成的羟基磷灰石粒径分布图

　　掺锶磷灰石及锶磷灰石的粒径表征：均匀分散的掺锶磷灰石溶胶和锶磷灰石溶胶的 PCS 法粒径表征与羟基磷灰石的表征方法相同。10%（摩尔分数）锶的掺入对磷灰石的粒径影响不大，值得注意的是利用酸碱中和方法制备的锶磷灰石，如果控制不当，常出现少数较大的粒子，从而使得其粒径分布出现如图 4.17 所示的双峰甚至多峰。在这样的溶胶中，少数粒径较大的粒子对磷灰石的平均粒径影响非常显著,但从外观上溶胶仍是清澈透明的。由于其数量少,利用透射电镜也难以发现这些粒子。快速便捷的 PCS 法粒径测量为有效实现磷灰石纳米粒子的控制合成提供了便利。

光子相关光谱法可以获得精确的粒径分布,但是这种方法要求纳米粒子均匀分散于分散介质,如果在分散介质中存在粒子的团聚体,则团聚体对体系粒径的影响较大,尤其是光强粒径和体均粒径。

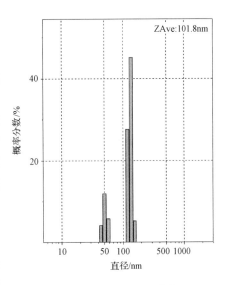

图 4.17　锶磷灰石粒径分布图

4.3.2　其他粒径表征方法

X 射线衍射线线宽法[谢乐(Scherrer)公式法]也常用于粒径的表征。前面的章节中已经述及,X 射线衍射峰会因纳米粒子的尺寸较小而宽化。衍射峰半高强度处的峰宽(即半高宽)B 与晶粒尺寸 d 遵循谢乐公式[1]:

$$d = \frac{0.89\lambda}{(B_M - B_S)\cos\theta} \tag{4-5}$$

式中,B_M 为实测半高宽;B_S 为标准物(粒径高于 $1\mu m$)。在此 B_S 为单晶二氧化硅标样的半高宽 $B_S = (0.11 + 0.00212 \times 2\theta) \times \pi/180$,根据式(4-5)分别计算图 4.3、图 4.5、图 4.6 所示磷灰石粒子的粒径,结果如表 4.2 所示。

表 4.2　谢乐公式法计算的磷灰石粒径

材料	依据的图谱	晶面指数	2θ 角 /(°)	衍射峰半高宽/(°)	计算所得颗粒尺寸/nm
HAP	图 4.3	211	31.84	0.21	4.387
10%Sr-Ap	图 4.5	002	25.76	0.225	2.329
Sr-HAP	图 4.6	211	30.62	0.21	4.052

计算时所用入射 X 射线波长 λ 为 0.154 06nm(1.5406Å)。表 4.2 中所示计算结果与光子相关光谱法测得的结果和透射电镜观测的结果差别都较大,造成这种差别的原因是多方面的。首先,引起衍射峰宽化的原因较多,如仪器宽化、$\tan\theta$ 宽化及颗粒内部产生的第二类畸变引起的宽化等;其次,标样使用的是二氧化硅晶体,其衍射峰与测量峰有一定距离,最好是选用结晶好的羟基磷灰石晶体。由于谢

乐公式法的计算粒径值与其他方法测量结果的偏差及同一样品不同晶面得到的值不同等因素,因此没有将本方法作为测量粒径的主要方法。

除了光子相关光谱法和 X 射线线宽法外,透射电镜也可表征磷灰石纳米粒子平均粒径或粒径分布。透射电镜法是颗粒粒径观察测定的绝对方法,因而具有可靠性和直观性。这一方法的不足之处是测量结果缺乏统计性,因为透射电镜观察用的粉体是极少的,可能导致观察到的粉体的粒径分布并不代表整体粉体的情况。另外,透射电镜制样时,样品在铜网上往往存在团聚体,在观测时容易误认为是一次颗粒。

4.4　羟基磷灰石纳米粒子的表面特性表征

1. 磷灰石纳米粒子分析透射电镜观察

透射电子显微镜(transmission electron microscope,TEM)是观察和表征纳米粒子的重要手段。透射电镜是一种直观的观察方法,可以直接看到所制备的粒子,因此在磷灰石纳米材料的研究中,是最有用的表征手段之一,它提供了颗粒形貌和尺寸最直接的证据。透射电子显微镜测量质点的大小范围为 $1nm\sim5\mu m$。笔者采用透射电镜观察和表征所制备的磷灰石颗粒的基本形貌、颗粒粒径、粒径分布及团聚情况等。

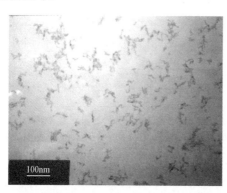

图 4.18　羟基磷灰石纳米粒子的 TEM 照片

透射电镜形貌照片(图 4.18)显示绝大多数颗粒实际尺寸集中分布于 $30\sim50nm$,颗粒呈短柱状,颗粒长径比为 $3\sim8$,分散比较均匀。

图 4.19 是控制合成的球形羟基磷灰石纳米粒子的形貌和衍射图,从图可以看出,所获得的球形纳米粒子分散比较均匀,其粒径与短柱状的羟基磷灰石相当。

图 4.20 是掺锶磷灰石的透射电镜照片,从其形貌上看,其短柱状特征与羟基磷灰石类似,粒子的形貌和尺寸都比较均匀。

图 4.21 所示锶磷灰石多呈针状,相对掺锶磷灰石而言,锶磷灰石的长度和长径比都偏大。

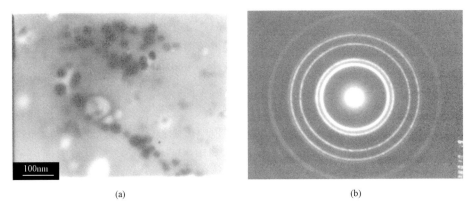

(a)　　　　　　　　　　　　　　　　　　(b)

图 4.19　球形羟基磷灰石纳米粒子的 TEM(a)及衍射(b)图

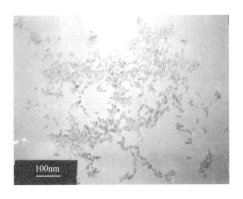
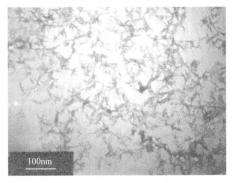

图 4.20　掺锶磷灰石的 TEM 照片　　　　图 4.21　锶磷灰石的 TEM 照片

几种纳米粒子在透射电镜下都显示了一定程度的团聚,但多数是只有数个粒子而不是大规模的粒子团聚,这些粒子团聚应该是电镜制样过程中造成的,其溶胶都是清澈透明的,图中所示的团聚是软团聚,而不是无法实现再分散的硬团聚。对于短柱状和针状纳米粒子,它们的团聚很少有排列方向相同的并排团聚,图中所示的团聚是网络状的,粒子之间的接触是点接触式的,由于这几种磷灰石都不是磁性材料,因此这种团聚方式一方面说明粒子在介质中是相互分散的;另外由于稳定剂高分子的作用以及纳米粒子表面的电荷的作用,在溶胶干燥过程中粒子间团聚存在一定的阻力。

2. 磷灰石纳米粒子原子力显微镜观察

1986 年出现的原子力显微镜(atomic force microscope,AFM)是在扫描隧道

显微镜(scanning tunneling microscope，STM)的基础上发展起来的。STM 的原理是：利用半径很小的针尖探测材料表面，以针尖为一电极，被测固体表面为另一电极，当它们之间的距离缩小到原子尺寸数量级时，电子可以从一个电极通过隧道效应穿过势垒到达另一电极而形成电流，该电流与极间距离成指数关系。令针尖在被测表面上方做光栅扫描，如保持隧道电流不变，则针尖随被测表面起伏上下移动。根据针尖位置上下移动的情况，可探测出表面的形貌。同样如果保持针尖在垂直方向的高度不变做水平光栅移动，则隧道电流随被测表面起伏而变化，通过隧道电流的变化也可测出表面形貌。AFM 是利用电子探针针尖与材料表面原子形成的原子间微小作用力的变化进行材料测试，用一个长几微米的微悬臂，顶部有个锥形体作针尖，这种悬臂对作用力很敏感。当这个针尖向被测试表面靠近时，针尖的尖端与样品表面原子相互作用产生原子间的作用力，这个作用力一般是几种作用力的综合。作用力会使针尖往上移动，作用力越大，向上移动越多。探测时把一束激光打在微悬臂的背面，激光的反射通过一个位置探测器和光电二极管接收下来。当这个微悬臂由于针尖和样品之间相互作用发生偏移或者弯曲时，这个形变通过位置探测器详细记录下来，从而能计算出针尖在这个方向的移动量。同样的，在 X、Y 方向扫描(实际上是样品扫描)，可得到表面形貌。STM 和 AFM 都属于扫描探针显微技术(scanning probe microscopy，SPM)的测试手段。

　　AFM 克服了 STM 不能测试绝缘体的缺点，所以笔者用 AFM 来研究磷灰石纳米粒子的表面性质和形态分析。

　　测试样品制备：将磷灰石溶胶滴加在洁净的云母片表面，然后置于真空干燥箱中 40～60℃、10kPa 下干燥 30min。大气环境下测试。

　　利用 AFM 测试纳米粒子表面特征时，由于针尖的尖端与样品表面原子相互作用产生原子间的作用力使针尖在垂直方向上下移动，因而可以利用原子间力的变化获得粒子的立体形貌，这是 TEM 及场发射扫描电镜观察纳米粒子时所无法达到的。图 4.22 右边所示图形为 AFM 获得的羟基磷灰石纳米粒子的立体形貌照片。

　　图 4.23(a)和(b)是掺锶前后磷灰石纳米粒子的 AFM 图片。可见，掺锶后粒径变大，粒子呈短柱状，长径比为 2～3，AFM 所显示的结果与 TEM 基本一致。

　　锶磷灰石的形貌也以短柱状为主要特征，如图 4.24 所示。当 AFM 在较大的范围进行光栅扫描时，可以比较清楚地反映出锶磷灰石的形貌呈现短柱状(a)；而当针尖在 100nm×100nm×100nm 的范围移动时[图 4.24(b)]，所获得的图形呈现橄榄球形，这可能是由于针尖曲率半径不够小造成的。一般来说，原子力显微图像是针尖断面的几何形貌与样品的几何形貌的卷积，只有当针尖的曲率半径远小于样品所测部分的曲率半径时才得到样品的表面真实形貌图像。短柱状锶磷灰石

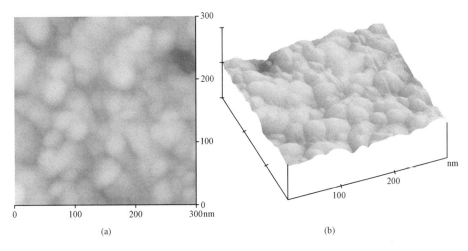

图 4.22　羟基磷灰石纳米粒子的 AFM 照片

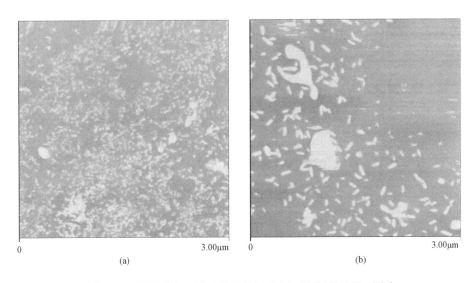

图 4.23　羟基磷灰石纳米粒子掺锶前(a)、后(b)的 AFM 图片

的两端有些部位曲率半径可能比针尖的曲率半径小,针尖被样品成像,导致这些部位的表面特征被针尖或者污染造成的伪像所钝化。研究者使用的 AFM 成像的钨针尖尺寸在 3nm 左右,加之磷灰石纳米粒子表面原子容易污染针尖,所以得到橄榄形的形貌像可能是由于测试条件限制引起的。

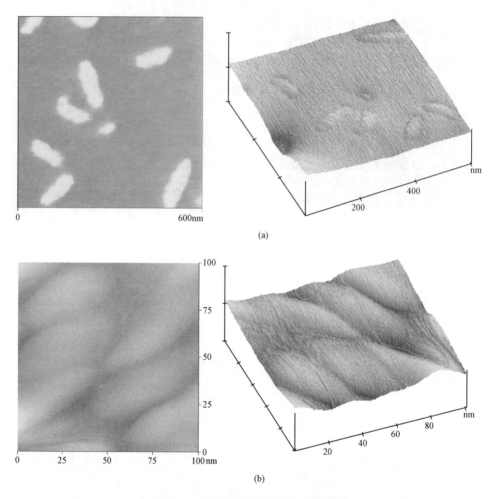

(a)

(b)

图 4.24　锶磷灰石纳米粒子的 AFM 照片

4.5　羟基磷灰石纳米粒子的表面元素表征

4.5.1　磷灰石纳米粒子俄歇电子能谱表征

俄歇电子能谱(Auger electron spectroscopy，AES)是利用俄歇效应(二次电子过程)中放出的俄歇电子具有表征各元素组态的原理,进行元素分析的方法。每种元素俄歇电子的能量与特征 X 射线相似,具有特征性,而且由于俄歇电子能量很低,平均自由程非常短,能测到的特征能量仅限于表面两三层的原子,因此俄歇电子具有表面探针的作用。

俄歇电子能谱与氩离子表面刻蚀相结合,可以逐层分析每一层的表面元素。

其优点是沿刻度方向的空间分辨率很高,可以分析 1nm 的极薄的表面层,而且检测灵敏度较高。

研究者采用俄歇电子能谱分析方法,测试条件为:10kV,1.2nA,表征所获得的羟基磷灰石颗粒表面层稳定剂分子的吸附方式以及颗粒表面的元素分布状态。

图 4.25 是 HAP 的表面俄歇能谱图。(a)图为均相沉淀法合成的 HAP 的俄歇能谱;(b)图为水热法合成的 HAP 的俄歇能谱。从粒子的俄歇能谱可以看出,羟基磷灰石的构晶元素 Ca、P、O 在能谱中都有明显的体现,唯有氢元素由于俄歇效应的局限(扫描俄歇探针不能检测氢和氦元素)而在能谱中未能出现。从俄歇能谱表面元素的定性表征上没有发现特定元素的富集或偏析。

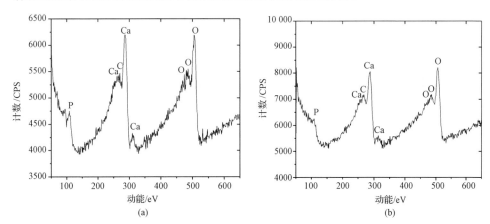

图 4.25　HAP 的表面俄歇能谱
(a) 均相沉淀法合成 HAP;(b) 水热法合成 HAP

4.5.2　磷灰石纳米粒子电子探针能谱表征

对纳米粒子表面元素的定量描述是利用能量色散谱仪(energy dispersive spectrometer,EDS)完成的。

羟基磷灰石电子探针能谱元素分析结果示于图 4.26。

羟基磷灰石纳米粒子能谱分析显示,粒子中 Ca、P、O 原子数之比 3.07:1.97:8.00(1.56:1:4.06)与标准化学计量的 HAP 中 Ca、P、O 原子数之比 10:6:26(1.67:1:4.33)接近。纳米粒子的钙磷摩尔比 1.56 略低于标准化学计量的比值 1.67,在磷灰石纳米粒子中应该存在部分钙空位,这些钙空位可能是 $[OH-Ca_6]$ 配位八面体上的 Ca(2)原子造成的。Ca(2)原子与周围四个 $[PO_4]$ 四面体中的六个 O^{2-} 及一个 OH^- 基团连接,这种阳离子配位八面体与上下两层 6 个络阴离子(CaP_6O_{24})相连接,构成绕 c 轴呈六次对称分布的六边环。Ca(2)的缺失使得这种对称结构得到改造,从而使得纳米粒子从形貌上不再是六方柱形,而是球形

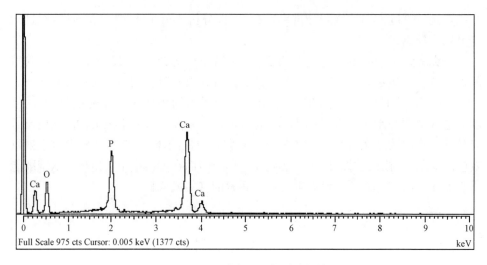

图 4.26　羟基磷灰石的能谱分析结果

及类球形颗粒。同时 Ca(2)的缺失也使得络阴离子(CaP_6O_{24})顶角上 O^{2-} 与八面体[$OH-Ca_6$]顶角上 Ca^{2+} 的连接数目减少,从而使得该面族的稳定性较差,即粒子的活性得以提高,这种活性正是羟基磷灰石纳米粒子的特殊生物学性能的基础。

图 4.27 为掺锶磷灰石纳米粒子的电子探针能谱图。其中($n_{Ca}+n_{Sr}$)/n_P 为(2.86+0.26):1.96=1.59 略低于标准化学计量的比值 1.67,但比图 4.26 中钙磷摩尔比 1.56 略高。根据前述对羟基磷灰石的讨论可知,掺锶磷灰石纳米粒子也具有高的生物活性,但与羟基磷灰石纳米粒子相比,它的阳离子空位相对较少,据此可预测同粒径同形貌的掺锶磷灰石的生物活性比羟基磷灰石略低。

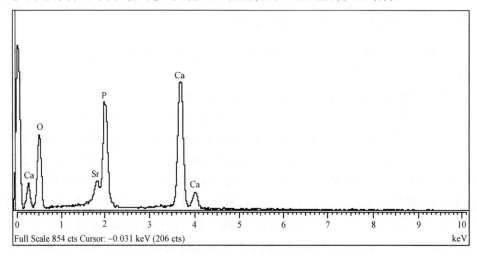

图 4.27　掺锶磷灰石的能谱分析结果

从锶、钙摩尔比来看,0.26∶2.86(1∶11)要低于材料设计的预期值1∶9,说明在纳米磷灰石晶格中的置换型取代由于锶钙原子半径的差异而未能全部实现;同时,结合羟基磷灰石纳米粒子的讨论可以推测锶原子大多数占据磷灰石晶体中Ca(2)原子的位置。锶所在位置的判断对于分析掺锶钙磷灰石的纳米效应非常重要。例如,以锶标记的磷灰石纳米粒子的降解代谢以及晶体结构的演变都与锶原子在晶体结构中所在位置有关。

图 4.28 是利用酸碱中和反应制备的锶磷灰石纳米粒子的电子探针能谱仪分析图谱。图中所示的锶磷灰石纳米粒子的构晶原子摩尔比 Sr∶P∶O = 2.91∶2.03∶8.00(1.43∶1∶3.94)与设计的 10∶6∶26(1.67∶1∶4.33)有一定的偏差,主要体现在锶、磷摩尔比偏低,仅为 1.43,说明利用酸碱中和法制备磷灰石纳米粒子与利用相对复杂的均相共沉淀法相比有其不足之处,如果磷灰石纳米粒子抑制肿瘤细胞增殖起主要作用的是纳米粒子中的金属阳离子,则低的锶、磷摩尔比可能意味着低的生物学效应。在磷灰石纳米粒子与人肝癌细胞系 Bel-7402 作用时,锶磷灰石纳米粒子对肿瘤细胞的抑制率比羟基磷灰石纳米粒子略低,锶、磷摩尔比偏低可能是原因之一。

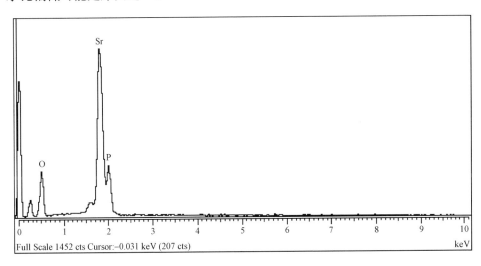

图 4.28　锶磷灰石的能谱分析结果

4.5.3　磷灰石纳米粒子的比表面积表征

纳米材料的许多纳米效应是基于纳米材料所具有的大量自由表面和界面。大量的自由表面意味着巨大的表面能。本书利用氮气吸附法对磷灰石纳米粒子的比表面积进行表征。

这一用吸附原理测定比表面积的理论是由 Brunauer、Emmett 和 Teller 三人提出的,简称 BET 法[5]。根据其理论可测定各种相对压力下吸附剂对气体的吸附量,利用被吸附气体的性质的数据即可计算出比表面值。BET 法假设吸附可以是多分子层的,第二层以上的吸附热等于吸附质的液化热。BET 二常数方程式为

$$\frac{P}{V(P_0 - P)} = \frac{1}{V_m C} + \frac{(C-1)P}{V_m C P_0} \tag{4-6}$$

式中,P 为气体的平衡压力;P_0 为气体在吸附温度的饱和蒸汽压;P/P_0 为相对压力;V 为在 P/P_0 时吸附的气体体积;V_m 为吸附剂表面上形成单分子层所需要的气体体积;C 为与吸附热及气体液化热有关的常数。式(4-6)应用范围:$P/P_0 = 0.05 \sim 0.35$。

磷灰石固体在 78K 吸附氮时 C 值很大,即 $C \gg 1$,式(4-6)近似为

$$\frac{1}{V(P_0/P - 1)} = \frac{1}{V_m C} + \frac{P}{V_m P_0} \tag{4-7}$$

以 $\dfrac{1}{V(P_0/P - 1)}$ 对 $\dfrac{P}{P_0}$ 作图,即可求得 V_m(直线的斜率),再根据 V_m 按照式(4-8)算得吸附剂的比表面积。

$$S = \frac{V_m N_A \sigma}{V_0 W} \tag{4-8}$$

式中,N_A 为阿伏伽德罗常量,6.02×10^{23} 个/摩尔;V_0 为气体在标准状态下的摩尔体积,即 $2.24 \times 10^{-2} \, m^3$;$W$ 为磷灰石的质量;σ 为一个吸附分子所占的面积,即氮的截面积 $1.62 \times 10^{-19} \, m^2$。

单分子吸附层的 Langmuir 吸附等温方程式表述为

$$\frac{1}{V(P_0/P)} = \frac{1}{b V_m} + \frac{P}{V_m P_0} \tag{4-9}$$

以 $\dfrac{1}{V(P_0/P)}$ 对 $\dfrac{P}{P_0}$ 作图,即可求得 V_m(直线的斜率),再根据 V_m 按照式(4-8)算得吸附剂的比表面积。

根据比表面测定曲线(图 4.29)得到羟基磷灰石纳米粒子的 BET 比表面积为 $162.0342 \, m^2/g$,Langmuir 比表面积为 $272.4643 \, m^2/g$。羟基磷灰石的密度为 $3.16 \, g/cm^3$。根据 BET 比表面积值计算得到羟基磷灰石的一次粒子的尺度为 $11.7nm$。直径 $11.7nm$ 的羟基磷灰石纳米粒子表层原子数占总原子数的近 20%,粒子表面存在大量的不饱和键,所以磷灰石纳米粒子具有很高的化学活性。同时,巨大的比表面积对于具有优异生物相容性的羟基磷灰石来说,预示着其作为药物或基因载体的新应用领域。

图 4.30 和图 4.31 分别是掺锶磷灰石和锶磷灰石在比表面积测试时的比表面测定曲线。分别对应的掺锶磷灰石的 BET 比表面积为 $154.2032 \, m^2/g$,Langmuir 比表面积为 $260.7604 \, m^2/g$;锶磷灰石的 BET 比表面积为 $146.7720 \, m^2/g$,Langmuir 比表面积为 245.8524m^2/g。

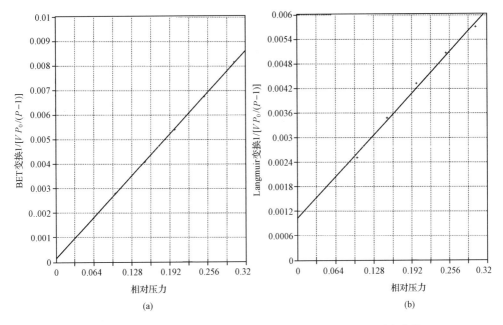

图 4.29　羟基磷灰石的 BET(a)和 Langmuir(b)比表面积测定曲线

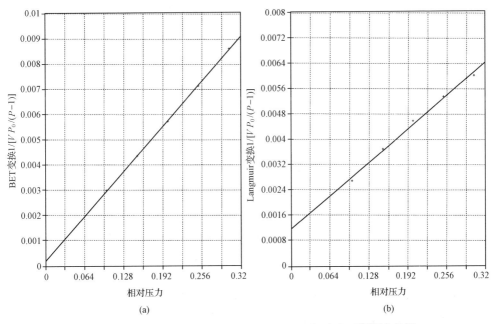

图 4.30　掺锶磷灰石的 BET(a)和 Langmuir(b)比表面积测定曲线

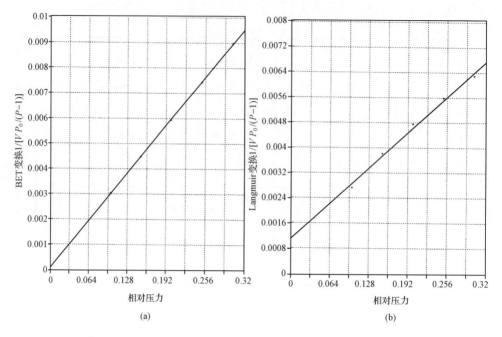

图 4.31　锶磷灰石的 BET(a)和 Langmuir(b)比表面积测定曲线

以保留体积法计算短柱状掺锶磷灰石及锶磷灰石比表面积。对于长径比为 3 的圆柱形纳米粒子,即长度 $l = 6r$(r 为截面圆半径),磷灰石密度为 $3.16 \times 10^6 \, g/m^3$,其表面积 A 为

$$A = 2(\pi r^2) + \pi(2r)l = 14\pi r^2 \tag{4-10}$$

质量 m 为

$$m = \rho V = \rho \left[(\pi r^2)l \right] = 6\pi\rho r^3 \tag{4-11}$$

比表面积为

$$S = \frac{A}{m} = \frac{14\pi r^2}{6\pi\rho r^3} = \frac{7}{3\rho r} \tag{4-12}$$

由式(4-12),根据掺锶钙磷灰石的 BET 比表面值和 Langmuir 比表面值,分别得到掺锶磷灰石的一次粒子的直径分别为 9.58nm 和 5.66nm,长度依次为 28.7nm 和 17.0nm,比羟基磷灰石略大。

同样的计算过程得到锶磷灰石一次粒子的 BET 比表面和 Langmuir 比表面直径分别为 10.06nm 和 6.01nm,长度依次为 30.2nm 和 18.0nm。

Langmuir 从动力学观点推导的单分子吸附方程式基于如下假设:

(1) 气体分子碰撞在已吸附的分子上是弹性碰撞,分子跃回气相,并且与表面没有能量交换;只有碰撞在空白表面时才发生非弹性碰撞而被吸附。

(2) 吸附气体分子间没有作用力,气体分子从表面跃回气相的概率不受周围环境的影响。

在磷灰石纳米粒子对氮气的吸附中,氮气分子与粒子之间存在范德华引力,而且氮气分子间也有范德华引力,因此气相中的分子在与被吸附的分子碰撞时也有被吸附的可能,所以吸附层可以是多分子层的。由此可知,根据 BET 比表面值计算得到的磷灰石纳米粒子的粒径与实际粒径更为接近。事实上,研究者根据 BET 比表面值所得粒径与透射电镜及原子力显微镜所得粒径值基本一致。

4.6　羟基磷灰石纳米粒子在水中的溶解特性研究

在研究羟基磷灰石纳米粒子的抑癌机理以及其参与生命过程和代谢机制时,研究羟基磷灰石的溶解特性是非常重要的。在钙的磷酸盐中,羟基磷灰石的溶解度是比较低的,参见表 1.4。

为了研究羟基磷灰石纳米粒子在水中的溶解特性,将足量的羟基磷灰石纳米粒子分散于三重蒸馏水中,由于未添加稳定剂,因此一段时间后粒子将团聚沉淀。悬混体系置于 37℃ 的恒温水浴中 132h 后取上清液测定其中磷酸根离子浓度,测量方法为磷钼蓝分光光度法。抗坏血酸溶液浓度为 10%,钼酸盐溶液配制方法为:13g 钼酸铵 $(NH_4)_6Mo_7O_{24}\cdot 4H_2O$ 溶解于 100mL 蒸馏水中得到钼酸铵溶液,溶解 0.35g 酒石酸锑钾 $KSbC_4H_4O_7\cdot 1/2H_2O$ 于 100mL 蒸馏水中得到酒石酸锑钾溶液。在不断搅拌下将钼酸铵溶液加入到 300mL 硫酸中(1:1),再加入酒石酸锑钾溶液,混匀,于棕色玻璃瓶中冷处储存两个月。磷标准溶液用磷酸二氢钾 KH_2PO_4 在使用的当天配制,其标准浓度为 $2.0\mu g/mL$。

待测试样于 20～30℃ 水浴中显色 15min 后,利用紫外分光光度计测量吸光度,测量时使用的波长为 700nm,以空白溶液为参比测量吸光度。首先绘制标准曲线,然后测量羟基磷灰石纳米粒子的上清液中磷的含量。A1 样品中的羟基磷灰石纳米粒子为第 2 章 2.3.1 节所示方法制备,A2 样品中的羟基磷灰石纳米粒子为 A1 样品中的羟基磷灰石纳米粒子在 825℃ 煅烧 2h 后的磷灰石粒子。测试结果如图 4.32 所示。

图中横坐标为 50mL 比色溶液中所含待测溶液的体积百分含量,纵坐标为分光光度计测得的光透过率。溶液中 PO_4^{3-} 浓度值为图中拟合直线的斜率与对应的标准曲线的拟合直线的斜率的比值乘以磷标准溶液中磷的摩尔浓度。据此计算得到 A1 溶液中磷含量为 $2.154\mu g/mL$;A2 溶液中磷含量为 $1.846\mu g/mL$。

为了比较羟基磷灰石纳米粒子与常规块体羟基磷灰石的溶解特性,根据上述测试结果计算羟基磷灰石纳米粒子的溶度积对数 pK_{sp}。

$$pK_{sp}=-\lg\{[Ca^{2+}]^{10}[PO_4^{3-}]^6[OH^-]^2\}=12\lg 3-10\lg 5-18\lg[PO_4^{3-}]$$

(4-13)

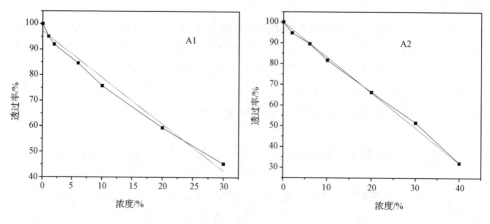

图 4.32　磷灰石纳米粒子浸泡液的吸光度曲线

对 A1 样品：$[PO_4^{3-}]=2.154×10^{-3}/30.97=5.961×10^{-5}$ mol/L

对 A2 样品：$[PO_4^{3-}]=1.846×10^{-3}/30.97=6.955×10^{-5}$ mol/L

　　将 PO_4^{3-} 浓度值代入式(4-13)可分别计算 A1 溶液的 $pK_{sp}=73.6$；A2 溶液的 $pK_{sp}=74.8$。显然两者都明显低于表 1.4 所列的羟基磷灰石的 117.3，甚至还略低于无定形磷灰石，说明羟基磷灰石纳米粒子在溶解特性上表现出与常规块体羟基磷灰石显著的差别，其溶解度或离解度大大高于非纳米的羟基磷灰石，这可以理解为羟基磷灰石纳米粒子具有更高的活性，羟基磷灰石纳米粒子的抑癌作用可能与它的这种特性有关。羟基磷灰石纳米粒子的溶解特性可以为其进入肝癌细胞后显著改变癌细胞内钙磷离子浓度和钙磷摩尔比提供一种解释。

参 考 文 献

[1] 杨南如. 无机非金属材料测试技术与方法. 武汉：武汉工业大学出版社，1993：36～43

[2] Roy D M，Eysel W，Dinger D. Hydrothermal synthesis of various carbonate containing calcium hydroxyapatites. Mat Res Bull，1974，9：35～40

[3] Elliott J C. The interpretation of the infra-red absorption spectra of some carbonate-containing apatites. *In*：Fearnhead R W，Stack M V. Tooth enamel：Its Composition，Properties，and Fundamental Structure. London：Wright，Bristol，UK，1964：20～22

[4] Nicholson J D，Doherty J V，Clarke J H R. Dynamic light scattering from water microemulsions in organic media. *In*：Robb I D. Microemulsions. New York：Academic Press，1977：33

[5] Brunauer S，Emmett P H，Teller E. Adsorption of gases in multimolecular layers. J Am Chem Soc，1938，60(2)：309～319

附录　缩略语(英汉对照)

10%Sr-AP	strontium-containing hydroxyapatite,掺锶磷灰石,锶钙磷灰石,含锶磷灰石,$Ca_9Sr(PO_4)_6(OH)_2$
ACP	amorphous calcium phosphate,无定形磷灰石,$Ca_{10}(HPO_4)(PO_4)_6$
AES	Auger electron spectrum,俄歇电子能谱
AFM	atomic force microscope,原子力显微镜
AOT	aerosol OT,双(2-乙基己基)琥珀酰磺酸钠
AP	apatite,磷灰石
ATP	adenosine-triphosphate,三磷酸腺苷
Bel-7402	human liver cancer cell line,人肝癌细胞系
BEPC	Beijing electron positron collider,北京正负电子对撞机
BSA	bovine serum albumin,牛血清白蛋白
ClAP	chlorapatite,氯磷灰石,$Ca_{10}(PO_4)_6Cl_2$
CMC	critical micelle concentration,临界胶束浓度
CTAB	cetyl trimethyl ammonium bromide,十六烷基三甲基溴化铵
DLS	dynamic laser scattering,动态激光散射
ED	electronic diffraction,电子衍射
EDS	energy dispersive spectrometer,能谱仪
EDTA	ethylenediamine tetraacetic acid,乙二胺四乙酸
FAP	fluorapatite,氟磷灰石,$Ca_{10}(PO_4)_6F_2$
FESEM	field emission scanning electron microscope,场发射扫描电镜
FHA	fluorine-hydroxyapatite,含氟磷灰石,$Ca_{10}(PO_4)_6(F,OH)_2$
FT-IR	Fourier transform intra-red spectrum,傅里叶变换红外光谱
HAP	hydroxyapatite,羟基磷灰石,$Ca_{10}(PO_4)_6(OH)_2$
HLB	hydrophile-lipophile balance,亲水亲油平衡值
JCPDS	The Joint Committee on Powder Diffraction Standards,粉末衍射标准联合委员会
LS	light scattering,光散射(用于测定临界胶束浓度)法
LSCM	laser scanning confocal microscope,激光扫描共聚焦显微镜
MCPM	monocalcium phosphate monohydrate,磷酸二氢钙,$Ca(H_2PO_4)_2 \cdot H_2O$
n-HAP	nano hydroxyapatite,羟基磷灰石纳米粒子

NMR	nuclear magnetic resonance，核磁共振
O	oil，油相
O/W	oil in water，正常微乳液（或油在水中微乳液）
OCP	octacalcium phosphate，磷酸八钙，$Ca_8H_2(PO_4)_6$
PAA-Na	polyacrylate sodium，聚丙烯酸钠
PCS	photon correlation spectroscopy，光子相关光谱
PDF	the powder diffraction file，粉末衍射卡片
RNase	ribonuclease，核糖核酸酶
SANS	small angle neutron scattering，小角度中子散射
SAXS	small angle X-ray scattering，小角度 X 射线散射
SDS	sodium dodecyl sulphonate，十二烷基磺酸钠
SECM	scanning electrochemical microscope，扫描电化学显微镜
SNOM	scanning near-field optical microscope，扫描近场光学显微镜
Sol-gel	溶胶-凝胶
Span 80	失水山梨醇单油酸酯
SPM	scanning probe microscopy，扫描探针显微技术
Sr-HAP	strontium apatite，锶磷灰石
STM	scanning tunneling microscope，扫描隧道显微镜
TC	tetracycline，四环素
TEM	transmission electron microscope，透射电子显微镜
TEOS	tetraethyl orthosilicate，硅酸四乙酯
TMS	tetramethylsilane，四甲基硅烷
TRAP	telomeric repeat amplification protocol，端粒重复扩增法
Tris	tris(hydroxymethyl) aminomethane，三(羟甲基)氨基甲烷
Triton X-100	TX-100，辛基酚聚氧乙烯（9～10）醚
TTEO	tetraethyl titanate，钛酸四乙酯
UC	ultracentrifugation，超速离心分离（用于测定临界胶束浓度）法
VIS	viscosity，黏度（用于测定临界胶束浓度）法
VPO	vapor-pressure osmometry，蒸气渗透压（用于测定临界胶束浓度）法
W	water，水含量，即水与表面活性剂的物质的量浓度比
W/O	water in oil，反相微乳液（或水在油中微乳液）
XRD	X-ray diffraction，X 射线衍射
XRF	X-ray fluorescence，X 射线荧光光谱
α-TCP	α-tricalcium phosphate，α 型磷酸三钙，α- $Ca_3(PO_4)_2$
β-TCP	β-tricalcium phosphate，β 型磷酸三钙，β- $Ca_3(PO_4)_2$

索　引